河北省社会科学基金项目

世界公共医疗卫生安全韧性的统计测度及监测预警研究

刘　超　顾　燃　聂心容　安语晨　著

河北大学出版社
·保定·

世界公共医疗卫生安全韧性的统计测度及监测预警研究

出 版 人：朱文富
责任编辑：刘 婷
装帧设计：杨艳霞
责任校对：杜启昌
责任印制：常 凯

图书在版编目（CIP）数据

世界公共医疗卫生安全韧性的统计测度及监测预警研究 / 刘超等著．-- 保定 ：河北大学出版社，2023.1
ISBN 978-7-5666-2144-3

Ⅰ．①世… Ⅱ．①刘… Ⅲ．①医学统计－测度（数学）－研究－世界②医学统计－监测系统－预警系统－研究－世界 Ⅳ．① R195

中国国家版本馆 CIP 数据核字 (2023) 第 024022 号

出版发行：河北大学出版社
地址：河北省保定市七一东路 2666 号　邮编：071000
电话：0312-5073019　0312-5073029
邮箱：hbdxcbs818@163.com　网址：www.hbdxcbs.com
经　销：全国新华书店
印　刷：河北纪元数字印刷有限公司
幅面尺寸：170 mm × 240 mm
印　张：15.5
字　数：230 千字
版　次：2023 年 1 月第 1 版
印　次：2023 年 1 月第 1 次印刷
书　号：ISBN 978-7-5666-2144-3
定　价：39.00 元

内容简介

本书对世界公共医疗卫生安全韧性的内涵特征、综合评价与监测预警体系进行分析和探讨。新冠肺炎疫情肆虐全球之际，世界公共医疗卫生安全韧性得到社会各界的广泛关注。以世界公共医疗卫生安全韧性的“统计测度”及“监测预警体系构建”为研究重点，本书对 54 个国家进行公共医疗卫生安全韧性综合测度与评价，重点构建了公共卫生事件监测预警体系，研究内容与结果具有参考性和实际应用性。本书对公共医疗卫生安全韧性的重要性、理论基础、发展现状进行系统性梳理，构建世界公共医疗卫生安全韧性框架体系，测度与分析世界公共医疗卫生安全韧性水平，重点研究代表性国家公共医疗卫生安全韧性水平，进一步构建世界公共医疗卫生安全韧性的监测体系和预警体系。

本书适用于广大研究学者和学子学习阅读，也可以作为制定应对公共卫生事件相关政策和指导教学课程创新实践的参考书。

内容简介

前　言

面对世界局势变化和新冠肺炎疫情相互叠加的复杂局面，全球经济社会发展面临严峻的公共卫生安全问题和挑战。党的二十大报告指出，要创新医防协同、医防融合机制，健全公共医疗卫生服务体系，提高重大疫情早发现能力，加强重大疫情防控救治体系和应急能力建设，有效遏制重大传染性疾病传播。习近平总书记多次强调：防范化解重大疫情和突发公共卫生风险，事关国家安全和发展，事关社会政治大局稳定。在冲击干扰与适应变化的情境下，公共医疗卫生安全韧性对于一个国家乃至全球的持续健康稳定发展尤为重要。降低不确定性因素引致的风险，以提升公共医疗卫生安全韧性，需要科学建立公共医疗卫生安全韧性的监测预警体系。重点任务是，构建公共医疗卫生安全韧性的测度方法、体系，从而探究公共医疗卫生安全韧性的提升路径。

全面提升公共医疗卫生安全韧性、高质量建设公共医疗卫生国家已然成为联合国 2030 年可持续发展目标的内涵要求。新冠肺炎疫情的暴发，让世界人民深刻领会到人类是一个休戚与共的命运共同体，让各国都清楚意识到没有哪一个国家能够在全球性问题面前置身事外。面对突发性全球公共卫生事件，一些国家能够快速反应，调动资源快速应对，在危机中寻求机遇，在绝境中求得生机，切实保障国民的生命健康安全，恢复正常的生产生活秩序，积极担负国际责任，投身全球抗疫事业；一些国家则受制于国情，难以对突发性公共卫生事件采取有效措施。出现这种差异化现象，究其根源在于各国公共医疗卫生安全韧性的迥异。有些国家公共医疗卫生安全韧性十足，面对公共卫生安全问题时，应对更为从容；有些国家公共医疗卫生安全韧性不足，就难以在面对公共卫生安全问题时有效应对。对此，国家从顶层设计的高度推进健康中国建设，建成了世界上规模最大的医疗卫生体系，持续完善公共医疗卫生安全体系，推动公共安全治理模式向事前预防转型。本研究正是在此国际、国内双重背景下，对全球公共医疗卫生安全韧性展开的一系列探索性系统研究，以期为优化韧性治理结构和提高韧性水平提供依据和参考。

本研究从公共医疗卫生安全韧性的内涵出发，构建公共医疗卫生安全韧性框架结构，测度世界公共医疗卫生安全韧性，探讨世界公共医疗卫生安全韧性的监测体系和预警体系状况。首先，集中梳理了公共医疗卫生安全韧性的内涵，阐明了公共医疗卫生安全韧性是世界发展的基本要求，分析论述了世界发展质量观；从哲学的层面延伸到经济学上的意义，从社会的发展回归到人的发展，厘清了公共医疗卫生安全韧性的底层逻辑。在此基础上，深入探究世界公共医疗卫生安全韧性的理论基础，从复杂适应系统、耗散结构和社会生态韧性等多方面分析世界公共医疗卫生安全韧性的作用机理。紧接着，从国内、国外两方面论述公共医疗卫生安全韧性的发展现状，对比分析发达国家与发展中国家的基本公共卫生安全理念。其次，紧紧围绕公共医疗卫生安全韧性的本质内涵、理论基础和发展现状，构建世界公共医疗卫生安全韧性的指标体系，重点考虑公共医疗卫生安全韧性的支撑、协调保障要求，提出抵抗力、恢复力和适应力三层级的世界公共医疗卫生安全韧性框架。再次，基于经典主成分分析方法，构建公共医疗卫生安全韧性因子线性转换模型，测度世界各国公共医疗卫生安全韧性水平，并采用系统聚类分析方法进一步分析比较各区域、各收入等级代表性国家公共医疗卫生安全韧性的特征。此外，还重点分析探究了区域和各收入等级代表性国家的公共医疗卫生安全韧性。最后，基于内涵梳理、理论探究和现状分析，结合实证分析探讨，贴合客观需求，立足于时代发展进程，在韧性视角下从公共医疗卫生安全监测预警制度、流程、体系、层级流动和方法创新等多方面进行阐述，科学构建世界公共医疗卫生安全韧性的监测体系和预警体系。

参与研究及书稿编写工作的有赵紫凤、张志伟、刘瑜、邱文松、房少洁、王小琬等，他们在背景政策文献收集整理、章节内容梳理、实证数据收集及文本格式的修改等方面为本书做出了大量富有成效的工作。本书相关研究成果丰硕并获得多方一致好评也得益于他们的支持。在此，还要感谢河北大学资源利用与环境保护研究中心对本书的资助。

本书为作者 2022 年承担的河北省社会科学基金项目成果，项目编号：HB22TJ001。

目　　录

绪　　论

卫生与健康问题是全球性问题。联合国 2030 年可持续发展目标的实现，需要全球坚持发展卫生健康事业。在世界百年未有之大变局与新冠肺炎疫情的双重影响下，全球动荡加剧，这为实现联合国 2030 年可持续发展目标带来了巨大影响。正如习近平总书记所说，人类是一个命运共同体。新冠肺炎疫情的暴发让世界人民再一次深刻领会到世界人民是一个休戚与共的命运共同体，在全球性问题面前，没有哪一个国家能够置身事外。

加强公共医疗卫生体系建设是预防全球卫生健康问题的重中之重，也是预防全球卫生健康问题的根本之策。在冲击干扰与适应变化的情境下，公共医疗卫生安全层级韧性对于一个国家乃至全球的持续健康稳定发展尤为重要。新冠肺炎疫情的暴发，让人们更加认识到公共医疗卫生安全韧性的重要性。

第一节　文献综述

一、公共卫生的内涵与发展

学术界所讲的公共卫生，指将科学、技术和理念三个方面联系在一起，建立公共卫生保障，实现个体、种群乃至整个社会的健康保护。随着社会发展、科学技术水平提升，公共卫生依旧将疾病防控和健康防护作为最高目标。公共卫生常被看作一个完整的体系和制度。世界卫生健康组织（WHO）将公共卫生界定为“通过安排某些科学、合理的活动来达到预防疾病、维持身体健康以及延长人类寿命的一门科学。公共卫生的主要工作内容为个体的健康防护教育，社会卫生条件改善，预防疾病以及卫生工作者对患者的前期康复治疗，形成科学完善的社会型组织，建立稳固的卫生体系，实现人类健康保护以及延长人类寿命”。

2003 年，我国卫生工作会议曾提出：“参与公共卫生服务群体的覆盖范围大，每个参与者都要努力完成自己所负责的工作，比如政府部门可以利用宏观手段，科学完善公共卫生有关政策和相应的法律法规。而社会部门可以通过把控舆论导向，将公共卫生安全宣传工作做好。广大人民群众则需要重视公共卫生安全事业的未来发展问题，形成健康的生活习惯，加强公共卫生健康意识。国家需进一步扩大公共卫生领域的人才储备，挑选优秀公共卫生事业人才，为我国的卫生健康事业做出贡献。”

学者基于不同视角，对公共卫生的研究侧重点不同，但对公共卫生的定义存在共同的认识：公共卫生事业的最终目标是疾病预防与健康促进，公共卫生与所有的社会个体息息相关，公共卫生水平的提高并不是各个卫生单位职能的简单叠加就能实现的。

二、公共医疗卫生服务体系的内涵与发展

公共医疗卫生服务体系是一个有机整体，并不是各个卫生部门、单位的简单、机械叠加，而是卫生部门、组织相互协调配合的内在运转机理及其在现实运转过程中所显现出来的运行机制。

（一）公共医疗卫生服务体系包含的对象

在我国，公共医疗卫生服务体系由政府、有关部委、实施机构、专业卫生人员和医疗机构协调组成。政府部门在公共医疗卫生服务体系中占有极其重要的地位，政府部门在建立公共医疗卫生服务体系和保障公共医疗卫生体系正常运转过程中起着关键作用。但仅仅依靠政府部门是无法实现

整个公共医疗卫生服务体系运转的，还需要其他部门的协调配合，才能实现公共医疗卫生服务体系的建设目标。

（二）公共医疗卫生服务体系基本职能

在我国制定公共医疗卫生服务体系基本职能框架之前，一些发达国家和组织对公共医疗卫生服务体系基本职能框架已制定完成。如美国在评价、政策改进和公民健康保证基础上进一步确定了十个方面的公共医疗卫生服务职能。在公共医疗卫生服务基本职能的框架下，美国疾病预防控制中心通过问卷调查的方式对美国州和地方公共医疗卫生服务体系进行评估。澳大利亚的公共医疗卫生服务基本职能框架由九个基本服务项目构成。

我国通过参考借鉴发达国家和有关组织制定的公共医疗卫生服务基本职能框架，具体结合我国公共卫生建设背景，确定了我国公共医疗卫生服务体系应实现的基本职能。我国公共医疗卫生服务体系主要提供三大类的卫生服务：①以人民群众为基础的公共医疗卫生服务和健康教育活动等。②面向人民群众的疾病预防服务，如疫苗接种、孕妇保健等。③对患有罕见疾病个体提供的医疗服务。

我国公共医疗卫生服务体系基本职能包含以下十个方面。①监测人群健康情况。持续采集、归纳和分析、报告与反馈、沟通与发布与民众健康有关的信息；创建且定期更新民众健康档案，编写卫生年鉴。②疾病预防和健康危害状况防控。对危害民众健康的疾病和事件进行预防，对罕见疾病开展诊断和治疗；对有可能产生的会对民众健康产生危害的外部冲击做好应对准备；对有确切成因或危险因素，或需特异预防手段的疾病实施健康防护措施，如疫苗接种和孕妇保健等。③建立健全公共医疗卫生政策。政府部门完善有关公共医疗卫生的法律法规、部门准则和卫生标准等，引导民众公共医疗卫生实践，积极推动个体和群体的健康活动，促进健康和公共医疗卫生服务的公平；根据实时情况，及时更新公共医疗卫生发展规划，选择合适的健康监测指标，保障民众健康；实现部门间的协同配合，确保工作有序开展。④贯彻落实公共卫生政策。严格执行公共卫生政策、法律法规、部门准则和卫生标准等；政府部门依法展开卫生资格、资质认证和监督；执法部门依法行使权力、规范执法；政府部门积极宣传卫生有关法律法规。⑤积极创办健康教育讲座和开展教育宣传活动。制作合理、适配的健康教育宣传材料；构思、开展健康教育活动，宣传基本卫生健康知识，增加民众卫生健康意识。⑥促进社会参与，多个部门协同配合。通过对社区增权，提高社区处理卫生问题的能力；建立合作关系和卫生健康阵线，实现资源和收益共享、责任和危机共同承担，形成一个健康安全的卫生环境，保障民众健康。⑦保障公共卫生服务的可获得性。保障个体和集体卫生服务的可获得性；确保弱势群体获得卫生服务的权利；利用多部门的协同配合，保障卫生服务的公平性。⑧保障公共医疗卫生服务的质量与安全。通过应用科学、有效的监测工具，保障卫生服务的质量；政府部门依法监督卫生服务的质量与安全；政府部门通过合理资源分配，提高当地公共医疗卫生服务质量，进而提高卫生服务的安全性。⑨构建科学合理的公共医疗卫生服务体系基础结构。扩大公共卫生事业人员规模，如举行各式各样的卫生教育培训，增强卫生人员的专业能力；建立、完善卫生人员考核制度，科学管理，保障队伍的稳定和工作效率；建立卫生健康信息平台，整合多部门信息，提高工作效率；完善公共卫生组织体系，保障公共卫生体系平稳运行。⑩研究、探索和施行革新性的公共卫生举措。系统展开基础性和运用性公共卫生科学研究，探索公共卫生问题成因和处理方法，施行革新性公共卫生举措；努力转化公共卫生研究探索成果，将其运用于公共卫生实践；积极与国内外卫生研究机构展开合作，共同探索实践，实现公共医疗卫生服务体系的可持续发展。

（三）我国公共医疗卫生服务体系发展现状

通过几十年的发展，我国的公共卫生服务已经基本实现全民覆盖。截至 2021 年末，我国医疗卫生机构总数达到 1 030 935 个。有 36 570 家医院，其中有 11 804 家公立医院，24 766 家民营医院。977 790 所基层医疗卫生机构，其中有36 160个社区卫生服务中心（站），34 943家乡镇卫生院，271 056家诊所和医务室，599 292所村卫生室。13 276所专业公共卫生机构，其中有3376所疾病预防控制中心，3010所卫生监督机构，3032所妇幼保健机构。基层卫生服务覆盖范围也越来越大，截至2021年底，我国有17 294家县级（含县级市）医院、1868所县级（含县级市）妇幼保健机构、1999所县级（含县级市）疾病预防控制中心、1761所县级（含县级市）卫生监督机构，有352.1万名四类县级（含县级市）医疗卫生人员。截至2021年底，我国医疗卫生机构共有944.8万张床位，医院床位占78.5%，为741.3万张；基层医疗卫生机构床位占18.1%，为171.2万张；专业公共卫生机构床位占3.2%，为30.2万张。截至2021年底，我国共有1 124.2万名卫生技术人员。具体数据见表1。

表1　全国医疗卫生机构数及床位数

机构类别	机构数/个		床位数/张	
	2020年	2021年	2020年	2021年
医院	35 394	36 570	7 131 186	7 412 566
公立医院	11 870	11 804	509 055	5 206 065
民营医院	23 524	24 766	2 040 628	2 206 501
三级医院	2 996	3 275	3 002 503	3 228 967
二级医院	10 404	10 848	2 718 116	2 743 079
一级医院	12 252	12 649	712 732	726 054
基层医疗卫生机构	970 036	977 790	1 649 384	1 712 115
#社区卫生服务中心	9 826	10 122	225 539	239 139
#政府办	6 848	7 042	177 263	188 550
社区卫生服务站	25 539	26 038	12 804	12 581
#政府办	6 848	7 042	177 263	188 550
乡镇卫生院	35 762	34 943	1 390 325	1 417 410
#政府办	35 259	34 494	1 370 674	1 402 629
村卫生室	608 828	599 292	—	—

续表

机构类别	机构数/个		床位数/张	
	2020 年	2021 年	2020 年	2021 年
诊所（医务室、护理站）	259 833	271 056	564	1 343
专业公共卫生机构	14 492	13 276	296 063	301 566
#疾病预防控制中心	3 384	3 376	—	—
专科疾病防治机构	1 048	932	42 323	40 611
妇幼保健机构	3 052	3 032	252 920	260 132
卫生监督所（中心）	2 934	3 010	—	—
计划生育技术服务机构	2 810	1 588	—	—
其他机构	3 000	3 299	24 067	22 201
总计	1 022 922	1 030 935	9 100 700	9 448 448

注：政府办，即这些机构为政府所建、办立；#系其中数。

1989 年我国颁布实施《传染病防治法》，意味着我国公共卫生法制建设进入了新阶段。在此之后，我国不断建立健全公共卫生有关法律法规，如《公共场所卫生管理条例》《传染病防治法实施办法》《突发公共卫生事件应急条例》等。这些法律法规的颁布为我国公共卫生法制体系建设打下了坚实的基础。

我国不仅在社会经济体制上进行改革，而且在公共卫生管理方式上也进行创新，对整个公共卫生管理制度进行优化和完善。随着社会经济的不断发展，为应对日益增长的人民生活需求，我国做出创新性的政策改革，在资源配给上对公共卫生方面给予一定的倾斜，从而使我国的公共卫生管理水平显著提升。

（四）我国公共医疗卫生服务体系存在的问题和挑战

我国公共医疗卫生服务体系发展相对落后。虽然我国医药卫生体制改革取得了重大成效，但对比其他社会性事业的发展，我国公共医疗卫生服务体系发展相对落后，人民群众对健康生活的需要和我国公共卫生发展不平衡不充分之间的矛盾依旧突出。一方面，我国没有有效控制某些传统传染病传播和解决一些旧的公共卫生问题，而新的公共卫生事件又不断发生，现有的公共卫生突发事件应急能力不足。另一方面，随着社会发展，“资源的稀缺性”和“需求的无限性”之间的矛盾日益突出，导致我国公共医疗卫生服务体系建设和开展疾病预防工作面临新的挑战。

我国公共医疗卫生服务体系建设被重治轻防的思想观念所阻碍。公共医疗卫生服务体系中的医疗体系和公共卫生体系的协同合作存在着一定的先天性问题，这主要是因为我国医学教育与政府卫生部门职能之间存在着设置问题。相对于群体性疾病，临床卫生工作者更加关注个体疾病，公共医疗卫生服务体系关注健康教育和影响公共卫生安全的危险因素，公共医疗卫生服务体系与临床医学领域的割裂，对我国疾病预防工作产生了负面影响，阻碍了我国公共医疗卫生服务体系的建设工作。临床医学领域与预防医学领域的割裂，使得现实工作中产生防、治分离现象。临床医学与预防医学的分离不仅使得两者的功能不能互补，还会使得两者之间的鸿沟越来越大，影响人民群众的健康安全。

公共卫生服务人才队伍不稳定，缺少人才储备。我国对公共卫生服务人才队伍的系统规划不够科学合理，如梯队建设、队伍专业能力配置等缺少系统合理的安排规划，使得公共医疗卫生服务体系人才队伍不能很好地满足公共医疗卫生服务体系建设的需要。此外，对公共医疗卫生服务体系人员结构稳定性形成外部冲击的是对公益项目的改革，这方面的改革导致卫生体系人员工资普遍减少，造成公共卫生服务人才流失。公益一类改革后，使得基层公共卫生服务工作人员日常工作量和工作压力变大，但工作人员得不到合理补偿，工作认同感和物质获得都未得到合理的增加，导致基层公共卫生服务工作人员流失，对人员结构稳定性形成冲击。同时，我国卫生信息化建设不能满足人民对健康服务的需求，卫生信息化建设投入不足，且卫生领域明显缺少拥有医学、公共卫生服务和信息学等多领域知识的复合型人才，人才引进政策力度不足。

三、韧性的内涵与发展

自生态学家 Holling（霍兰）在论文《生态系统的韧性和稳定性》（Resilience and Stability of Ecological Systems）中引入 resilience 的韧性含义以来，学术界对 resilience 在许多领域进行了研究与探索，尤其是在社会研究领域取得了许多重大研究成果，resilience 也因此活跃在学术界与社会各界的实践中。

（一）韧性词义的演变过程

“resilience”由拉丁语“resiliere”演变而来，最初定义为“回弹”，而后被定义为“回到原位”。1824 年《大英百科全书》对 resilience 进行了第一次定义，在此之后《牛津英语词典》《环境与保护词典》《柯林斯英语词典》《韦氏词典》等外语语言词典都对 resilience 一词进行了定义（见表 2）。

表 2　韧性一词的词汇释义

英文词典	出版年份	释义
《大英百科全书》	1824	(1) 受到压力的物体在受压而引起的变形之后恢复其大小与形状的能力 (2) 从灾害或变化中恢复或易于调适的能力
《牛津英语词典》	1933	(1) 反弹、回弹的动作 (2) 伸缩性
《美国传统词典》	1994	从疾病、变化、灾难中迅速恢复的能力
《韦氏新世界词典》	1998	反弹或弹回的能力
《牛津英语词典（修订版）》	2005	(1) 在弯曲、拉伸或受压后能够反弹或弹回原形 (2)（一个人）能够经受或从困境中快速恢复
《环境与保护词典》	2007	在受到压力和干扰之后，系统恢复结构和功能的速度
《柯林斯英语词典》	2010	(1)（一个人）在从灾难或疾病中能容易地并迅速地恢复 (2)（一个物体）在弯曲或拉伸之后，能够恢复其最初形状或位置

续表

英文词典	出版年份	释义
《韦氏词典》	2015	(1) 在不幸发生之后，重新变得强壮、健康或成功的能力 (2) 事物在受牵引、受拉伸、受压、受弯等作用之后回复到最初形状的能力

将 resilience 的释义进行对比，可以知道 resilience 最直接的含义为恢复和弹回，即遭受外界干扰之后，事物回到其原来状态的能力。这里的事物可以指人、种群和系统等；外界干扰可以是疾病、灾难和外力作用等。据此，国内大部分英汉词典都将 resilience 译为恢复、恢复力和弹性等意思。在 1824 年的《大英百科全书》中能够了解到，resilience 可译为受力物体在外界力量引起的变形之后恢复其原有状态的能力，即事物在一定程度上能够调节自身来对抗干扰的能力。因此，resilience 在一定程度上也能够译为韧性，而国内的英汉词典很少如此翻译。

通过查阅《辞海》《大辞海》和《汉语大词典》三本权威词典，对恢复（力）、弹性和韧性的中文释义进行分析与对比（见表 3）可以发现，意思比较相近的为恢复（力）与弹性，两者皆有回到最初状态的含义，但弹性除有恢复之义外，还具有伸缩性的含义。韧性与恢复（力）、弹性的含义差别明显，韧性一词强调物体本身的形变及适应和抵抗外界力量而不被损毁的能力，韧性也包含了恢复、弹性之义。

在科学研究领域中，resilience 一词的多种释义正是对其进行研究的挑战和问题所在。总体来说，富有“韧性”指的是：在受到外界干扰后，可以复原，在遭受外部力量后能回到其原有状态，能够未雨绸缪，能及时并用合适的方式处理突发问题和挑战。到今天为止，有大量研究韧性的文章，但是对其早期使用情况进行追溯和整理仍然有其必要性。从词源学角度来看，“韧性”一词的具体内涵有很大的差别，既可以是很简单的性质表述，也可以是成体系的理论描述。

表3　恢复（力）、弹性、韧性的中文释义

词典	词	释义
《辞海》	恢复（力）	收复。指收复失地。班固《东都赋》："茂育群生，恢复疆宇。"亦用为回复原状之意。如恢复健康
	弹性	(1) 材料或物体在外力作用下产生变形，若除去外力后变形随即消失的性质。在除去外力后随即消失的变形称"弹性变形"或"弹性形变" (2) 比喻事物的可多可少、可大可小等伸缩性。如弹性外交
	韧性	(1) 受外力作用时，物体产生变形但不折断的性质。如这种材料韧性很好 (2) 比喻顽强持久的精神。如韧性的抗争
《大辞海》	恢复（力）	收复。指收复失地。班固《东都赋》："茂育群生，恢复疆宇。"亦用为回复原状之意
	弹性	(1) 物体在受外力作用变形后，除去作用力时能恢复原来形状的性质 (2) 比喻事物的可多可少、可大可小等伸缩性。如弹性外交
	韧性	(1) 在物体受到外力作用时，产生变形但不折断的性质 (2) 比喻顽强持久的精神。如韧性的抗争
《汉语大词典》	恢复（力）	凡失而复得或回复原状皆称"恢复"
	弹性	(1) 物体受外力作用变形后，除去作用力时能恢复原来形状的性质 (2) 比喻事物的可多可少、可大可小等伸缩性
	韧性	(1) 物体柔软坚实、不易折断破裂的性质 (2) 指顽强持久的精神、坚韧不拔的意志

韧性在不同学科领域的内涵越来越复杂。最基本的，韧性在机械工程学中用来表达材料的抗压性质。在生态学中，韧性更加注重种群、物种和生态系统在不断改变的自然环境和外部冲击的影响下，其长期生存的策略与运转机制。在人类系统风险学中，韧性更加注重如何维持人类社会和社区的日常活动和其他活动。在心理学和精神病学中，韧性更加注重个体、家庭和社区的健康与幸福状况。韧性的含意丰富，我们想要充分理解韧性的含意，就要将其放在与之相对应的学科角度与时空维度下。因此，我们接下来将从心理学、生态学、灾害风险管理方面深入探讨韧性概念的

内涵。

（二）心理学中的韧性

心理学始终关注人们在遭受外部冲击，如战争、突发状况和重大疾病之后该怎样恢复健康。心理学对韧性有三种解释，分别是结果论、过程论和品质论。其中结果论将心理韧性表述为“个体在逆境中的适应能力的表现”；过程论将韧性表述为“在面对不幸、痛苦、灾难、威胁，甚至是巨大的压力时，能适应良好的过程”；品质论则将韧性表述为“个体在面对压力、逆境、意外等消极状况时所显现出来的特质”，或“个体从痛苦或压力下恢复，或良好适应的特质”。这三种解释的相同之处在于，它们都将韧性看成是逆转局势、化险为夷的机会。

早在 20 世纪 50 年代，心理学中就已开始使用“韧性”这一概念，但直到 80 年代，韧性才成为心理学领域的重点研究对象，有关韧性的研究方向主要为儿童发展理论和家庭理论。儿童韧性的研究方向主要为研究贫困儿童身处不利条件，却能较少陷入大部分同龄人所经历的困境的情况。对家庭韧性的研究，主要是对家庭压力的研究。家庭韧性的内涵是：在面临短期危机和持续压力时，家庭适应和健康发展的能力。研究关注突发状况对家庭所形成的冲击及家庭如何分配资源来缓解冲击。

心理学对韧性的研究有两个重要成果。首先是，韧性并非是某些特定的人才拥有的特质，即使是普通人也具备从创伤性经历中恢复的能力，也就是说韧性是存在于每一个人身上的。其次是，韧性并不仅仅指一个人所具备的内在特质，而且涉及一系列的外部资源，表现为个体可以通过开发和利用自身能力来应对外界不良冲击。韧性不仅可以通过自身开发利用而得到加强，如身体锻炼，而且可以通过与外界的相互联系得到增强，如与学校、医疗机构和其他社会服务相联系等。韧性不仅仅表现为一种良好适应的能力，还表现为应对困难的过程。此结论为政府和社会人士干预弱势家庭和身处不良环境儿童心理发展提供了理论支撑。

（三）生态学中的韧性

韧性在生态学的定义为“在遭受外界冲击干扰后，生态系统恢复到其原有状态且维持其原有生态功能的能力”，或“生态系统在遭受压力变化的过程中，吸收压力，结构重组，维持系统原有的基本结构、功能、重要识别特征和反馈体系，使生态系统不发生根本性变化的一种能力”。因此，在生态学领域，韧性主要的研究内容是：生态系统如何吸收压力恢复稳定状态。

最先将韧性概念引入到生态学的学者为 Holling，他在文章《生态系统的韧性和稳定性》中阐述：波动是生态系统的基本特征，生态系统并不会朝着单一稳定的均衡状态去发展，而是经历周期性波动变化。Holling 意识到韧性是区别于稳定性的，于是将韧性定义为“生态系统吸收压力，并维持相同的种群关系、状态变量的能力，也是生态系统持久能力的一种测度指标”。发表这篇极具开创性的文章后，Holling 和他的团队构建了一整套有关韧性的理论与术语，如景观状态、多稳态、适应性循环和扰沌等。整体而言，生态系统韧性反映了系统性的观点，在适应性循环中，表现为一个具有四阶段的“8”形模型。

但是，生态系统与社会经济之间存在着非常复杂的相互作用，因此研究系统韧性的社会面比研究生态系统更具有挑战性，也更加困难。这也是韧性早期多运用于动态资源管理方面的原因。在韧性联盟的组织下，韧性被当成一个总体框架，且更加注重社会经济向的系统研究。韧性联盟深入研究了社区是如何应对外界干扰和保持功能的，并对构建社区和经济系统韧性有关的问题进行了探索，所有的这些探索研究都有助于促进韧性延伸到其他领域，而不是局限于生态学。生态学有关韧性的理论让我们将视线聚焦于问题的系统性，要求我们关注措施与管理的长期性，并让我们意识到事件的发生是不可预测的。此外，韧性内涵说明面对干扰可以维持稳定。韧性思维也促进产生了新的社会科学理论和实践领域——灾害风险管理。它以韧性的核心内涵为基础，扩大了韧性在其他学科的影响与运用。

相应的评估区域韧性的框架具体如图 1 所示。

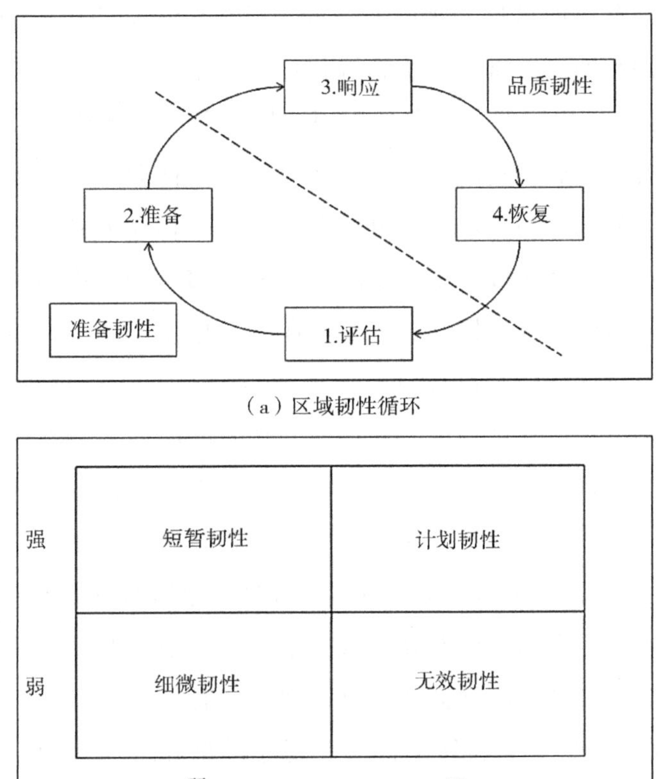

（a）区域韧性循环

（b）区域韧性矩阵

图 1　评估区域韧性的框架

（四）灾害风险管理中的韧性

随着人类对气候变化适应问题的激烈讨论，韧性缓解的策略逐步取代工程防护成为学术界重点关注的对象。但是，针对气候变化的韧性研究往往超越了一般的时空尺度，或是过分注重应对细节问题，因而无法形成实际的影响。而在与实际情况密切联系的研究领域之中进行的探讨更有意义，比如，针对短期灾难的防治和减轻影响的风险管理。现有文献对亚洲海啸、美国卡特里娜飓风和中国汶川大地震等自然灾害都做了充分的探讨。在风险管理方面，将韧性定义为："处于危险之中的系统、社区或社会能够及时、有效地抵抗、吸收和适应危险的影响，并从中恢复的能力，其中包括维持和恢复关键的系统结构和功能的能力。"

20世纪70年代后期，研究学者用"韧性"这个术语来表述人类社会在遭受自然灾难之后的复原能力。早期对于人类社会应对气候变化韧性的探讨，学者们从韧性与脆弱性、可靠性的差异及相互关系进行阐述，并将韧性定义为：一个系统或一个系统的一部分能够经受灾难的冲击，并从中恢复的能力。他们认为，韧性和可靠性在某种程度上是一对相互对立的概念，越强调可靠性就越会削弱韧性（Timmerman，1981）。实际上，当今社会更多的是依靠可靠性，而并非韧性。从制度层面对韧性进行划分，韧性分为抵抗和维护、边缘微调、开放和适应三大类。将韧性与灾难规划和适应相结合，可构成一个关于环境变化的全球反应机制的研究框架（Handmer，1996）。Klein（克莱因）从概念与操作的角度对海岸带韧性进行深入研究发现，在海平面升高等威胁下，沿海地区的韧性三要素即形态韧性、生态韧性和社会经济韧性，可以通过"有计划的撤离"应对方法来增强（Klein，1998）。若将缓解模型、复原模型和结构认知模型结合，可构建出危险因素下社区可持续性与韧性的研究框架。通过此研究框架可得出：要使社会在灾难中保持可持续性和韧性，缓解模型与复原模型必须要同时运行，社会还要对结构认知模型要素有全面的了解（Tobin，1999）。

进入21世纪以来，全球范围内不断发生自然灾害和人为灾难，造成的伤亡人数达数百万，社会和经济损失达几十亿美元，这已经成为人类可持续发展的最大障碍。联合国国际减灾战略（UNISDR）机构表示，韧性是人类社会和自然界共有的特质，韧性能够帮助人类社会和自然界进行可持续发展。通过一个概念化韧性和脆弱性变量的风险管理模型，将韧性与灾害联系起来，可帮助应急部门、应急相关的工作人员以及灾害研究专家更加关注处于一线接触重大灾害事故的人员的恢复与日后的发展（Paton，

2000)。若将城市脆弱性划分为暴露程度、抵抗性、韧性三个不同的方面，并从生存资产的角度对城市脆弱性进行研究，可将人或群体的环境灾难的脆弱性归因于他们的经济、社会、政治和物质资源情况（Pelling，2012）。从地震的韧性角度对基础设施进行量化分析，可得出两种结果，即稳健性和迅速性；通过将其与社区韧性的四个部分相结合，即技术韧性、组织韧性、社会韧性和经济韧性，可构建出基础设施地震韧性量化研究的概念模型（Bruneau，2003）。

学术界也从诸如恐怖主义攻击等人为灾难角度对社会基础结构韧性进行了探讨。在美国的“911”恐怖袭击事件之后，学者们以纽约应急行动中心的重建情况为例对组织韧性进行研究，结果表明，组织韧性通常包含冗余性特征，涉及有效沟通、资源配置以及自我组织能力。同时，学者们对韧性与预测的关联性进行探讨，认为预测是韧性不可或缺的组成部分（Kendra，2003)。纽约应急行动中心的组织网络能够经受住压力并得以复原，是由于它的构造和功能在灾难中依旧起作用，因此可以在很短的时间里，找到新的地点，并配备必要的人员和物资。学者们还曾建立了一个社会韧性模型，该模型的核心特征是约束的感知、两阶段的适应过程和相对应的品质/生存临界点（Bradley，2004)。模型应用于塞内加尔农民和牧民的调查，结果表明，两者的韧性存在差别，但当两者都认为约束的严重程度超出了临界点时，都会从品质策略转向生存策略。

第二届世界减灾大会由日本兵库县承办，该会议通过了“2005—2015年兵库行动框架：提高国家和社区的抗灾力”重要提案。此后，韧性概念不断在防灾减灾领域被应用，在理论层面与实践层面均有了长足的发展。通过对韧性与脆弱性的界定之后，一部分学者对韧性在灾害管理中的运用产生了质疑，他们认为，系统、社区或者社会在受到外界冲击或压力之后，系统内或者社会内的非基础性属性将会被改变，韧性是在此变动基础上，系统对自身进行重组以便更好地适应新环境的能力（Manyena，2006)。在风险管理领域中，研究人员应该将韧性当作“视角或切入点”

而并非将韧性当成预防，应对灾害风险的能力。

整体而言，经过几十年的发展，韧性研究已成为灾害风险管理中的热门研究内容（见表4）。具体研究内容丰富，从个人和家庭的灾害风险韧性分析到城市韧性的定性与定量研究分析，最后到将人类作为一个整体的韧性研究分析，为人类预防灾害风险与突发事件、实现可持续发展提供了强有力的支撑。对于历史灾害和应对情况的研究，有助于社会不断更新灾害应对策略和灾害预防机制，提高应对灾害风险的能力。

表4　不同学科对韧性学术概念的定义

作者	学科领域	定义
博丁和威曼（Bodin & Winman，2004）	物理学	一个系统在位移后返回到平衡的速度，不考虑振荡表现的伸缩性（弹性）
霍兰（Holling，1973）	生态系统	系统在忍受干扰并在受冲击时仍能维持状态变量之间的相互关系的能力
蒂尔曼和唐宁（Tilman & Downing，1994）	生态系统	系统在中断后返回到一个平衡点的速度
冈德森（Gunderson，2000）	生态系统	系统在结构被重新定义前，通过改变变量和过程的控制行为能吸收的干扰的程度
沃克等（Walker et al，2004）	生态系统	系统在干扰下能够吸收干扰并重组以维持原有的功能、结构、特质以及反馈的能力
卡彭特等（Carpenter et al，2001）	社会—生态系统	在系统由一组不同的过程控制，转化成一个不同的状态前，系统可以容忍的干扰大小
沃克等（Walker et al，2002）	社会—生态系统	被干扰时，系统维持自身功能的能力或当干扰改变了系统的功能结构，系统具有的保全再更新或再组织所需要的元素能力
卢森斯等（Luthans et al，2006）	心理学	从逆境中反弹的发展能力
佩顿等（Paton et al，2000）	灾害管理	描述了一种自我复原、学会随机应变和成长的活动过程。这个概念涉及一种能力，即在一个更高的心理层次上给予个人的以往的经验

续表

作者	学科领域	定义
布鲁诺等（Bruneau et al，2003）	灾害管理	社会单位减轻灾害影响的能力，包括减轻灾害发生的影响并开展恢复活动以减少社会破坏，同时也减轻未来的影响
库处（Coutu，2002）	个人	其个体具有三个共同特点，包括接受现实、坚定的信念即认为生活是有意义的，以及即兴发挥的能力
霍恩和奥尔（Horne & Orr，1998）	组织	积极回应典型变化的一种基本能力（这些变化破坏了预期的事件模式，而不引入一个扩展的周期性的行为）
哈梅尔和韦利坎加斯（Hamel & Valikangas，2003）	组织	指连续重建的能力
麦克唐纳（McDonald，2006）	组织	能够适应环境的要求同时也能管理环境变化的能力
哈勒构等（Hollnagel et al，2006）	工程	感知、识别、适应和吸收变化、改变、干扰、中断和突然打击的能力

四、公共医疗卫生安全韧性的内涵与发展

2015 年，《柳叶刀》以埃博拉疫情为出发点，提出了一个新议题——建立一个具备韧性的卫生系统。两篇有关卫生系统韧性的文章被刊登在《柳叶刀》期刊上。在 2016 年召开的第四届全球卫生系统研究研讨会中曾提出“构建具有韧性和反应性的卫生系统”的重要设想。在 2017 年 G20（二十国集团）峰会上，“构建具有韧性、可持续发展、面向未来的卫生系统”的议题在首次卫生部长会议中被提出，这意味着“韧性”在卫生系统领域的研究进入了新阶段。2001 年，清华大学主办的首届世界卫生健康论坛的主题为“建设有韧性的公共卫生系统”，这标志着我国对公共医疗卫生系统安全韧性的研究也已经进入了新的发展阶段，进入了一个新时代。

（一）公共医疗卫生安全韧性的含义

韧性最先在材料学领域被提及，韧性被界定为遭受外界环境冲击干扰后，材料恢复其原本状态的能力。之后，Holling 将其引入生态学研究领域，韧性在此界定为在遭受外界冲击干扰后，生态系统恢复到其原有状态且维持其原有生态功能的能力。20 世纪 90 年代末，学者们将生态学中韧性的研究拓展到人类生态学领域。人类生态学领域的研究对象必然与人类息息相关，因此，韧性理论进入医疗卫生学者们的视野，从而出现了“公共卫生体系韧性”等概念。

根据复杂适应系统、耗散结构理论和社会生态韧性理论，辨析公共卫生安全的反馈与跨尺度动态交互情况，分析公共医疗卫生安全层级韧性在混沌、不确定系统中稳态的动态变化，可以从多重平衡和次级持续视角将公共医疗卫生安全韧性界定为：各级系统遭遇外部公共医疗卫生安全压力、困境及干扰之后迅速恢复功能所需要的学习适应力、自组织力以及对干扰的抵抗力的自组织能力。公共医疗卫生安全韧性表现在，遭受外界冲击干扰后（包括疫情、自然灾害等），仍能保持主要结构和功能，在抵御灾难侵袭、最大限度地减少灾难损失以及缓解灾难性医疗需求激增等方面能够发挥重要作用。公共医疗卫生安全韧性水平与国家治理能力、制度体制、基层治理韧性、风险沟通能力等紧密相关。

（二）公共医疗卫生安全韧性自适应系统的特征

由公共医疗卫生安全韧性的特征，可将公共医疗卫生安全韧性细化为抵抗力韧性、恢复力韧性和适应力韧性（见图 2）。

其中，抵抗力韧性包括抗风险能力、公共医疗卫生资源保障水平、公共医疗卫生资源供给能力和民众抗公共医疗卫生风险能力；恢复力韧性包括医疗卫生治理能力、恢复速度和区域资源供给能力；适应力韧性包括疾控水平和民众医疗卫生健康意识。

从国家治理体系与宏观经济政策、外部的人力与物力等资源以及内部的卫生服务提供系统、医疗保障系统、药品供应系统等方面来构建公共卫

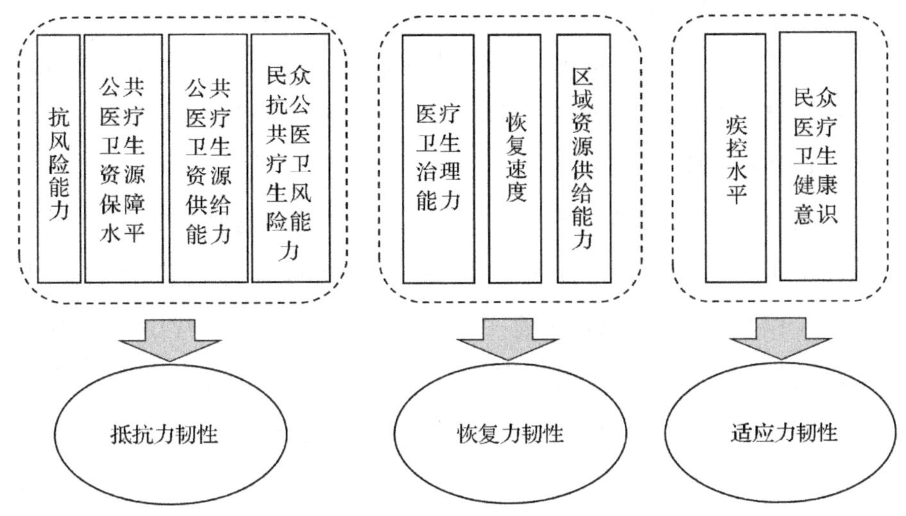

图 2　公共医疗卫生安全层级韧性

生安全层级韧性的自适应系统，其中公共医疗卫生安全层级韧性的冲击抵御性、可恢复性与动态适应性是系统的三个核心特征。

（三）公共医疗卫生安全韧性的发展

系统韧性研究历经 40 年的发展，在许多领域已经有了充分应用，但在医疗卫生方面的应用鲜有人为。

相关学者通过研究发现，卫生工作人员、基础医疗设施、医疗卫生信息、监督和治理药物供应系统情况，以及高昂的私人支出（直接自付费用获得卫生服务）等会影响公共医疗卫生系统稳定性（Kiney，2014）。国家政府和国际社会需要制定和实施合理、科学的政策，来建立一个具有韧性的公共医疗卫生系统，满足人们的基本健康需求，有效抵御疫情、自然灾害等外界冲击。

2014 年 12 月，WHO 高层论坛会议就公共医疗卫生系统的韧性发展展开了一系列的讨论，制定了中长期规划来应对未来来自外界的冲击干扰，并且讨论了不同利益群体在构建具有韧性的公共医疗卫生系统时需要扮演的角色和承担的责任。此次 WHO 高层论坛会议指出，强化卫生工作人员责任意识、增强社会信任水平及参与度、加强监测和应对等核心公共医疗卫生服务能力是增强系统韧性的具体措施。同时，社会组织要目光长远，对物资储备以及资源统筹协调能力进行提升，以应对未来外界干扰（疫情、自然灾害等）。

一个具有韧性的公共医疗卫生系统应能够抵御与吸收外界环境的干预，维持相应的常规医疗服务，为其他部门的运行提供有力的支撑（Kiney，2015）。当然，想要构建一个富有韧性的公共医疗卫生系统仅仅靠一个部门是行不通的，还需要多方共同采取行动。例如，提供以人为本的、综合的、高质量的公共医疗卫生服务；增强社会信任水平、参与度和所有权；培养更多的卫生工作者；加强信息监测系统建设，提供早期预警服务，通过多国网络允许跨境控制与响应；实现韧性系统中的许多目标，需要大量的外部融资，政府需要制定满足资源需求和确保社会复苏的融资政策；各国的共同努力。

公共医疗卫生安全韧性在一定程度上代表了卫生工作者、机构和民众做好准备并有效应对外界灾害的能力，包括在灾害来袭时维持核心职能的能力，根据危机期间吸取的经验教训对系统进行优化的能力（Kruk，2017）。韧性指标体系包含危机意识、多样性、自我管理、整合以及适应性五个方面（见表 5），即在这五个方面构建具有反映“日常”韧性特征的指标体系。韧性指标可以为国家卫生计划制订提供信息，它展示的功能和测度能力可以促进地区、全球合作。该指标体系不仅关注人力和信息方面因素，如医疗机构相关工作人员、信息系统等，而且关注物质方面因素，如病房数、防护设备情况等。

在系统遭受重大医疗卫生事故、重大突发自然灾害、地区武装冲突或金融危机等冲击时，吸收、适应和转变，并且维持结构和功能的能力被视为韧性（Blanchet，2017）。公共医疗卫生系统安全韧性的构建以复杂系统科学为基础，特点是四个主要方面相互关联：①收集、整合和分析不同形式的知识和信息的能力。②保健系统复原管理能力。③卫生系统复原管理

表5　韧性指标体系

<table>
<tr><th>指标</th><th>目标</th><th>测度指标</th></tr>
<tr><td rowspan="6">危机意识</td><td rowspan="2">了解卫生系统能力</td><td>卫生系统资产分布和不足</td></tr>
<tr><td>卫生服务利用率趋势</td></tr>
<tr><td rowspan="2">了解风险和人口情况</td><td>常见流行病监测系统</td></tr>
<tr><td>民事登记和重要统计系统</td></tr>
<tr><td rowspan="2">沟通</td><td>关键部门的决策者名单</td></tr>
<tr><td>有效沟通渠道</td></tr>
<tr><td rowspan="3">多样性</td><td rowspan="2">有效应对各种健康需求</td><td>初级保健中可用的卫生服务范围</td></tr>
<tr><td>基本医疗卫生服务的质量</td></tr>
<tr><td>为卫生系统提供充足的资金；防止资金缺乏</td><td>医疗保健融资：政府医疗支出和财政保护</td></tr>
<tr><td rowspan="3">自我管理</td><td rowspan="2">隔离威胁并维护核心功能</td><td>与非国家行为主体签署谅解备忘录</td></tr>
<tr><td>为受影响和未受影响的人群提供服务的方案数据库</td></tr>
<tr><td>调节外部产能</td><td>与区域和全球行为者的合作协议</td></tr>
<tr><td rowspan="9">整合</td><td rowspan="3">与非卫生从业人员合作（教育、运输、媒体、私营企业）</td><td>国家应急协调系统和领导者的存在</td></tr>
<tr><td>联合计划会议和演习的频率</td></tr>
<tr><td>一个健康战略的制定过程</td></tr>
<tr><td rowspan="4">让公民和社区参与建立信任</td><td>卫生部门和政府对社区需求的反应指数</td></tr>
<tr><td>民众对卫生系统的信任</td></tr>
<tr><td>与社区负责人对话的平台</td></tr>
<tr><td>具有卫生部门工作经验的国内社会科学家</td></tr>
<tr><td>医疗保健与公共卫生结合</td><td>地区卫生人员接受公共卫生培训</td></tr>
<tr><td>协调初级和转诊护理</td><td>关于设施作用和转诊的协议</td></tr>
<tr><td rowspan="4">适应性</td><td>满足需求的资源转移</td><td>规范在紧急情况下重新分配资金</td></tr>
<tr><td rowspan="2">促进地方快速决策</td><td>地方或地方卫生队的管理能力</td></tr>
<tr><td>关于危机中权力下放和供资的协定</td></tr>
<tr><td>评估改进</td><td>在危机和平静时期跟踪进展和评估卫生系统绩效的机制和能力</td></tr>
</table>

能力。④预测、应对不确定性情况和意外情况的能力。Blanchet（布兰切特）构建的框架的潜在价值在于，它将卫生系统研究中提及的所有不同构建公共医疗卫生系统安全韧性的方法（组成部分、系统属性和有利的制度环境）整合为一，供研究人员、从业人员和政策制定者参考使用。

上述韧性研究为卫生系统提供了有价值的框架，研究人员在探讨公共医疗卫生安全韧性时必须将公共医疗卫生系统的属性考虑在内。公共医疗卫生系统在应对内外部变化时调整适应以及改变运行方式，既需要对外部突发性冲击加以关注，同时也应注重日常的慢性冲击。需要关注系统硬件，如系统内部的基础设备、人力以及财务情况，更需关注系统软件要素，如具有流动性的知识、科技以及无形的价值、标准等（Barasa，2017）。公共医疗卫生安全韧性不仅使系统可以回到原来的状态，还使系统具有创新的适应性和能够做出有益改变。

第二节　本书的研究价值

公共医疗卫生服务体系建设事关国家安全和发展，事关社会政治大局稳定。公共医疗卫生安全体系作为复杂适应系统，其韧性特征随着系统的形态、规模的改变而发生变化。在公共卫生危机的外部冲击背景下，为能够进一步提升公共医疗卫生体系抗风险能力、恢复能力和适应变化的能力，需要全方位、立体式地进行公共医疗卫生安全韧性建设。本研究通过对公共医疗卫生安全韧性的系列问题开展研究，构建了韧性测度和监测预警体系，探究了公共医疗卫生安全韧性特征，对于世界公共医疗卫生服务体系建设具有重要的理论价值和应用价值。

第一，通过对公共医疗卫生安全韧性问题的理论性研究，有利于丰富公共医疗卫生安全韧性的理论内涵，进一步拓展韧性理论的应用范畴，为推动各国公共医疗卫生服务体系建设提供必要的理论支撑。目前，国内外相关研究主要集中在公共医疗卫生安全评价方面，少见以韧性视角审视公共医疗卫生安全体系建设的研究。本研究系统性地探讨了公共医疗卫生安全韧性理论内涵、理论基础、结构内容、基本逻辑和潜在影响因素等，有助于进一步丰富和完善韧性理论以及公共医疗卫生安全韧性的理论内核，搭建起韧性理论和公共医疗卫生建设的“桥梁”，构建起公共医疗卫生安全韧性的研究体系，拓展公共医疗卫生评价视角，推动卫生政策制度与卫生领域的创新性改革，为科学合理研究探索公共医疗卫生系统应对外部冲击和内部作用提供一定的理论基础。

第二，通过构建世界公共医疗卫生安全韧性测度体系，并对有代表性的国家进行实证性研究，有助于为未来各国公共医疗卫生服务体系建设找到现实依据，进一步推动世界公共医疗卫生服务体系高质量发展。本研究在国家公共医疗卫生安全治理防/减准备—响应—反馈的过程中建立抵抗防御—恢复存续—适应调整的韧性策略，并考虑公共医疗卫生安全韧性构成要素和具体特征，从抵抗力、恢复力、适应力三个维度构建了公共医疗卫生安全韧性水平的评价指标体系，利用主成分分析法将多维数据进行降维，形成一组包含原始变量信息的综合性指标，具体测算各国相关水平并进行代表性国家分析，筛选公共医疗卫生安全层级韧性的关键要素，为各国公共医疗卫生服务体系建设找到现实依据和主要抓手，从而为公共医疗卫生安全韧性提升提供新的参照向度。通过层级韧性分析，有助于推动各国公共医疗卫生服务体系重点建设，有助于卫生体系抵抗突发公共卫生事件冲击迅速恢复至原始状态，也有助于合理规划公共医疗卫生服务体系建设，强化医疗卫生体系保障和服务的协同效应。

第三，通过对公共医疗卫生监测和预警体系进行系统总结，针对公共医疗卫生安全韧性特征和建设重点，构建公共医疗卫生安全层级韧性的监测预警标准和范式。当前有关研究主要关注公共卫生事件对公共医疗卫生安全层级韧性的影响，尚未形成公共医疗卫生安全层级韧性的测度方法与监测预警体系。世界公共卫生事件频发，暴露出世界各国公共医疗卫生体系监测预警机制的短板，克服现有模式下公共医疗卫生体系问题，加强公共医疗卫生安全监测和预警体系韧性成为推动整个公共医疗卫生安全网络结构演化的基础。监测和预警体系范式的构建有助于及时掌握公共医疗卫生安全韧性动态变化特征，分析公共医疗卫生安全层级韧性的关键节点和影响路径，监控公共医疗卫生安全层级韧性运行体系，以预警防范突发性公共卫生事件，并降低事件影响范围及破坏强度，实现增强公共医疗卫生体系的整体韧性的目的。

第四，通过对公共医疗卫生安全韧性的综合研究，有利于为各国公共医疗卫生体系建设提供战略性的方向指导，促进公共医疗服务质量的提升。面对新冠肺炎疫情的影响，各国公共医疗卫生体系暴露出诸多现实问题，如何有效地解决这些问题成为刻不容缓的研究课题。本研究通过对公共医疗卫生安全韧性基本内涵的梳理，提出了公共医疗卫生安全韧性测度体系和监测预警范式，为化解公共医疗卫生安全建设难题提出了新的应对策略。公共医疗卫生安全韧性建设有助于各国灵活应对突发公共卫生事件，有效降低风险和灾害带来的不利影响，增强公共医疗卫生体系对不确定性风险干扰的适应与调整能力。此外，世界公共医疗卫生安全韧性研究还能够有助于改善卫生事业发展过程中健康覆盖率不高、可持续发展势头不足、全球健康安全难以保障的问题，为公共医疗卫生系统建设增添新的动力。

第三节　本书的研究内容

本书在界定公共医疗卫生安全层级韧性边界、特征及内涵的基础上，首先在复杂适应系统模型的分析框架下构建公共医疗卫生安全层级韧性指标体系与选择测度方法，然后进行公共医疗卫生安全层级韧性的综合测度、演化分析与监测预警，最后探索公共医疗卫生安全层级韧性提升路径。

本书共分三部分，第一部分介绍公共医疗卫生安全韧性的内涵及理论基础；第二部分介绍公共医疗卫生安全韧性指标的选择及用选择的指标对代表性国家进行测度的结果；第三部分介绍公共医疗卫生安全韧性的监测与预警体系的构建。

第一部分重点介绍了公共医疗卫生安全韧性的概念以及发展历程，说明提高公共医疗卫生安全韧性的要求。先从全球化角度出发，揭示各国公共医疗卫生系统存在的问题，引出增强韧性对于公共医疗卫生安全的重要性。再从理论角度出发，以复杂适应系统理论、耗散结构理论和社会生态韧性理论三大理论为基础，从影响机制、关联性以及相互作用等方面，探讨世界公共医疗卫生安全韧性。最后，在分析的基础上，对世界公共医疗卫生安全韧性发展现状进行分析。

第二部分根据对公共医疗卫生安全韧性的界定，将其分为三部分：抵抗力韧性、恢复力韧性和适应力韧性。从这 3 个维度建立公共医疗卫生安全韧性测度框架，综合分析世界公共医疗卫生安全韧性。本书基于主成分分析，共选择 12 个指标来测度世界公共医疗卫生安全韧性。根据测度结果，对世界各大洲公共医疗卫生安全韧性进行区域分析，并且对世界各收入等级国家的公共医疗卫生安全韧性进行分析。最后选择 10 个全球代表性国家，对该 10 个国家的公共医疗卫生安全韧性得分进行分析。

第三部分在公共医疗卫生安全韧性框架的基础上，通过设计公共医疗卫生系统的韧性监测体系来提升系统韧性，以公共医疗卫生安全韧性监测层级联动实现监测和预警系统的协同发展，从而提高公共医疗卫生体系的抵抗力、适应力和恢复力韧性，优化系统内部环境，实现系统健康稳定发展。同时，在公共医疗卫生安全韧性框架的基础上，通过设计公共医疗卫生安全预警体系来降低突发性公共卫生事件带来的影响，增强公共医疗卫生体系的整体韧性。

第四节　本书的创新之处

本书是对公共医疗卫生安全韧性基本概念、发展历程、测度分析以及监测预警的系列问题开展探索性研究，其创新之处主要体现在以下几个方面。

第一，在复杂适应系统模型的理论分析基础之上，建立公共医疗卫生安全层级韧性指标体系，构建公共医疗卫生安全层级韧性测度方法体系。从抵抗力、恢复力、适应力三个维度综合评价了所选国家公共医疗卫生安全韧性水平，分析了韧性特征，为韧性医疗体系建设找到了现实依据。对于公共医疗卫生安全韧性的评估，从理论和框架进行探讨，在全面系统了解公共医疗卫生安全韧性评估框架基础上，分别构建了抵抗力韧性、恢复力韧性、适应力韧性指标体系，准确评估各层级韧性水平。

第二，在公共医疗卫生安全韧性指标体系构建基础上，集成多源数据，基于主成分分析，科学精准测算了代表性国家公共医疗卫生安全韧性。从公共医疗卫生安全韧性总体层面出发全方位分析了各国差异，明确了各国韧性建设水平，以代表性国家分析各韧性因子影响程度，提出公共医疗卫生安全韧性建设路径。目前，关于公共医疗卫生安全评价的研究主要有两个评估框架，在突发卫生事件应急反应中，韧性是新的研究视角，然而关于公共医疗卫生安全韧性测定尚未有系统研究。本研究为公共医疗卫生安全韧性测度提供了思路，从国民经济水平和使用卫生服务、公共医疗卫生安全教育、疾控服务、人口结构和卫生支出四个方面提出公共医疗卫生安全韧性提升的具体举措，助力各国医疗卫生安全韧性建设。

第三，基于公共医疗卫生安全韧性实证分析结果，在分析韧性特征基础上构建了公共医疗卫生安全韧性监测预警的分析框架。根据公共医疗卫生安全层级韧性的测度结果，从“监测—预警—调控—发展”四位一体的逻辑思路出发，提出了公共医疗卫生安全韧性监测和预警的新思路。关于监测和预警建设，国内外学者多关注于突发公共卫生事件对公共医疗卫生系统的冲击，少有在韧性视角下关注公共医疗卫生监测与预警机制建设。本书参考韧性视角下其他领域监测预警机制建设情况，在考虑抵抗力韧性、恢复力韧性和适应力韧性三个维度间的协调水平的同时，注重监测公共医疗卫生安全韧性的动态变化，构建公共医疗卫生安全层级韧性监测预警的分析框架，提供公共医疗卫生安全层级韧性的监测预警标准和范式，弥补了公共医疗卫生安全韧性领域监测和预警建设的空白，提出公共医疗卫生安全韧性建设的有效路径。

第一章　公共医疗卫生安全韧性是世界发展的基本要求

在经济全球化和世界百年未有之大变局的背景下，公共安全面临着很多突出的问题和矛盾。随着新冠肺炎疫情肆虐全球，病毒频繁出现变异，对人类的生命安全构成了严重的威胁，对世界的发展产生了严重的影响。受到新冠肺炎疫情的影响，国际社会越来越重视公共医疗卫生服务体系的建设，认识到加强公共医疗卫生安全韧性的重要性。

本章，首先介绍世界发展质量观的相关内容，从辩证的角度对发展质量进行分析，陈述世界发展质量观的发展历程；然后对公共医疗卫生安全韧性的概念形成及其发展历程进行介绍和分析；最后说明公共医疗卫生安全韧性在世界发展中的作用。

第一节　世界发展质量观

唯物辩证法认为，世界上的一切不管是自然界还是人类社会都是普遍联系、不断发展变化的。在社会领域，发展观反映了一定时期内，在发展过程中一个国家对发展的态度以及对如何发展的看法。发展具有客观性和普遍性，应用辩证发展的眼光来看待。发展观在第二次世界大战之后才逐渐形成，在不断探索发展问题的过程中，逐渐形成了不同的发展观。

下面，我们对发展的内涵和意义进行介绍，以辩证的视角对发展质量进行分析，分别介绍不同时期的发展观。

一、发展的内涵和意义

（一）发展的内涵

马克思主义哲学认为，发展体现出事物变化的向前、向上、进步，表现为由低到高、由简到繁、由无序到有序的上升运动，事物由一种质态转变为另一种质态，代表旧事物的消亡和新事物的诞生。在经济学中，狭义上的发展表示经济变化中向上、向好的运动，即经济增长；广义上，发展则可指一切社会活动从低级走向高级、从无序走向有序的上升运动，如产量增长、生态改善、经济结构优化。综上所述，发展的状态既包括了量变，又蕴含着质变，体现了量变与质变的统一。

量变反映出同一事物在规模、空间上的变化，不改变事物的本质。例如，短期内企业根据市场需求加大产量，企业仅是在现有最大产能内调整产量，并没有改变企业的生产能力；三峡工程中的人口迁移，人口从一个地方迁移到另一个地方，既不是凭空消失也不是凭空出现。质变反映出事物根本性质的变化，当发生质变时此物变他物。如经济增长方式的转变，由粗放型转向集约型，由高碳转向低碳，并非一味在原有基础上追求数量规模的变化，而是通过科学技术进步实现生产能力的提高。发展的哲学内涵和经济学内涵如图 1-1 所示。

（二）发展质量的社会意义

从哲学的角度来讲，发展是一种向上、向前的运动，表现为新事物不断产生和旧事物不断灭亡的过程。人类社会离不开人的发展，解决人类社会的一切问题主要是通过发展来实现的。

发展是社会财富增长的源泉。发展既要强调量的增加，同时也要重视质的提升。作为发展的一个重要角度，发展质量受到越来越多的关注。从经济学的角度来看，质量就是指一件产品的使用价值特性，这种特性可以满足实际生活的需要。

发展质量和经济增长之间有很大的区别。经济增长是经济规模在量上

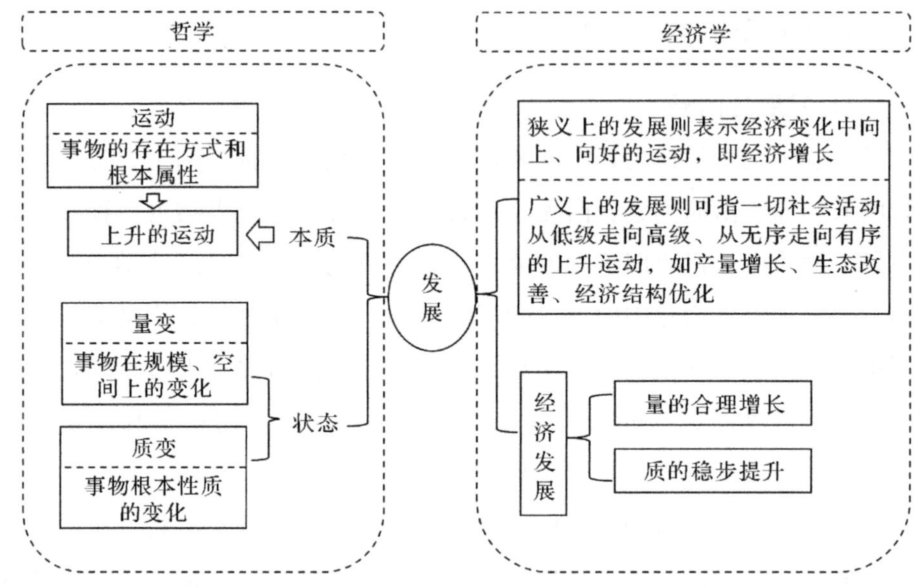

图 1-1 发展的哲学内涵和经济学内涵

的扩大，指一个国家或者地区内经济总量和人均的增加。而发展质量除了包含经济增长之外，还包含经济社会结构的优化和协调，经济增长可以说是发展质量的重要组成部分。发展质量会考虑到国民经济在稳定与协调、持续与健康等方面的优劣程度，而经济增长几乎不会考虑环境和社会等方面的因素。发展质量其实是一个比较复杂的问题，提升发展质量，对经济社会具有十分重要的意义。

实现发展质量的提升，促进经济实现高质量发展，是经济发展过程中必须要遵循的要求。一切经济活动的目的都是满足人们的需求。在经济社会发展的过程中，会呈现出各种各样的经济现象，这其中包含着客观的规律性，这种客观规律性可以决定着经济现象的发展变化。当社会发展到一定水平时，就要不断转变发展方式，提高生产率，增强竞争力和创造力，不断提高发展质量，促使经济向着高质量发展的目标迈进。

为了使经济社会保持健康的发展，就必须要实现发展质量的提升。发展质量可以反映经济增长的优劣程度，发展质量的内容具有丰富性和多维性，发展质量的提升，有利于促进经济的永续健康发展。经济的健康持续发展反过来又可以促进实现节约资源、保护环境的高质量发展。

实现发展质量的提升，有利于促进各地区之间平衡协调地发展。经济的快速发展过程中，区域发展不平衡的问题很突出。在提高发展质量的过程中，必须要解决区域之间存在的不平衡问题，这必然会促使政府提出政策措施来充分发挥各地区的优势，弥补劣势，努力实现区域之间的协调发展。

为了能够更好地满足人民群众不断增长的美好生活需要，就必须要实现发展质量的提升。美好生活需要不是单纯的物质要求，而是越来越多地表现为实现人的全面发展的要求。提高发展质量，可以调整供给结构，更好地满足人民群众的需求，实现供需平衡。我国经济的高质量发展，其根本目的和重要特点就是经济发展的包容性、共享性。

二、辩证视角下的发展质量分析

（一）发展质量、发展数量、发展速度、发展效益的含义和作用

在经济领域，发展质量反映出经济增长优劣程度，是对国民经济的总体发展状况及发展特性所做出的综合评价。可凭借技术进步和人力资本增加来提高发展要素生产率，不断优化经济结构，提高经济效益，增强竞争力，提升发展质量。通过发展质量可综合评价一个国家或者地区经济的发展情况，从社会生活活动的视角度量经济发展产生的变化情况。发展质量是一个多维度的概念，反映出一个地区或者是一个国家的经济社会结构的过程。

发展数量有三个方面的含义，第一，由于生产能力增长带来的人均产量和经济总量的增加。第二，发展不是短期增长和周期性扩张，而是持续不断地上升、进步。第三，发展是人口增长和结构变化的伴随物。

发展速度代表一段时间内某个动态指标的发展变化的相对数值，反映

社会经济发展状况，可以表示某个事物在对比时期内发展变化的程度和方向，可以此为依据对事物的发展变化规律进行研究。发展速度可以用现期水平和基期水平之比表示。发展速度过快，经济很容易出现波动；发展速度过慢，经济会比较平稳，但难以实现较大的增长。推动经济实现高质量发展，就要使发展速度趋于合理，使经济在很长一段时间内实现稳定的增长，但是发展速度并不是经济发展的最终目的。

发展效益体现了劳动成果与劳动消耗的对比关系，良好的发展效益指以尽可能少的消耗获得尽可能多的成果，或者是指用相同的消耗获得更多的成果。实现发展效益的提升，不但可以使人民对美好生活的需要得到满足，还可以不断增加资本的积累，促进国民经济以及社会的发展。发展效益的提升，意味着资源效益和投资效益的增加，可以缓解资金短缺、资源相对不足的问题，有助于提高经济发展的速度。发展质量、发展数量、发展速度、发展效益的含义以及作用如表 1-1 所示。

表 1-1　发展质量、发展数量、发展速度、发展效益的含义及作用

术语	含义	作用
发展质量	在经济、社会、环境等诸多方面综合反映发展的优劣程度，这种优劣程度可以从多方面去感知，关注的重点是发展的质态变化	是一个多维度的概念，对一个地区或国家经济社会发展过程的反映；度量经济发展带来的变化情况
发展数量	由生产能力变化带来的经济总量和人均的增加或减少；非短期和周期性变化的上升或下降；是人口变化和广泛结构变化的伴随物	可以看作总产出的变化，也可以看作人均产出的变化
发展速度	是一个反应社会经济发展状况的相对指标；表示某个事物在对比时期内发展变化的程度和方向；可以用现期水平和基期水平之比表示	适当的发展速度可以避免经济发展发生较大波动

续表

术语	含义	作用
发展效益	体现的是劳动成果与劳动消耗的对比关系；是一种单一的量化形式指标	发展效益提升，能够满足人民日益增长的美好生活需要；增加资本的积累，促进国民经济以及社会的发展；缓解资金短缺、资源相对不足的问题，并提高经济发展的速度

（二）发展质量与发展数量、发展速度、发展效益之间的区别

发展质量与发展数量、发展速度、发展效益之间的区别，可以从研究理论视角、外延以及指标设置三个角度来分析。具体区别如表 1-2 所示。

表 1-2 发展质量与发展数量、发展速度、发展效益之间的区别

术语	研究理论视角不同	外延不同	指标设置不同
发展质量	在经济、社会、环境等诸多方面综合反映发展的优劣程度，可以从多方面去感知，以发展的质态变化为关注重点	涉及经济、社会、环境等以及通货膨胀率、失业等若干经济特征	数量指标与质量指标
发展数量	由生产能力变化带来的经济总量和人均的增加或减少；非短期和周期性变化的上升或下降；是人口变化和广泛结构变化的伴随物	可以表示社会经济发展的量的变化，包括人口、资源等	只是量化指标
发展速度	反映社会经济发展状况的相对指标；表示某个事物在对比时期内发展变化的程度和方向	指标比较单一，仅表示发展变化的方向和程度	只有量化形式的指标
发展效益	强调投入和产出的差额，以数量之间的差额为关注重点	就经济论经济，指标比较单一	只有量化形式的指标

（三）发展质量与发展数量、发展速度、发展效益之间的联系

1. 发展质量与发展数量之间的联系

发展质量和发展数量是发展过程中两个密不可分的重要属性，是既对

立又统一的关系。发展质量可以通过发展数量得以体现。发展过程当中，如果没有数量的增加，那么发展质量就无从谈起。但是仅有数量的增加，而不考虑发展质量，那么数量再多也没有意义，还有可能造成资源的浪费。所以发展质量是以发展数量为前提的。只有在经济快速发展的前提下发展质量才会提高，发展质量提升了必然会有发展数量的增加，当发展数量有了一定的基础之后，才会有发展质量的飞跃。发展质量与发展数量之间的联系如图 1-2 所示。

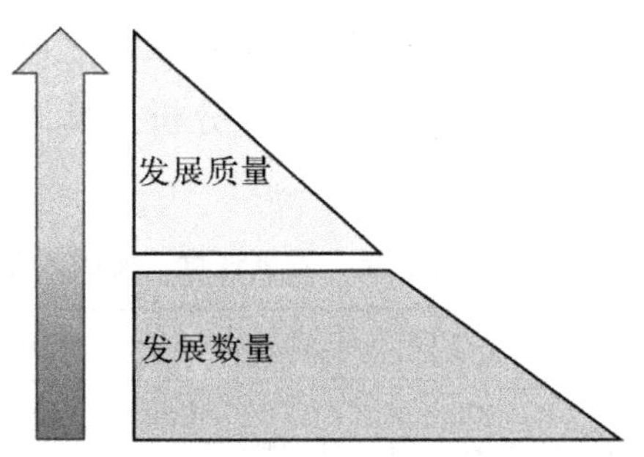

图 1-2　发展质量与发展数量之间的联系

2. 发展质量与发展速度之间的联系

在相同的发展速度下，发展质量可能会不同。在追求经济发展速度的同时也要注意发展质量，否则经济不会处于一种高水平的发展。发展速度并不是越快越好，在保证发展质量不降低的前提下的发展速度才是合适的。而且，合适的发展速度不会降低发展效率和社会需要的满足程度，社会经济也因此会保持在一种持续稳定的状态。

新发展理念下，发展质量放在首位并不意味着发展速度不重要，不可能出现不追求速度只追求质量的发展，只是在新的发展阶段，速度和质量相遇的时候，发展质量放在了首要位置，发展速度放在了次要位置。发展质量与发展速度之间的联系如图 1-3 所示。

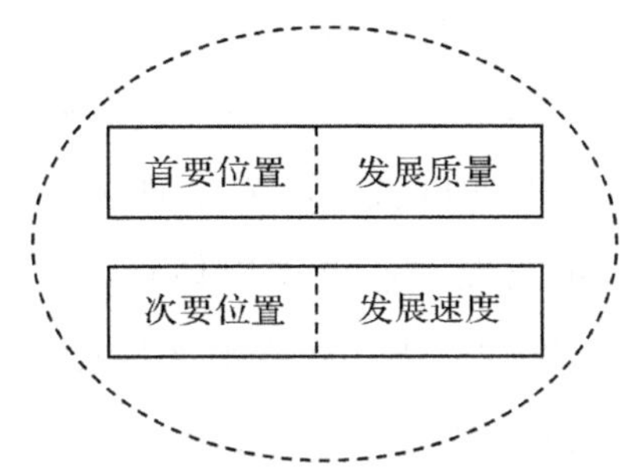

图 1-3　发展质量与发展速度之间的联系

3. 发展质量与发展效益之间的联系

发展质量和发展效益是相互影响、相互促进的，在注重发展效益的同时不能忽视发展质量问题。发展质量和发展效益之间的联系可以从两个角度来分析。第一，提升发展质量的前提是提升发展效益，发展效益的提升会促进发展质量的提高。第二，低效益水平上的高质量是没有意义的，只有在高效益水平才可以展现高发展质量的意义。世界发展观的目标是实现高效益水平上的高质量。发展质量与发展效益之间的联系如图 1-4 所示。

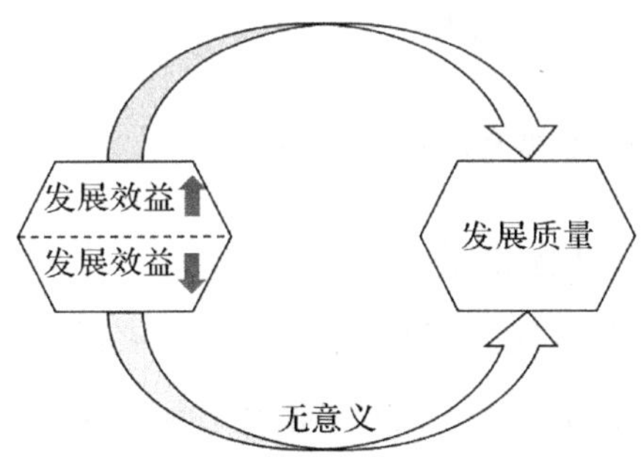

图 1-4　发展质量与发展效益之间的联系

（四）发展质量、发展数量、发展速度、发展效益的内在统一关系

经济发展的效益是指一个国家在发展过程中，在社会、文化发展和人民生活水平方面所得到的收益。如果经济发展具有高效益，那么发展的实际效益就能够通过发展成果转化过来。

发展效益与发展速度属辩证关系。第一，发展速度和发展效益是统一的。与客观事实相符的发展速度就意味着实现了良好的发展效益，良好的发展效益也可以通过一定的发展速度得以体现。第二，发展速度与发展效益存在一定矛盾。发展速度快，不一定能够实现良好的发展效益。发展速度快的原因可能是浪费了大量的资金、资源等，而发展效益并没有得到提升。因此，必须坚持在发展效益不断提高的基础上，尽可能地提高发展速度。

经济发展应该实现发展质量、发展数量、发展速度、发展效益的有机协调，不能为了实现经济的快速增长，以浪费资源、破坏环境为代价。在发展过程中，单纯依靠发展速度是很难保证经济稳定健康发展的，必须要在提升发展质量和发展效益基础上，找到合适的发展速度。即使发展速度很快，但是发展质量和数量没有提升，也很难获得很高的效益。所以，不仅要注重对经济、社会、自然的关系进行系统全面的思考，既考虑到当下的利益，同时也兼顾长远的利益，还要把发展数量与发展质量、发展速度与发展效益结合在一起，把局部利益和全局利益统一起来，做到协调全局，努力实现发展质量、发展数量、发展速度、发展效益的有机结合，促进经济稳定健康、更好更快发展。

三、世界发展质量观的发展历程

（一）世界发展质量观的提出

发展观包含发展的本质、发展的目的、发展的内涵以及发展的要求等内容，可以指导人们制定一系列的战略规划和政策措施。有什么样的发展观就会有什么样的发展方式。科学正确的发展观可以使人们制定出合理有效的规划和切实可行的政策，使经济社会朝着正确的方向发展。而不太正确的发展观不能让人们制定出合理有效的措施，会对经济社会的发展产生不利的影响。不同的发展观与社会发展之间的联系如图 1-5 所示。

发展观在第二次世界大战之后才逐渐形成。第二次世界大战以后，世界一直处于不断地发展变革之中，发达国家以及发展中国家的发展问题受到了广泛的关注。各个国家亟须解决两个问题，即什么是发展和怎样发展以使自身经济迅速得到恢复，实现经济的腾飞。在人类探索发展问题的过程中，逐渐形成了不同的发展观。

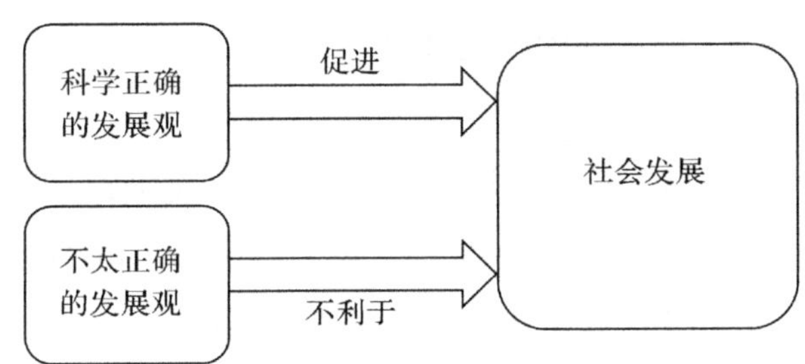

图 1-5　不同的发展观与社会发展之间的联系

（二）世界发展质量观的演变

发展一直是世界的主题，任何发展都是以发展观为指导，以制定相应的政策措施来实现的。发展观是不断丰富和完善的，不同的时期有不同的发展观。根据发展时期的不同，发展观的演变过程可分为三个阶段，分别为传统发展观、综合发展观以及可持续发展观。

1. 传统发展观

20 世纪 50 至 60 年代，传统发展观比较盛行。传统发展观不是一种理性的发展观。传统发展观的核心是实现经济增长，但是经济增长并不意味着消除贫困，也不能自动实现诸多社会目标，而且传统发展观也没有考虑到环境、资源等问题。在这种发展观下，人们为了实现经济增长的目标，会不顾一切地利用资源，这样不仅会造成资源的浪费，而且还对环境造成了污染。以破坏生态环境为代价换来的经济增长会产生“外部性”现象，以全局失衡换来局部的发展，是一种非均衡发展。

2. 综合发展观

20 世纪 70 年代，逐渐形成一种综合发展观。这种综合发展观与传统发展观不同，它以人的发展为核心，同时也注重经济和社会之间的协调发展，包括经济增长、科技进步、政治民主、文化发展、生态平衡等各方面的协调发展。综合发展观强调经济发展和社会发展是发展的两个方面，经济发展是社会发展的物质基础，社会发展是经济发展的重要保障。同时，综合发展观也认为发展应该是整体的、综合的。“以人为本的综合发展观”是人类对发展实践认识不断深化的体现。

3. 可持续发展观

可持续发展是 1980 年《世界自然资源保护大纲》中首次提出来的。可持续发展是“可持续性”与“持续发展”的结合。可持续性是指生态和社会系统可以正常持续运转，不会因为资源的枯竭被迫减缓运转甚至无法运转的能力。可持续发展观以人类整体利益为核心，强调要坚持人与自然和谐共生，不能为了实现发展权利而破坏生态环境。

此外，可持续发展观还要求当代人应该做到让自己和后代人有平等的机会发展和消费，强调以未来的发展来规范人们现在的行为。也就是说，发展对当下来说是现实的、合理的，同时又不会对将来的发展产生特别大的影响。因此，可持续发展对未来的发展也创造了条件。

不同时期的世界发展观如表 1-3 所示。

表 1-3　不同时期的世界发展观

时期	20 世纪 50 至 60 年代	20 世纪 70 年代	20 世纪 80 年代
发展观	传统发展观	综合发展观	可持续发展观
核心	经济增长	人的发展	人类整体利益
评价	以经济增长为核心的传统发展观并不能直接解决贫困问题，也不能自动实现诸多社会目标，还忽略了资源配置和生态环境问题；传统发展观并不是一种理性的发展观	以人的发展为核心的综合发展观，考虑了经济社会的各种协调问题，但是没有考虑到后代人的发展问题	可持续发展观是考虑了经济、环境、资源相互协调，同时也考虑了后代人的利益的发展观，强调以未来的发展来规范人们现在的行为

第二节　公共医疗卫生安全韧性的内涵

在经济全球化的大背景下，信息化、城镇化进程加快，复杂性和不确定性问题日益明显，公共安全面临着很多突出的问题和矛盾。这些问题和矛盾已经成为公共医疗卫生应急处理的重大挑战，加强公共医疗卫生安全韧性成为构建人类卫生健康共同体的重要前提。突如其来的新冠肺炎疫情不仅威胁着公众安全，还对世界的发展产生了巨大的影响，暴露了各国公共医疗卫生系统存在的问题。面对突发的公共卫生事件，提高公共医疗卫生安全韧性成为解决问题的重要一环。

下面，我们重点介绍公共医疗卫生安全韧性的概念形成以及发展历程，说明提高公共医疗卫生安全韧性服务供给的要求。

一、公共医疗卫生安全韧性的概念形成及其发展历程

随着经济全球化的不断发展，公共医疗卫生安全韧性这一概念受到了越来越多的关注，构建人类健康共同体需要不断增强公共医疗卫生安全韧性。与生态学、经济学等领域类似，在公共医疗卫生安全领域，公共医疗卫生安全韧性这一概念受到了越来越多的关注。但是，关于公共医疗卫生安全韧性并没有十分明确的定义，关于公共医疗卫生系统安全韧性的研究少见。

随着"非典"、高致病性禽流感、H1N1 大流感、埃博拉疫情以及新冠肺炎疫情的相继暴发，人们开始广泛关注公共医疗卫生系统的建设。面对突发的公共卫生事件时，如果医疗卫生系统没有充分的准备，会产生较高的发病率和死亡率，改变人们的生产生活方式，甚至还会导致医疗卫生服务系统的崩溃。所以，世界卫生组织号召世界上所有的国家"建设有韧性的卫生系统，以对未来的任何威胁做出主动反应"。

2015 年，《柳叶刀》提出了构建公共医疗卫生系统的全球卫生政策

研究新议题。2016 年，第四届全球卫生系统研究研讨会在加拿大召开，会议主题为“构建具有韧性和反应性的卫生系统”。2017 年，在德国柏林 G20 峰会首次卫生部长会议上，提出要构建具有韧性的、可持续发展的、面向未来的卫生系统，开启了关于卫生系统领域韧性研究的新时代。

Blanchet[①] 等认为，公共医疗卫生系统安全韧性反映出在面对突发公共卫生事件危机或冲击（包括传染病疫情、经济危机、自然灾害等）时，公共医疗卫生系统能够吸收、适应、保持系统原来的功能与结构并进行变革的能力。

Kruk[②] 认为，卫生系统韧性是卫生系统的主体、机构和人群在面对危机时，能够有效应对危机并不断学习适应，保持系统原有的核心功能的能力。Kruk 指出，危机意识、自我规划和监管、多样性、整合和适应性是一个具有韧性的卫生系统应该具有的特征，同时他还给出了 25 个相关评级指标。这些指标可以反映出公共医疗卫生系统的日常韧性特征，对指标的研究有助于提高公共医疗卫生系统安全韧性和降低系统在危机和冲击中被破坏的可能。

Barasa[③] 等在研究中指出，卫生系统韧性作为复杂适应系统的本质属性，包括吸收、适应以及改变的特征，关注的不仅仅是突然性的冲击，也包括日常活动中慢性压力的挑战。不仅强调关注系统硬件（包括人力资源、基础设施、信息系统等），还强调关注系统软要素（包括技术知识等）。这种韧性不仅指简单反弹回原来状态的能力，更多的是指一种创新

---

① Blanchet K and Nam S L and Ramalingam B, et al, “Governance and Capacity to Manage Resilience of Health Systems: Towards a New Conceptual Framework,” *International Journal of Health Policy and Management* 6, no. 8(2017): 431.

② Kruk Margaret E, “Building Resilient Health Systems: A Proposal for a Resilience Index,” *BMJ (Clinical Research ed.)* 357, no. 4(May. 2017): 2323.

③ Barasa Edwine W and Cloete Keith and Gilson Lucy, “From Bouncing Back, To Nurturing Emergence: Reframing the Concept of Resilience in Health Systems Strengthening,” *Health Policy and Planning* 32, no. 3(Sup. 2017): ⅲ91-ⅲ94.

的适应和改变。

Kieny 和 Dovlo① 提出：在面对突然发生的公共卫生事件时，如果一个公共医疗卫生系统具有较强的韧性，就可以吸收或者是减轻危机和冲击对系统的影响；同时，在维持原有的结构和功能情况下，能够继续提供正常的、及时有效的医疗卫生服务，保证社会其他部门能够正常运转。

张进②等提出了公立医院组织韧性的概念，认为医院在遇到影响医院系统安全的突发性事件（突发的公共卫生事件、声誉危机等）和医院系统潜在的事件（经营风险、经济风险、政策改变等）时，拥有的对这些突发事件或者潜在事件的适应、调整的能力以及识别机遇、处理变革结果的能力，即医院组织韧性。

二、公共医疗卫生安全韧性服务供给的要求

新冠肺炎疫情的突然暴发，让全球卫生领域越来越关注公共医疗卫生系统安全韧性的建设。为了有效地应对公共卫生危机，公共医疗卫生安全韧性建设至关重要。公共医疗卫生安全韧性反映出当遭遇到影响公共医疗卫生安全的干扰和威胁之后，能够迅速减弱、吸收该影响，能够保持公共医疗卫生系统原有的结构和功能，在保证基本医疗卫生服务的基础之上，迅速调整并恢复预期的状态，并从中吸取经验教训的能力。

公共医疗卫生安全韧性是一个多维度的概念，为了保证社会、计划和决策之间能够进行切实有效的交流，具有韧性的公共医疗卫生系统应该加快建设社会基础设施，不断增强系统的韧性。

第一，加强公共医疗卫生系统的领导力建设。作为建立公共医疗卫生系统安全韧性非常重要的基础，领导力包含明确一切利益相关者的角色和

---

① Marie Paule Kieny and Delanyo Dovlo, "Beyond Ebola: A New Agenda for Resilient Health Systems," *The Lancet* 385(2015): 91-92.

② 张进、陈宏、刘国栋、李晓梅、孙涛：《公立医院的组织韧性：一个概念框架》，《中国医院管理》2019 年第 9 期。

责任，制定相应的切实可行的政策，提供有效的监督等内容。此外，在建设领导力的过程中，也要注意公平问题。公平问题是在面对各种危机和冲击时很容易被忽略的（如不同的人获取到的医疗资源是不一样的）。

第二，不断提升公共医疗卫生系统的基本医疗服务能力。在进行公共医疗卫生系统建设时，非常重要的一点是面对危机时，系统要能够持续提供日常的基本医疗服务。在危机或者冲击发生时，拥有足够多的受过专业培训的医务工作者以及充足的药品和物资供应系统，才能够保证提供持续、正常的基本医疗服务。如果基本药物供应不足或者医务人员数量不足，那么公共医疗卫生系统就不可能具备充分的韧性。

第三，保证公共医疗卫生系统的人力资源数量及质量。在提高公共医疗卫生系统安全韧性时，不仅要保证医务工作者的数量，同时也应该保证其质量。这就要求加强对医务工作者进行继续培训和教育，培养他们判断新形势并及时采取相应措施的能力，使其适应能力不断提高，在物质资源缺少的情况下，依然能够为患者提供优质的服务。此外，公共医疗卫生系统安全韧性的建设还要求有不同级别的医务工作者的参加，如作为卫生人力资源基础的社区医务工作者的参加。社区医务工作者的加入可以迅速传播可靠、有用的信息，增强人民大众的应对能力和社会凝聚力，减少突发事件带来的不利影响。

第四，不断加强公共医疗卫生系统的信息技术建设。韧性强的公共医疗卫生系统具备强大的、易操作的信息系统。假如不能及时有效地获取到准确可靠的信息，公共医疗卫生系统则不能有效及时地监测、预防并采取合理可行的措施应对危机。因此，要合理利用互联网、人工智能、大数据等信息技术来建设公共医疗卫生系统，不断提高其韧性。

第五，进行多层面多学科的合作。公共医疗卫生系统是复杂的动态的系统，会受到多重因素的影响，如系统与环境以及系统与参与者之间的相互作用，这就需要多学科多层面的横向合作，以及居民、社区、城市和国家之间纵向的合作，建立有效合理的机制，使各个部门提高应对卫生安全冲击与威胁的能力，进而提高公共医疗卫生系统的韧性。此外，加强国际合作，进行充分的沟通交流也是十分重要的。

第三节　公共医疗卫生安全韧性在世界发展中的作用

随着经济社会的快速发展，人民生活水平不断提高，提高公共医疗卫生安全韧性则显得越来越重要。公共卫生事件的频繁发生，对人们的健康构成了严重的威胁，提高公共医疗卫生安全韧性不仅可以应对危机、冲击，满足人民对美好生活的需要，还可对世界的发展产生一定的影响。成功应对危机，可以将危机转化成机遇，促进世界的发展；如果应对不力，可能会产生一系列不利的影响。

我们从国民健康、社会和谐以及可持续发展三个角度分别阐述公共医疗卫生安全韧性的意义和影响。

一、公共医疗卫生服务供给是国民健康的“基本要求”

公共医疗卫生服务是国民健康的重要支撑，从公共医疗卫生安全教育、医疗卫生风险防控、疾病治疗、临床诊断到药物研发等一系列公共医疗卫生服务均是国民健康建设的必要支柱。以我国为例，公共医疗卫生服务的不断升级的过程同时也是我国国民健康体系不断优化的过程。具体来讲，我国公共医疗卫生服务的发展过程经历了以下阶段。

第一个阶段是公共医疗卫生服务起步与群众性卫生运动阶段。20 世纪前半叶的中国，处在战事频繁、国民健康难以保证的阶段，医疗设备严重不足、卫生环境恶劣、医药不足、传染病与重大医疗卫生事故层出不穷，最基本的医疗服务都难以保障。为了改善国民健康情况，共产党领导下的根据地政府做出了许多推进公共医疗卫生服务的工作。毛泽东同志在《论联合政府》中提到：“应当积极预防和医治人民的疾病，推广人民的医药卫生事业。”① 在土地革命时期，根据地的卫生环境极为恶劣，为了快速扑灭传染病，保障工农兵以及当地百姓的身体健康，1932 年，根据地政府特意召开相关会议对公共卫生事件展开讨论，之后便举行了重大的防疫卫生运动。② 由于当时的医疗条件极为简陋，相关的医疗卫生机构如医院、临时救护站等需要优先考虑战场伤员，在这样的条件下，需要动员人民群众积极参与到医疗卫生健康行动中。1933 年，红区中央内务部发布《卫生运动纲要》，向人民群众普及卫生知识，在相关场所提出通光、通风、去污、熟食、喝开水等要求，在重点区域开展疾病筛查。在革命根据地开展的一系列医疗卫生运动为我国的国民健康奠定了基础，形成了重要的卫生服务与健康发展的理念与思路。

第二个阶段是公共医疗卫生服务与健康事业福利化阶段。中华人民共和国成立后，我国的国民健康水平与世界其他国家相比差距较大，人均寿命低于世界最低水平线，有着极高的婴儿死亡率与孕产死亡率，医药资源极其匮乏。为了改善这一现状，中央提出了“在城市构建起以福利化为主要特征的政策体系，在农村建立以合作医疗制度为核心支撑的政策体系”③，开展了一系列的公共医疗卫生服务福利化供应，如爱国卫生运动、国家级全覆盖医疗保险制度、城乡合作医疗制度、赤脚医生培育制度以及多级卫生网络构建，这些不同层面的措施不断提升我国公共医疗卫生水平。到 1970 年，我国用世界 1%的卫生资源为世界 22%的人口提供医疗卫生服务，极大保障了我国国民健康。④

第三个阶段是公共医疗卫生服务与健康市场化阶段。1978 年改革开放

---

① 中央档案馆国家档案局：《红旗飘飘：中国共产党历史上的今天（1921—2001）》，江苏文艺出版社，2001，第 313 页。

② 黄华平：《党在不同时期领导的群众卫生运动》，《文史天地》2020 年第 7 期。

③ 丁忠毅、谭雅丹：《中国医疗卫生政策转型新趋势与政府的角色担当》，《晋阳学刊》2019 年第 5 期。

④ 姚力：《从卫生与健康事业发展看新中国 70 年的成就与经验》，《毛泽东邓小平理论研究》2019 年第 11 期。

以前，我国公共医疗卫生服务供给完全依靠财政推行，整体效率较为低下，在人们对医疗卫生的需求不断增加和医疗卫生体系相对封闭这二者的冲突之下，医疗资源出现了短缺的现象，福利化的医疗卫生体制慢慢地难以维系。为了提升国民健康水平，提升医疗资源的利用率，1985 年卫生部发布公共医疗卫生服务相关改革政策，拉开了国民健康市场化大幕。随着市场主体的不断参与，我国的卫生机构数量、病床数量、卫生人员数量都大幅增加，为我国卫生健康事业发展提供强有力的支撑。

第四个阶段是公共医疗卫生服务与健康中国战略阶段。随着卫生健康事业市场化的不断推进，缺少政府指导的医疗卫生体系出现了地区医疗卫生资源不平衡，人民看病难、看病贵的一系列问题。为了优化公共医疗卫生系统，不断保障国民健康，2009 年我国提出要深化医疗改革，将医疗卫生服务更多地回归公益化，更多地以国家宏观角度考虑整个国民的健康问题。2016 年，国家“十三五”规划中把“健康中国”战略作为国家战略加以实施。在《“健康中国 2030”规划纲要》中，有将近 50％的篇幅在谋划公共医疗服务体系的建设与优化，这足以说明公共医疗卫生服务对于我国国民卫生健康事业的重要性与不可或缺性。

从我国公共医疗卫生的发展历程可以看出，公共医疗卫生服务伴随着我国卫生健康事业不断发展，为我国卫生健康事业提供基本保障，不断推动我国卫生健康事业向着全方位、高层次、高水平、惠及全民的方向发展。

二、公共医疗卫生服务供给是社会和谐的“重要要求”

公共医疗卫生服务供给和人民的利益密切相关，不仅是构建和谐社会的重要内容，也是促进社会和谐的重要举措。历经几十年的变迁，我国的公共医疗卫生事业取得了举世瞩目的成果，人民的健康水平显著提高，死亡率明显降低；城乡医疗卫生服务供给体系基本建立起来；重大的传染病防治取得明显进展。但是，我国的公共医疗卫生服务供给还存在着不协调、不充分、不平衡的问题，这些问题对人民群众的切身利益以及社会的和谐发展产生了不利的影响。因此，必须齐心协力，动员各方，找到方法措施加以解决。

党的十六届六中全会指出，发展医疗卫生事业是构建社会主义和谐社会的重要内容。首先，公共医疗卫生服务供给与广大人民群众的利益密切相关。党的十六大提出，全面建成小康社会的任务之一就是要不断提高并加强全民族的健康素质，这就要“建立适应新形势要求的公共医疗卫生服务体系，改善农村的医疗卫生状况，提高城乡居民的医疗卫生水平”。发展要依靠人民，医疗卫生工作事关人民群众的生命安全和身体健康，是人民群众最关心的问题。医疗卫生工作做到位，就可以对人民的健康进行有效维护；相反，医疗卫生工作做得差，就会损害人民群众的切身利益。

其次，公共医疗卫生服务供给会影响到经济社会的发展。人才是国家发展的第一资源，国民健康素质是社会发展的重要条件，应该始终把人民群众的身体健康和生命安全放在首要的位置。随着经济发展水平的不断提升，人民对于安全和健康的期待与需求越来越高，这就要求必须采取强有力的措施提高人民健康水平。

最后，发展公共医疗卫生服务供给是构建和谐社会的重要内容。构建和谐社会的目标要求我们要建立健全民主法制，充分体现社会的公平正义，有效协调不同利益群体之间的关系，形成稳定有序的社会秩序，能够妥善有效地解决人民群众关心的问题。医疗卫生作为社会发展高度关注的问题，也是人民群众最关心的问题。解决不好医疗卫生服务问题，就会对社会的和谐稳定、公平正义、安定有序产生不利的影响。在我国，公共医疗卫生服务供给工作与构建和谐社会还有一些不相适应的地方。第一是资源配置问题。有关资料显示，我国的医疗资源有 80%集中在城市，而城市里又有 80%在大医院，这种资源配置的不均衡，产生了群众看病难的问题，危及人民的生命健康安全，不利于和谐社会的构建。第二是医疗服务质量问题。有些医护人员和医疗单位服务质量不高，导致医疗事故的发生，使人民群众产生了信任危机，影响医患之间的和谐关系。

三、公共医疗卫生服务供给是可持续发展的"内在要求"

可持续发展是人类发展的新思路，也是全球性的发展战略。经济健康发展的目标是使人类的物质文化等需要得到满足，使个人的发展得到保障，同时，也不能对生态环境等产生危害，不能使后代人的生存发展受到威胁。人口、资源和环境是可持续发展中的三个问题，而资源的合理利用、环境的建设保护对人口的健康状况、文化素质等有着直接的影响。所以，提高人民的身体素质、保证人民健康是促进经济社会可持续发展的内在要求和必要条件。如果一个民族或者国家没有健康的体魄，那么社会和经济是不可能持续健康发展的。

随着改革开放和社会主义市场经济体制的确立和发展，社会对公共医疗卫生事业的要求也越来越高。可持续发展一直是我国的发展战略，在2013年我国参加了世界卫生组织第八届全球健康促进大会之后，可持续发展与公共卫生领域的结合得到了推广。2013年，在中国卫生论坛上，倡导实施"将健康融入所有政策"。2016年，世界卫生组织召开的以"可持续发展中的健康促进"为主题的第九届全球健康促进大会，发布了《2030可持续发展中的健康促进上海宣言》。2017年，习近平总书记在全球卫生与健康大会上强调，要把改革创新作为动力，把基层作为重点，以预防为主、中西医并重，将健康融入所有政策。从可持续发展的角度来研究公共医疗卫生问题，可以使公共医疗卫生体系建设更加规范、科学、系统。

第一，可持续发展要求公共医疗卫生服务更加规范。公平性、持续性和共同性是可持续发展的基本原则。从公平性原则来看，我国的公共医疗卫生服务存在着资源分配不平衡的问题。例如，一些偏远贫穷的地区，医疗卫生资源匮乏，人民群众有病无法获得很好的医治。因此，在分配医疗卫生资源时，要不断地向贫困地区倾斜，优先分配给最需要的地区和人民，使所有人能够享有公共医疗卫生服务。另外，在公共医疗卫生资源分配和利用时，不能只看到当代人对于健康的需求，同时也要保证子孙后代获得健康的机会是平等的。公共医疗卫生资源的分配和使用是使公民获得健康的物质基础，健康是每个人都应享有的权利，获得健康的权利是平等的。从持续性原则来看，不仅要使资源的配置合理有效，而且也要使资源的使用经济适宜。同时，也要处理好短期利益和长期利益、全局利益和局部利益的关系，防止出现短期行为。对公共医疗卫生服务体系的投资应该满足投资少、社会效益高的要求，在满足人们和社会对健康的需要的基础之上，使社会的经济效益和社会效益达到最大化，使公共医疗卫生事业得到持续健康发展。从共同性原则来看，在进行公共医疗卫生服务决策时，要根据国情制定合理的政策，同时也要加强国际合作交流，促进医疗卫生事业的发展。

第二，可持续发展要求公共医疗卫生服务更加科学。促进经济发展的手段是发展科技，发展科技尤其是发展高新技术可以从根本上改变技术上的落后，优化产业结构，提高发展效益，推动经济实现稳定健康增长。在公共卫生领域，不仅要重视医学上的高新技术的开发和推广，而且也要满足人民健康发展的需要，处理好基础研究和应用研究的关系，不断促进医疗卫生科技成果转化，促进公共医疗卫生事业的可持续发展。

第三，可持续发展要求公共医疗卫生服务更加系统。公共医疗卫生服务只有在系统协调发展中，才可以实现可持续发展。公共医疗卫生服务的发展不仅指卫生事业和经济、人口、社会、环境的协调发展，也指内部各个部分的协调发展。协调是调节整个系统的一种手段，是以增强系统的总体功能为基础的，要从实际情况出发，确立一个切实可行的目标，优化系统的结构和功能，调整好系统中各要素之间的联系。对于我国的公共医疗卫生服务供给而言，首先就要协调好医疗卫生和社会经济发展之间的关系，确立医疗卫生这个系统和整个社会这个大系统之间最优联系的目标，并以这个目标为方向，不断调节系统内各要素之间的关系。这不仅需要医疗卫生部门的努力，也需要全社会各个部门的努力。

第二章　世界公共医疗卫生安全韧性的理论基础

本章从复杂适应系统理论、耗散结构理论以及社会生态韧性理论三方面探讨世界公共医疗卫生安全韧性。其中，复杂适应系统主要涵盖刺激-反应模型、资源交互回声模型以及受限生成涌现模型；耗散结构理论用于探究世界公共医疗卫生安全韧性与耗散结构的关联性；社会生态韧性理论将社会生态韧性运用到世界公共医疗卫生安全韧性中，解释公共医疗卫生安全韧性形成的重要过程。

第一节　复杂适应系统理论

复杂适应系统理论（complex adaptive system）由约翰·霍兰于1994在他的著作《隐秩序——适应性造就复杂性》[①] 中首次提出，经过不断补充与发展，复杂适应系统理论成为继一般系统论（由贝塔朗菲于20世纪40年代提出）、耗散结构与协同理论（由普里戈金与哈肯于20世纪60年代提出）之后第三代系统论。复杂适应系统理论在生命科学与物理等自然科学中有着广泛的应用，并已经应用到经济学[②]等领域，在人文社会学科的应用也日益增加。

---

① 约翰·霍兰：《隐秩序——适应性造就复杂性》，周晓牧、韩晖译，上海科技教育出版社，2000。

② Kirmanap,*Complexe Conomicsin Dividualand Collective Rationality*（NewYork：Routledge，2011）.

一、复杂适应系统理论的特征

复杂适应系统理论认为，一个系统中的所有主体会对外在的干扰做出自适应的反应，这些反应有着不同的主体特性，同时这些反应不是孤立发生的，各种主体之间的反应是相互影响并产生复杂作用的，进而影响系统的演化路径与结构。复杂适应系统生成复杂动态模式的主要根源为任何主体所做的努力就是要去适应别的适应性主体，系统宏观变动与个体微观行为都可以从主体行为中找到规律。主体是复杂适应系统的核心，围绕着这一核心，霍兰提出了七个复杂适应系统模型特性，其中聚集、非线性、流、多样性这四个模型特性与主体基本特性相关，标识、内部模型、积木与主体环境交流机制相关。七个模型特性的具体含义如图 2-1 所示。

这七个模型特性是复杂适应系统的核心标准。随着对复杂适应系统认识的不断加深，可逐渐归纳出复杂适应系统的主要特征。

复杂适应系统具有适应性主体特征。在复杂适应系统中，每个主体有着感知和效应能力，主体本身具有主动性与目的性，可以讲主体具有“活性”。适应性主体会与自身所处环境以及其他主体产生互动，调整自身以适应环境或者为适应环境与其他主体进行合作、竞争。当然，主体的每一次行动并不都能取得短期的或者长期的成功，错误的行动会导致自身走向消亡。适应性主体是系统复杂性的重要根源。

复杂适应系统具有协同演化特征。适应性主体可以利用每一次行动的正反馈加强本身的存在，为获得更多正反馈，更好地适应环境以维护自身利益，适应性主体自身从一种多样化形式向另一种多样化形式转变，这一过程叫作演化。演化并不是单独主体进行演化，适应性主体将与其他适应性主体协同演化，共同变化出可以适应环境以及相互适应的适应性主体，如同人类通过种植小麦来解决温饱，而小麦也通过人类的种植不断繁殖。这种协同演化通常会逼近无序与混沌。

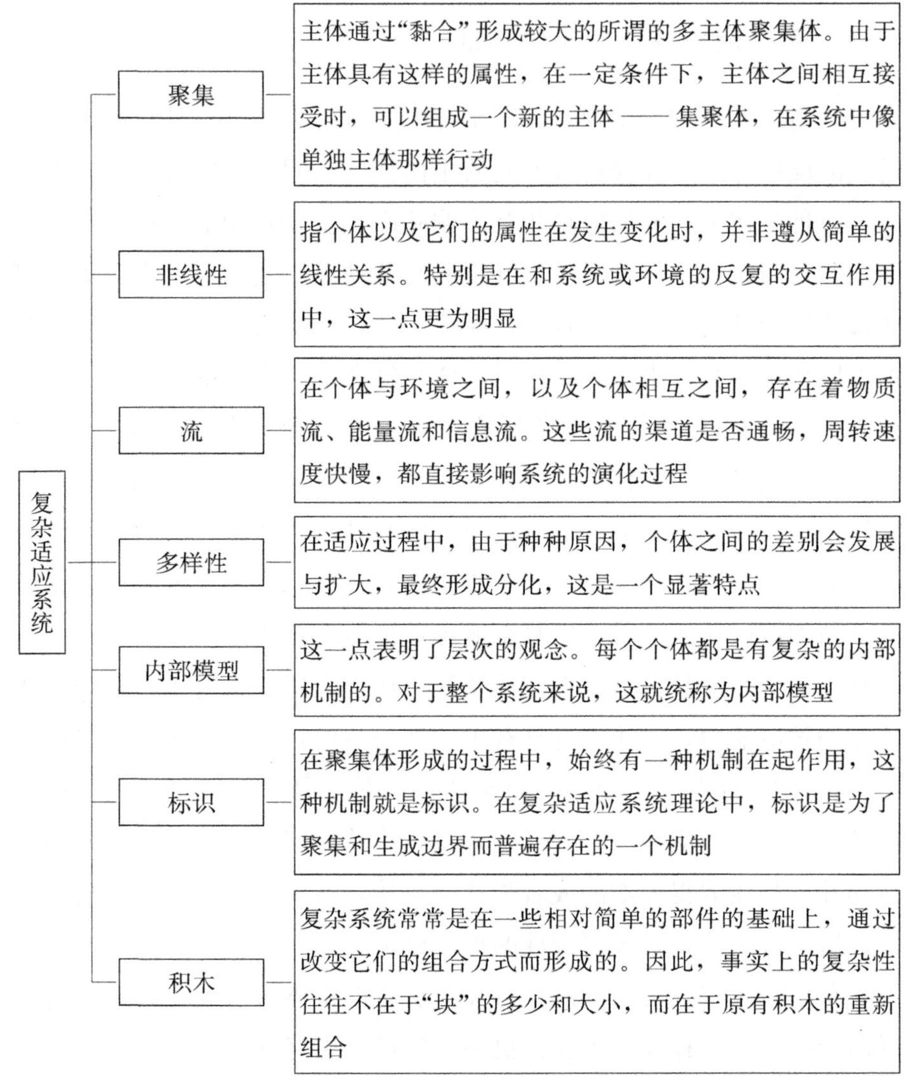

图 2-1　复杂适应系统理论七个模型特性

复杂适应系统具有逼近混沌边缘特性。复杂适应系统在适应性主体协同演化下会进入有序与无序相互融合的状态，这种状态的平衡点就是混沌边缘。在复杂适应系统中的所有要素永远处于一种运动状态，运动会产生系统动荡，但这种动荡并不会导致系统崩溃瓦解。处于系统中的适应性主体为了生存与延续会适当加强与其他竞争者的合作，通过其他主体不断调整自身行为，使得整个系统在协同演化下向着混沌边缘发展。值得注意的是，混沌边缘并不是介于有序与无序之间的中介区域，而是系统自我发展的特殊区域，在此区域中，系统将产生涌现现象。①

复杂适应系统具有涌现现象。复杂行为的起点通常是从简单的元素与规制中涌现出来的，如股票市场的核心理念就是高抛低吸，这是人们对于某一股票是否值得购买的简单判断，在此基础上形成了最难预测的股票市场这一涌现结构。在复杂适应系统中，涌现现象产生的核心是适应性主体在一种或者多种简单的、互不相关的规则下做出的一系列行为，这些行为某些具有一定的因果关联，但大部分行为之间是非线性的相互作用。在这种非线性的作用下，系统整体的行为趋势要比部分行为趋势的总和更加复杂。系统中的简单规则不会发生改变，但规则所支配的主体会产生新的变化，产生新的结构与模式，这种结构与模式有着动态与层次性，因此简单的涌现可以生成更高层次的涌现。涌现现象体现着复杂适应系统的宏观动态性。

二、复杂适应系统的经典模型

在复杂适应系统理论的应用过程中，产生了许多经典模型，其中刺激-反应模型、涌现模型与回声模型使用最为广泛。图 2-2 简单介绍了复杂适应系统经典模型。

---

① Ruth A Anderson, "Case Study Research: The View From Complexity Science," *Qualitative Health Research* 15, no. 5(2005): 669-685.

复杂适应系统经典模型

涌现模型

系统各主体为应对外部环境改变，主动收集反馈信息，并对自身知识结构进行调整，同时，各主体间发生复杂的非线性交互作用，进一步推动系统产生实质性发展，形成更高层次的结构、行为和功能。

刺激-反应模型

表达系统中各主体最基本的行为模式。刺激-反应模型包含多个主体，其执行系统由一个探测器、一个效应器和一组IF/THEN规则三部分组成。刺激-反应模型基本工作原理：探测器接收外部环境刺激，接收到的刺激转换为主体可识别的信息流；信息流通过IF/THEN规则进行逐条匹配处理，匹配处理后形成信号传递给效应器；效应器接收到信号后做出反应，从而使主体的基本行为模式发生改变并最终作用于环境。这一过程是一个循环的链式反应过程，以使得创新系统循环往复。

回声模型

属于复杂适应系统中的宏观模型，由分布在二维空间位置上的各种主体、资源以及一系列不同类型的主体间或者主体与环境间的交互作用集合而成，是在宏观层面上表达系统的整体行为模型。主体由进攻标识、防御标识和资源库三部分组成。霍兰在基本回声模型的基础上增加了匹配能力、匹配速度和匹配时间等因素以及选择性交换条件、条件复制机制、资源变换机制、交叉复制机制和学习创造能力等机制。

图 2-2 复杂适应系统经典模型

第二节　耗散结构理论

耗散结构理论由比利时科学家伊里亚·普里戈金在1987年提出，根据耗散结构理论，一个远离了平衡态非线性的开发系统（可以是自然系统，也可以是社会系统）中，系统内部与外部不断地交换物质与能量，当系统内部某个或者某些元素达到一个变化阈值时，经由涨落系统引发突变，此时混沌无序的状态可以在空间、时间或者功能上转化为有序的状态[①]，最终形成的宏观有序结构依赖于开放系统与外界物质以及能量的交换，所以称这种结构为耗散结构。

一、耗散结构理论的特征

耗散结构理论认为，宏观系统可以分为孤立系统、封闭系统以及开放系统三种类型。图2-3显示了孤立系统、封闭系统和开放系统与外界的物质、能量交换情况。其中，图a为孤立系统，该系统与外界既无能量交换，也无物质交换；图b为封闭系统，该系统与外界存在能量交换，但不存在物质交换；图c为开放系统，该系统与外界存在物质与能量两方面的交换。根据耗散结构理论，孤立系统缺乏内外交流，系统将向“平衡无序”的状态发展；封闭系统在温度条件充分满足的情况下，可能会形成“稳定有序的平衡结构”；开放系统在远离平衡态且存在外界交流的情况下，可以形成“稳定有序的耗散结构”。生物机体、人类社会组织等均属于开放系统，形成耗散结构的概率较高。

---

① 无序与有序：假设正方形盒子内孤立系统处于平衡态，分子处于无规则的热运动状态，杂乱的运动被称为“无序”，盒子内分子均匀分布在盒子中的各个部分，具有强烈的对称性；而当盒子进入新的物质后，系统开始处于非平衡态，分子自发形成宏观自由扩散运动，分子总体的运动状态要比之前的运动“有序”。

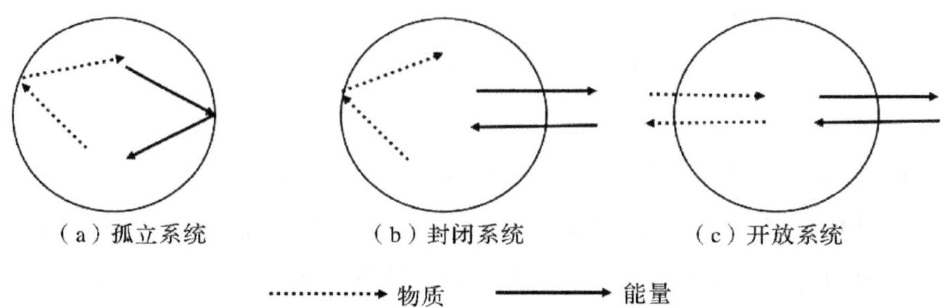

图 2-3 孤立系统、封闭系统和开放系统与外界的物质、能量交换情况

二、耗散结构形成条件

耗散结构论证了系统在必要条件下可以从无序转换为有序状态，要形成耗散结构需要满足以下四个条件：

耗散结构需要系统远离平衡态。平衡态反映了系统所内含的宏观物理性质均匀，不存在逆向过程，系统内部能量等同于系统从外界获取的热量扣除系统的对外做功，系统向着熵①增的方向发展。而远离平衡态指的是系统处于极不平衡状态，它有别于近平衡态，是一种极端异质态。在远离平衡态情况下，系统具有动态性与流动性，自身的熵增加，外界的负熵流入交换，系统不断运动，构成了有序的耗散结构。

耗散结构必须为开放系统。在孤立系统中，随着时间的推移，系统内部的熵会不断增大，系统将趋于无序，因此孤立系统不会出现耗散结构。在开放系统中，系统内部与外界不断进行物质与能量交流，外界为系统注入新的负熵流，抵消系统内部的部分熵增，从而使系统可以达到相对有序的状态。

---

① 熵：与信息、能量、物质等相关。系统从一种状态变到更有序的另一种状态时所需要的信息，即负熵。在孤立系统中，系统总体不变，系统自身能量在有限的范围内无序运动，能量不断被消耗，能量逐渐减少，熵值越来越大（熵增）；而在开放系统中，系统外部的负熵不断流入系统内部，系统内部能量逐渐增多，能量能够有序运行，熵值越来越小（熵减）。

涨落机制构成耗散结构变化的基础。涨落是系统从无序走向有序的重要机制，在涨落机制的影响下，系统将偏离传统既定的轨道，在临界点的巨大涨落下从不稳定、无序的状态跃变为有序状态。涨落可以理解为足够量变情况下的质变，这要求系统能量要积累到一定的程度。在这样的基础上系统形成新的结构状态，即耗散结构。

耗散结构主体存在非线性相互作用。耗散结构理论是对复杂系统的反映，在复杂系统中线性的互动关系难以解释系统的复杂性，系统要素之间也并不是简单的线性关系。在复杂系统内部，时空是不均匀的，内部要素也是非对称的，因此要素之间存在非线性运行机制。在远离平衡态的开放系统中，非线性的相互作用机制可以促使要素之间产生支配、从属、控制、催化等多种关系，同时产生相干效应与临界效应，在涨落机制的影响下形成有效态。值得注意的是，在非线性相互作用下，系统内要素之和并不等同于系统整体，不能从部分要素去推断系统整体。

第三节　社会生态韧性理论

韧性一词最早在生态学领域提出，反映了事物在受到干预后恢复或者回弹到原来状态的能力，体现了事物的延展性与柔韧性。[①] 1973 年，佛罗里达大学 Holling 教授在其著作《生态系统的韧性和稳定性》中引入了生态系统韧性理论，该理论强调了自然生态因外界变化（自然变化或人为变化）引起自身变化。[②] 1996 年，Holling 在他的《工程韧性与生态韧性》[③]一书中对工程韧性与生态韧性进行了区别。二者的不同在于对稳定性与平

① Janyce G Dyer and Teena Minton McGuinness, "Resilience: Analysis of the Concept," *Archives of Psychiatric Nursing* 10, no. 5(1996): 276-282.

② Holling C S, "Resilience and Stability of Ecological Systems," *Annual Review of Ecology and Systematics* 4, no. 1(1973): 1-23.

③ Holling C S, "Engineering Resilience Versus Ecological Resilience," *Engineering Within Ecological Constraints*, (1996): 31-44.

衡性定义的不同，工程韧性关注终极平衡状态，它的衡量标准是系统恢复到平衡态的速度；生态韧性更加关注系统的进化与变动，用系统突破旧有形态前所能承受的扰动量级计算。2002 年，Holling 在《扰沌：理解人类和自然系统中的转变》[①] 一书中首次将生态系统韧性理论运用于人类社会中，他将社会生态韧性定义为社会系统对外部变化的坚持、适应和转化的能力，更加强调动态性、非均衡性以及多方向交流。总的来说，韧性理论经历了工程韧性、生态韧性到社会生态韧性的发展，其内涵也从单一平衡、多重平衡发展到了动态非均衡的复杂适应循环阶段。工程韧性、生态韧性与社会生态韧性具体区别如表 2-1 所示。[②]

表 2-1 工程韧性、生态韧性与社会生态韧性区别

角度	工程韧性	生态韧性	社会生态韧性
应用领域	工程学、心理学和灾害学	生态学、自然资源学	可持续科学、社会学和规划学
机制特征	扰动后反弹复原的能力，是一种恢复力，关注效率和稳定性	系统在进入新状态前所能吸收的扰动的量级，是一种适应力或缓冲力	系统对内、外部变化的坚持、适应和转化的能力，强调学习和协作
均衡态	静态，单一均衡状态	动态，多重均衡状态	动态，非均衡态，跨尺度交互

一、社会生态韧性理论的适应性循环模型

社会生态韧性是社会生态系统的动态属性。社会生态系统涵盖了大量的自然、社会、经济等信息，以及各种系统内主体及信息的相互关联耦合关系，注重人与环境之间的相互作用。社会生态韧性探究了人类社会和自

① Holling C S and Gunder S L and Peter S G, *Panarchy: Understanding Transformations in Human and Natural Systems* (Washington D C: Island Press, 2002).

② 李彤玥：《韧性城市研究新进展》，《国际城市规划》2017 年第 5 期。

然环境相互影响下社会生态系统的发展与动态平衡的延续过程[①]，简单来讲就是社会生态系统在变化中持续发展的能力。[②] 适应性循环（Adaptive-Cycle，简称为AC）是社会生态韧性理论的经典模型，通常包括四个阶段，分别是开发阶段、保存阶段、释放阶段与重组阶段。[③] AC模型四个阶段理论关系如图2-4所示。

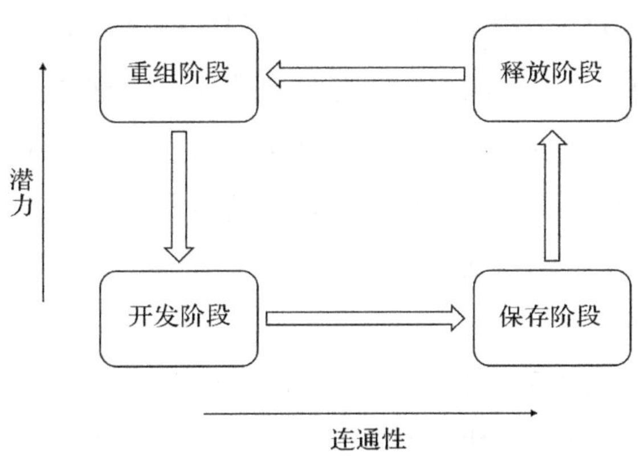

图2-4　AC模型四个阶段理论关系

在AC模型的开发阶段，系统不断吸纳新的要素，促使要素之间建立相关联系。通过元素及其联系，系统不断增长，此时元素不断加入，新的联系不断建立，系统呈现出高韧性状态。但随着元素吸纳量的减少，元素联系趋于固定，系统韧性将逐渐降低。

---

① 周利敏：《从社会脆弱性到社会生态韧性：灾害社会科学研究的范式转型》，《思想战线》2015年第6期。

② Chelleri L, "From the Resilient City to Urban Resilience: A Review Essay on Understanding and Integrating the Resilience Perspective for Urban Systems," *Documents d'Anàlisi Geogràfica* 58, no. 2 (2012): 287.

③ Gunderson L H and Holling C S, *Panarchy: Understanding Transformations in Human and Natural Systems* (Washington D C: Island Press, 2002).

在 AC 模型的保存阶段，系统内元素的联系不断加强，系统的变动幅度降低，形成较为稳定的平衡态，系统增长潜力同样转为下降，此时系统韧性较低。

在 AC 模型的释放阶段，随着系统内部元素的吸入量降低，系统内部元素联系的方式趋于固化，系统呈现出了僵化态势，此时需要打破部分固有的联系从而获得更多的元素增长，打破旧有的联系同样将带来系统潜力的逐步增长。在这一阶段系统韧性较低，但韧性呈现增长态势。

在 AC 模型的重组阶段，一般有两种情况。一种情况是，系统具有较强的韧性，可以通过创造新的重构机会来维持发展，系统将重新进入开放阶段，进行新的循环。另一种情况是，在此阶段系统缺乏必要的能力，没有足够的韧性来支持创造新的机会维持自身发展，从而脱离循环，系统走向崩溃。

社会生态理论的适应性循环模型包括前向循环和后向循环两个过程。其中，前向循环包括元素快速增长的开发和保存阶段，后向循环包括变动幅度较大的释放和重组阶段。在适应性循环中，后向循环是最重要的环节，临界点的突破通常发生在后向循环中；后向循环促使产生新的元素联系，意味着新适应性循环的开始，这表明新的变化与突破并不是随机过程而是依据循环系统反复出现的。这一点是社会生态韧性理念的核心，也是理解社会生态系统的关键。①

二、社会生态韧性理论的扰沌模型

根据社会生态韧性理论可知，适应性循环可能是旧有循环的重复，也有可能在循环中创造出新的特性，开始新的循环，在系统内部形成不同等级的循环，这些不同等级的循环体系在反抗和记忆的作用下相互依赖，形

① Rees W E, *Thinking "Resilience"*, in *The Post Carbon Reader: Managing the 21st Century's Sustainability Crise*, by Heinberg R and Lerch D(California: Watershed Media in Collaboration with Post Carbon Institute, 2010).

成扰沌现象。扰沌模型体现了跨尺度的联系，一方面它表明适应性循环的各阶段并不是连续的，可能会有跳跃性的突变发展。另一方面它表明系统内不是单一的循环，系统表现为一系列的嵌套式的自适应循环，可以在不同范围、不同时间以不同速度进行运作。[①] 在不同等级尺度上的系统，同一循环阶段的表现也不尽相同。

在图 2-5 的扰沌模型中，某一尺度循环处于释放阶段，其崩溃有较大的可能传导到上一级尺度更大的、变化更加缓慢的适应性循环中，特别是当上一级的循环处于韧性较低的保存阶段时，这一作用过程被称为“反抗”；当某一尺度循环位于重组阶段时，其重构的机会将会受到上一级循环中保存阶段的影响，这种影响类似上级适应性循环为其他级传递“经验”，这一作用过程被称为“记忆”。

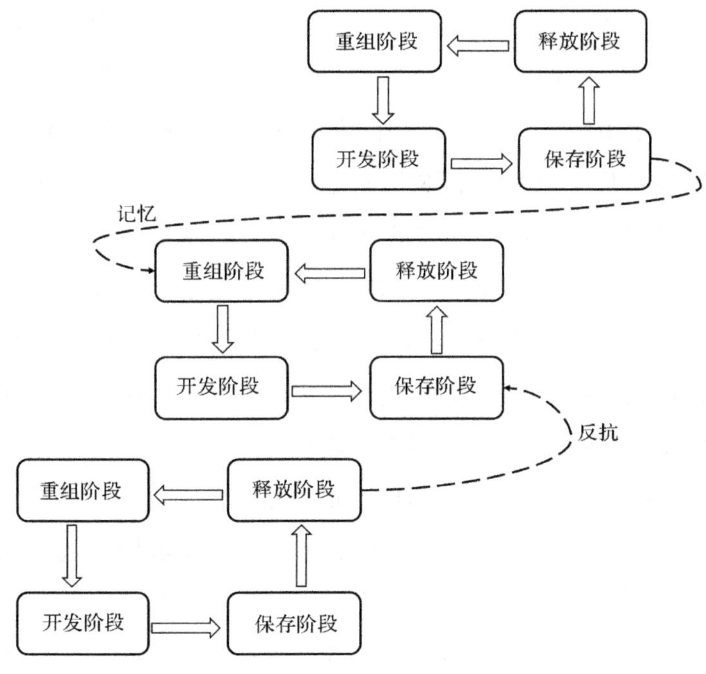

图 2-5　扰沌模型（多尺度嵌套适应性循环模型）

① Berry B J, "Cities as Systems within Systems of Cities," *Papers in Regional Science* 13, no. 1 (1964): 147-163.

第四节　世界公共医疗卫生安全韧性的机理分析

在对复杂适应系统理论和耗散结构理论分析的基础上，我们再从社会生态韧性理论对世界公共医疗卫生安全韧性进行理论分析，从影响机制、关联性以及相互作用等方面，探讨世界公共医疗卫生安全韧性。

一、基于复杂适应系统理论的世界公共医疗卫生安全韧性

（一）世界公共医疗卫生系统复杂适应性特征

世界公共医疗卫生主体存在聚集性特征。世界公共医疗卫生主体包括各国医疗机构，如医院、卫生站、防疫中心、医药制造公司；各国的医疗卫生政府部门，如我国的卫健委、国家医疗保障局等政府部门；各国的医疗社会组织，如公益性卫生组织等。同时，还包括国际政府间医疗卫生组织，如世界卫生组织，以及非政府行为体的跨国组织。随着信息技术的不断发展，这些公共医疗卫生主体之间的互动不断增强。在新冠肺炎疫情冲击下，医疗机构相互配合进行病患救治，如医药制造公司积极生产防疫物品；国际医疗卫生组织进行世界范围内的医疗援助；国际主体之间进行频繁的医疗互助。在疫情冲击下，我国政府、医疗机构、社会组织共同建立方舱医院、核酸检测点等多种新的医疗卫生集聚体，这充分体现了世界公共医疗卫生系统具备复杂适应系统的聚集性特征。

世界公共医疗卫生系统各主体之间存在非线性关系。世界公共医疗卫生系统并不是简单的线性关系发展而来，许多医疗机构与政府部门、社会组织等存在十分密切的关系。在应对不同的医疗突发情况时，各主体的反应也具有异质性。新冠肺炎疫情暴发后，一些国家执行了严苛的防疫政策，遏制了疫情的大规模传播；而一些国家的防疫政策相对宽松，防疫力度相对较弱，使疫情扩散幅度不断加大。同时，伴随着国际人流、物流的不断扩张，防御力度不够的国家由于外来输入感染者造成国内大规模的感

染。因此，在世界公共医疗卫生系统中存在着大量的不确定性，系统的发展受到各国经济、政治以及国际关系的影响，系统具备非线性特征。

世界公共医疗卫生系统各主体之间存在要素流。世界公共医疗卫生系统各主体并不是完全孤立、相互竞争的状态，相反，体系内存在着大量的“流”。以新冠肺炎疫情暴发为例，国家发布相关政策以强制手段遏制疫情传播、调节医疗资源，这是主体间的“政策流”；为精准防控、识别病毒、研判医疗风险，各地方专家汇集疫情高发区，进行专业治疗，这是“人才流”；划拨相关防疫资金，各地方人民群众捐款汇集到疫区，这是“资金流”；通过对疫情的有效控制，我国有了丰富的疫情辨别、风险管控的相关经验，我国将防疫经验分享给世界各国，这便是“信息流”。保障这些“流”的渠道畅通和快速周转可以有效促进世界公共医疗卫生安全。

世界公共医疗卫生系统具有多样性。首先是需求的多样性。医疗机构的需求有治疗病患、解决医疗难题等，医疗政府部门有防范重大卫生风险的需求，国际医疗组织有协调各国医疗资源的需求。其次是主体的多样性。世界公共医疗卫生主体包括了政府部门、医疗机构、非政府组织、国际组织以及企业等主体，这些适应性主体是世界公共医疗卫生系统复杂性的核心。因此，世界公共医疗卫生系统具有多样性。

世界公共医疗卫生系统具有主体标志。主体标志是主体发挥识别、指引作用的机制，这一机制能够促进世界公共医疗卫生系统的要素流动。首先是政策标志。政府部门会出台相关医疗卫生政策以引导医疗卫生系统健康发展，避免出现重大卫生事件。其次是知识标志。这是指世界公共医疗卫生系统具备的科学技术知识特征，如医疗机构与高校合作展开相关医疗研究，加强物联网、大数据等高新技术产品在医疗体系的应用，等等。再次是平台标志。世界公共医疗卫生系统具有各种研发性平台，各地区为推动医疗体系的数字化与信息化进行创新性平台的建设，为医疗卫生服务提供必要的支撑。最后是技术标志。在医疗卫生系统中有着大量的专业性技术作为支撑，如医疗影像技术、病灶识别技术等。

世界公共医疗卫生系统具有积木性。世界公共医疗卫生系统可以依据积木属性进行层次划分，可以分成不同的子层次，这些子层次可以同其他层次进行相关互动。世界公共医疗卫生系统可以划分为健康卫生教育、医疗应急、医疗治疗、医疗研发、医疗成果共享、医疗风险防范与控制等不同的子层次。

世界公共医疗卫生系统具有内部模型。世界公共医疗卫生系统各主体均存在着细致的内部结构，主体内部面对不同复杂情况，通过改变自身行为以适应环境。如图 2-6 公共医疗卫生系统运行内部模型所示，国家政府主管部门的政策引导与医药财政资金支撑，为不同的医疗服务提供机构进行资助与引导；同时，私人资金进入公立医院、非营利性医疗机构与营利性医疗机构进行医疗服务的竞争，为消费者（医疗服务使用者）提供医疗卫生服务；社会监督组织（行业协会、消费者保护协会等）对医疗服务进行外部的监督，同时医疗机构内部存在着内部监管，对提供的医疗服务进行双重监督。当然，这其中存在着大量的从下到上的信息反馈，政府主管部门依据下属行政部门、医疗机构以及社会组织等反馈的信息进行新的政策部署；同时，其他主体也进行相应的适应性调整，共同维持公共医疗卫生系统的正常运作。

综上所述，世界公共医疗卫生系统存在着严密的联系，医疗机构、政府部门、社区卫生服务组织、高校、企业、国际医疗组织等适应性主体组成复杂的医疗卫生运行体系，表现出了强烈的主体聚集性；系统内部的人才、资金以及信息的不断流动成为各适应性主体相互作用的重要载体；主体之间的互动形成了多样性的需求与主体集聚体；主体之间存在着非线性的紧密联系，各主体对突发事件的应对也存在着差异；对公共医疗卫生系统进行层次划分，封装入不同的“积木块”，使得各层次的子系统可以产生不同层级的互动；内部模型为公共医疗卫生系统各主体提供相互联系与作用行为规范。这些特征均表明世界公共医疗卫生系统符合复杂适应系统模型的四大主体特征与三大机制特征。

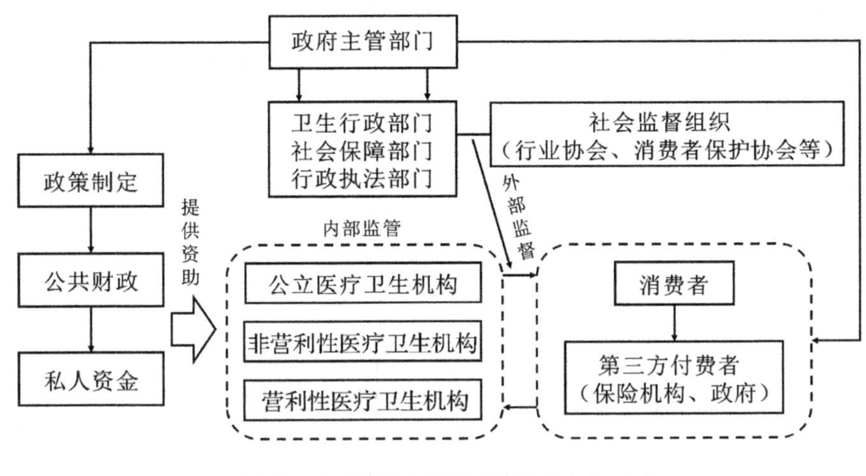

图 2-6　公共医疗卫生系统运行内部模型

（二）世界公共医疗卫生系统的刺激-反应机制

复杂适应系统理论中刺激-反应模型由探测器、规则集以及效应器三部分组成，探测器一般表示系统内各主体从外部获取信息的能力；规则集为各主体的行为做出规范；效应器表示在规则集的制约下，系统各主体的行为结果。世界公共医疗卫生系统的刺激-反应机制如图 2-7 所示。

当重大外部冲击发生后，如新冠肺炎疫情对医疗卫生系统产生冲击后，医疗卫生系统内各主体通过对事件地点、对象、时间、扩散程度、已有资源、现行措施以及行为反馈进行判断，做出适应性行为。具体来讲，对事件地点的探测有利于地区的防控布局，可迅速收集事发地及其周围的相关信息，为下一步决策提供必要信息；对事件对象的探测有利于进一步分析对象特征，提出更有针对性的方案；对事件时间的探测有利于更好地划分事件的发展阶段，预测事件的发展程度，注重公共医疗卫生系统对突发事件反应的时效性；探测事件的扩散程度有利于判断事件的发展方向，提供更加有效的医疗卫生服务；探测事件发生时发生地的已有资源有利于资源的快速调配，可使资源与需求达到更高程度的匹配，提升资源的利用效率；探测事件发生后的现行措施有利于判断现行措施的可行性、科学性以及有效性，为后续的行动提供更加全面的参考；探测事件经医疗卫生系统处理后的行为反馈有利于收集行为信息，为后续行动提供相关经验，完善相关行动的机制。

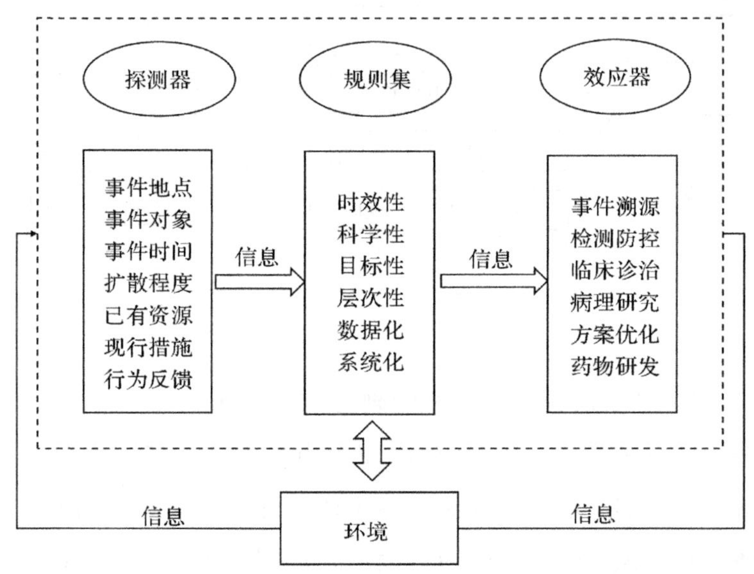

图 2-7　世界公共医疗卫生系统的刺激-反应机制

探测器将相关信息传递给规则集，公共医疗卫生系统各主体将会按照规则集的相关规则进行反应。在外部事件发生后，公共医疗卫生系统将按照时效性原则、科学性原则、目标性原则、层次性原则、数据化原则和系统化原则进行适应性处理，以保持系统平稳运行。

公共医疗卫生系统在经过规则集的约束后，由效应器进行输出，公共医疗卫生系统的效应行为通常包括事件溯源、检测防控、临床诊治、病理研究、方案优化、药物研发等，这些效应行为通过特定的匹配条件激活并触发，对外部环境产生相应的影响。在应对新冠肺炎疫情时，公共医疗卫生系统各主体共同协作查明病毒特性、传播途径、危险程度等，通过临床诊治不断积累经验，研究出最优卫生教育、防控、风险处理、病患救治的方案，最后研发了相关疫苗并积极研制特效药。以上反应均是公共医疗卫生系统的相关效应器行为，该效应器对之后的重大公共卫生风险提供更多的理论与实践支撑。

（三）世界公共医疗卫生系统的资源交互机制

世界公共医疗卫生系统内的各主体之间以及主体与外部环境之间存在着多渠道、多阶段的资源交互，这些互动的运作保证了公共医疗卫生体系的平稳运行。本节将采用复杂适应系统理论中的回声模型来探究公共医疗卫生系统的资源交互机制。图 2-8 是世界公共医疗卫生系统资源交互机制示意图。

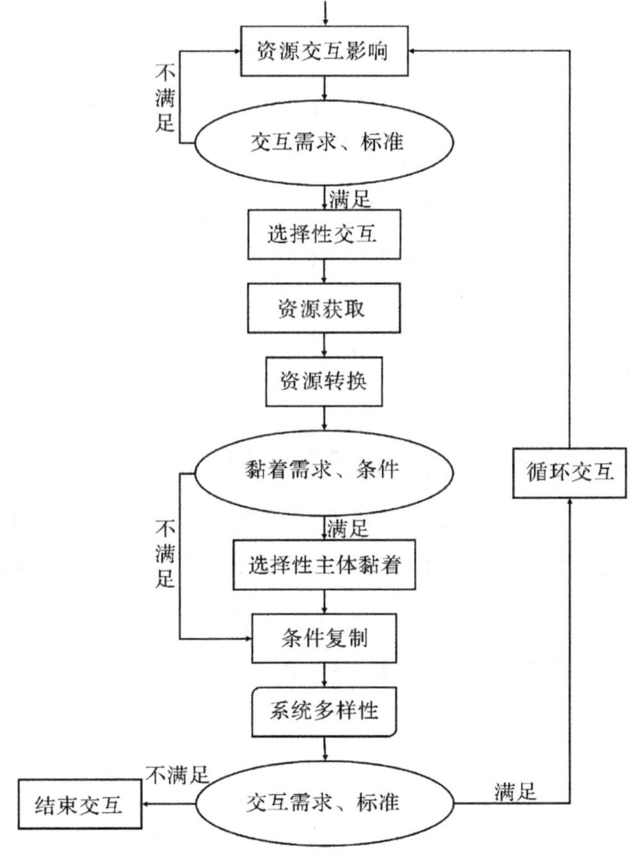

图 2-8 世界公共医疗卫生系统资源交互机制

第一是选择性交互。公共医疗卫生系统内各主体按照医疗风险防控、病患救治、医疗研发、医疗卫生监督以及医疗卫生信息收集等不同诉求与其他主体展开资金、人才、技术、信息等要素资源的交互。第二是资源的获取。在各主体进行资源交互的前提下，各主体依据自身特性来确定所获资源的数量、类型、渠道等。第三是资源转换。系统内各主体在得到所需资源后会对资源进行一系列的加工转换，使得所获资源更好地为主体自身所用。第四是选择性主体黏着。公共医疗卫生系统各主体依据资源的需求以及区域范围的限制进一步选择不同的主体进行合作，形成一定的共生关系，这就是选择性主体黏着。黏着的主体将形成新的聚集体，以团队形式出现在公共医疗卫生系统中，同时也有可能形成跨区域、跨国别的医疗卫生产业。第五是条件复制。在医疗卫生系统中存在一定的资源交互的壁垒，如一些国家禁止某一方面的医疗研发信息的共享，这形成了医疗卫生系统中资源允许或者禁止交互的两种状态，当处于资源允许交互时，将推动各主体的互动交流，形成跨地区甚至跨国别的医疗卫生产业的迭代发展，促进公共医疗卫生系统需求与主体的多样性发展。第六是循环交互。公共医疗卫生系统各主体与其他主体及环境进行资源交互，在交互过程中判断是否满足各自的交互条件，若满足条件则继续交互，不断完善公共医疗卫生系统。

（四）世界公共医疗卫生系统的受限生成机制

受限生成机制①反映了复杂适应系统理论中的涌现现象，核心理念是：在复杂系统中，由于多种制约关系的存在使得其内部的可能状态集减少，即系统的演变将受到约束。如图 2-9 世界公共医疗卫生系统受限生成机制示意图所示，在世界公共医疗卫生系统中，当内部主体受到外部环境变化

---

① 受限生成机制一般性运行过程体现在：主体会在其他主体或环境发生变化时自动匹配变化标志，考察其他主体的反应，通过适应性学习，依靠积累的适应性学习机制给出适应性期望，即主体能够根据已有信息对未来进行预测，形成决策判断，并适时调整自身行为；主体在模拟环节要先判断基本要素的初始状态，然后根据一些简单规则（if-then 规则）生成自适应集，并在可能情况中选取最佳结果，从而给出回声反馈。

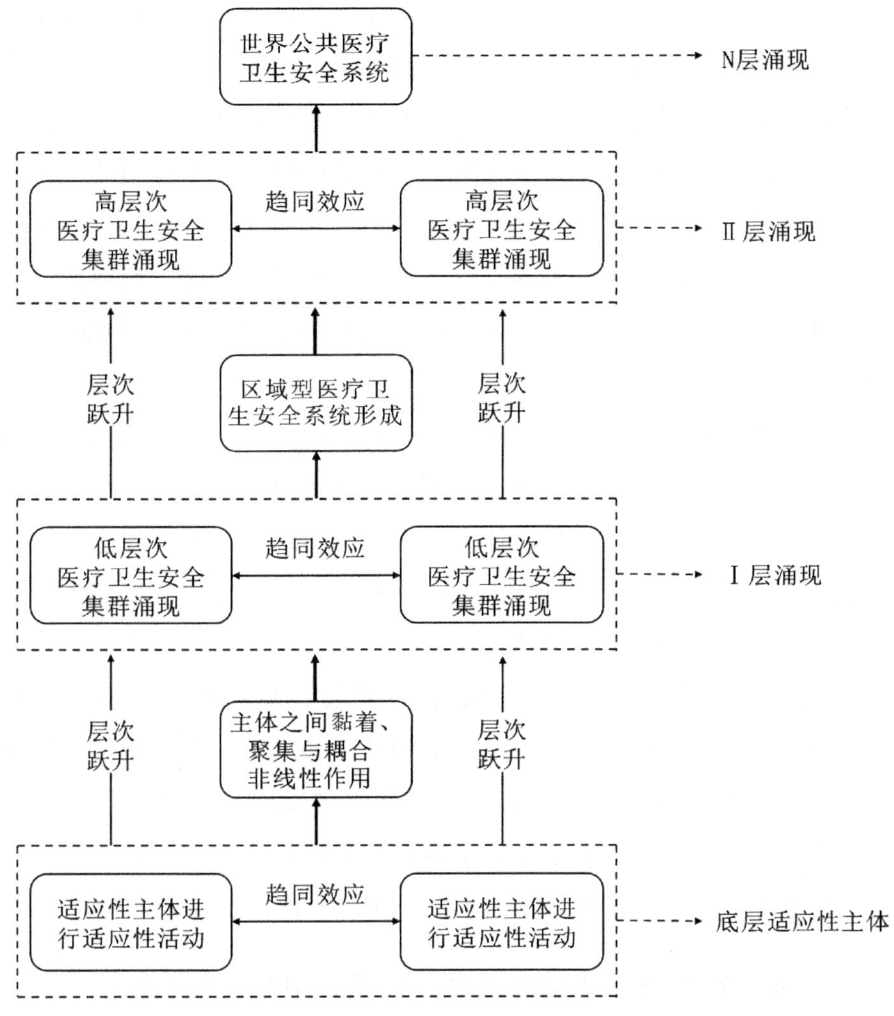

图 2-9　世界公共医疗卫生系统受限生成机制

影响时，系统将基于受限生成机制进行自适应行为。系统内主体存在趋同效应①，同一层级的主体将在非线性交互作用下形成第一层次的涌现。在

---

① 趋同效应：即自适应主体表现出的行为一致性。在这种效应的作用下，各主体交互影响，开展类似的适应性活动，之后各涌现现象之间通过相互影响进行类似活动，并在主体非线性作用下向更高层次涌现跃升。依此类推，在涌现层次不断跃升过程中，系统整体逐渐呈现巨大、复杂的涌现现象。

这一涌现机制的影响下，系统内主体将从简单的初始状态跃升到低层次的医疗卫生安全集群；系统涌现过程中仍存在着重要的相互影响，系统内各主体由低层次医疗卫生安全集群向高层次的医疗卫生安全集群跃进，形成了跨区域、跨国别的医疗卫生集聚；高层次的主体在趋同效应影响下并伴随着非线性交互迭代形成了世界宏观公共医疗卫生系统。在涌现现象发生后，系统整体将添加不同于旧有系统的特征与功能，表现出更加复杂的机制，并且这一过程不可逆，高级涌现状态不能回退到低级涌现状态。

综上所述，在复杂适应系统理论下，从主体特性与系统机制方面对世界公共医疗卫生系统的复杂性进行分析，可以得出，世界公共医疗卫生系统是一个涵盖政府、医疗机构、社会组织、跨国医疗组织等多适应性主体的复杂适应系统，在系统内进行资金、技术、人才的要素交流互动。世界公共医疗卫生系统中的主体以及主体间的互动联系契合了复杂适应系统理论中的刺激-反应机制、资源交互机制以及受限生成涌现机制。在三大机制的影响下，世界公共医疗卫生系统在受到外部冲击后，不断做出适应性行为，维持系统的平稳运转并生成宏观复杂机制以应对后续的外部突发情况。这体现了世界公共医疗卫生系统有着较强的安全韧性，能够在外部冲击后恢复到原有水平，并且系统能够向更进一步的高级复杂系统转变。

二、基于耗散结构理论的世界公共医疗卫生安全韧性

判断一个系统是否为耗散结构主要看系统是否满足耗散结构四大特征，即开放系统、远离平衡态、非线性关系以及系统内部存在涨落现象，而世界公共医疗卫生系统均满足以上条件。

首先，世界公共医疗卫生系统是开放系统。世界公共医疗卫生系统不断地与社会环境存在频繁交流，系统向外部输出卫生服务，而社会环境不断向系统输入社会医疗资源。

其次，世界公共医疗卫生系统远离平衡态。世界公共医疗卫生系统同

外界存在着大量的人才、物质、技术、知识等不同方面的交流，同时这些交流呈现梯度性质，拥有着较强的流动性。

再次，世界公共医疗卫生系统主体为非线性关系。世界公共医疗卫生系统内有不同层级的子系统以及相关元素，各子系统与元素之间不是线性关系，各元素之间存在着竞争、制约以及协调状态，这一部分的非线性关系与复杂适应系统中的非线性关系有着一定的相似性。

最后，世界公共医疗卫生系统内部存在涨落现象。世界公共医疗卫生系统具有综合性的整体效应，政府颁布相关的卫生政策、卫生管理制度均在一定程度上影响系统内部状态，会形成涨落现象使得系统逐渐趋向于平稳有序。

受到外部事件影响时，世界公共医疗卫生系统将接收到大量的熵增因素，这会对系统内部产生冲击，使得系统正熵增加，进一步导致系统趋于非平稳态。在耗散结构中，当外部事件表现为系统压力时，将干扰系统的正常运行。外部事件会对世界公共医疗卫生系统安全韧性造成冲击并形成耗散结构理论中提到的干扰现象，图 2-10 为世界公共医疗卫生系统安全韧性与耗散结构理论二者的关联性示意图。

系统吸收能力与耗散结构熵变作用。在出现外部冲击时，世界公共医疗卫生系统会利用储备资源与外部能量，吸取资金、人才、技术等负熵，遏制系统内部正熵的增加，维持系统平稳，继续提供医疗卫生服务，表现出较低脆弱性。按耗散结构理论，外部事件的冲击会扰动世界公共医疗卫生系统状态，使其逐渐靠近线性非平衡区，系统偏离平衡状态。这种情形下的偏离可以通过系统自身的熵变来改变，即通过系统的吸收能力来进行负熵引入，防止出现更大风险的外部事件。

系统适应能力与耗散结构自组织作用。世界公共医疗卫生系统可以利用较少的资源来应对外部事件的发生，使系统保持着平稳的医疗卫生服务供给，这就是世界公共医疗卫生系统安全韧性的适应能力。耗散结构理论中自组织指的是在公共医疗卫生系统内部各子系统、各元素，相互协调、相互作用，在协同效应的影响下产生新的功能以及新的效应。在新功能和新效应的影响下，公共医疗卫生系统发挥整体功能性，维持高效运作。适应能力与自组织作用均是系统内生成的，能够使系统保持平稳，促使系统不断演化出新的功能。

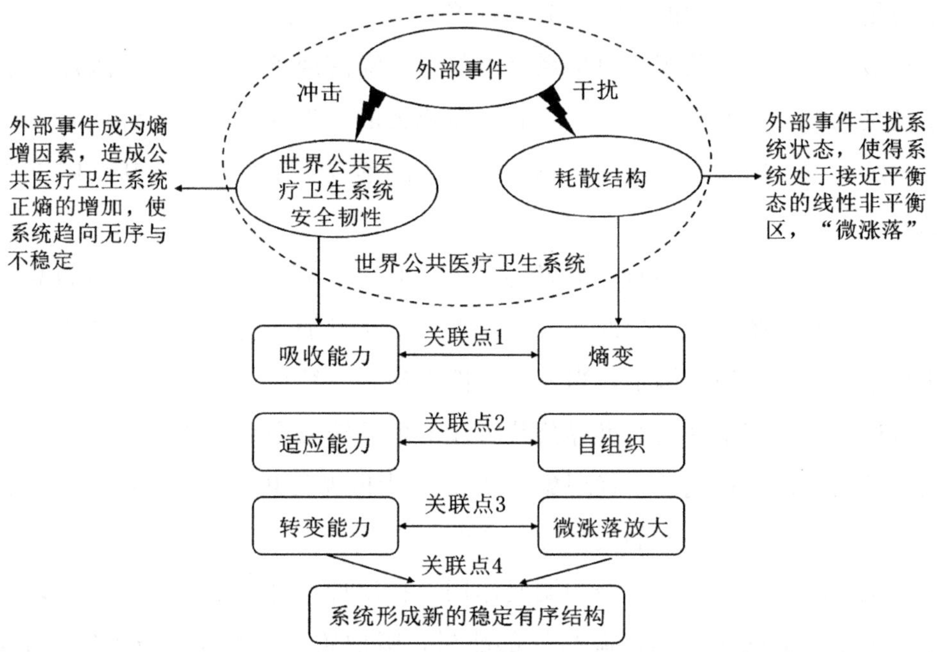

图 2-10　世界公共医疗卫生系统安全韧性与耗散结构理论关联性

系统转变能力与耗散结构涨落机制。在外部事件冲击以及世界公共医疗卫生系统的不断适应下，系统的安全韧性不断提升。系统依靠旧有的功能以及相应的结构来适应不同环境。通过不断地总结与反思、归纳与推演，进行重新构造，这种构造不是简单的旧有叠加，而是培养出更强的系统安全韧性，推动系统向更高层次转变，这就是系统的转变能力。涨落机制是耗散结构理论中的重要系统变化机制。当外部事件发展到一定程度时，小型涨落演变为大规模涨落，量变引起质变，系统趋向有效稳定。这表明涨落现象与世界公共医疗卫生系统转变能力相互契合，最终会引导系统趋于有序。

系统形成新稳定有序结构关联性。世界公共医疗卫生系统安全韧性与耗散结构理论核心之处均体现为将受到外部冲击的系统从无序态恢复到有序稳态。提升世界公共医疗卫生系统安全韧性，在外部冲击发生后，可以使系统对外部冲击进行抵制、吸收与适应，从冲击中快速恢复。这种恢复并不是简单复现以前状态，而是从外部冲击中主动学习，构建出新的可以适应更复杂环境的功能与结构。耗散结构受到外部冲击时将经过熵变、自组织以及涨落等一系列作用生成新的有序态。因此可以得出结论，两者最后所引导的系统趋势相同。

综上所述，从吸收能力与熵变、适应能力与自组织以及转变能力与涨落机制，再到最后形成新的有序稳定结构，都表明世界公共医疗卫生系统安全韧性与耗散结构有着重要的强关联性，以耗散结构理论来解释世界公共医疗卫生系统安全韧性有着较强的说服力。将耗散结构引入世界公共医疗卫生系统安全韧性评估中，能够更好地建立可量化、科学性的韧性指标。

三、基于社会生态韧性理论的世界公共医疗卫生安全韧性

根据社会生态韧性理论，在自适应循环扰沌模型中，系统将经历开发、保存、释放、重组四个阶段。而在这四个阶段中，同样有着系统韧性的参与。图 2-11 显示了基于自适应循环扰沌模型的世界公共医疗卫生系统安全韧性。当重大医疗卫生事件、传染病等突发性外部事件发生时，世界公共医疗卫生系统需要为外部社会提供医疗救援、医疗风险研判以及药物研发等医疗服务。同时，系统自身也受到外部冲击的干扰，系统内、外部均受到不同元素的扰动。

世界公共医疗卫生系统在受到扰动时同样经历着自适应循环扰沌模型的四个阶段。在开发阶段，系统不断发展逐渐走向平衡稳态，并且进入保

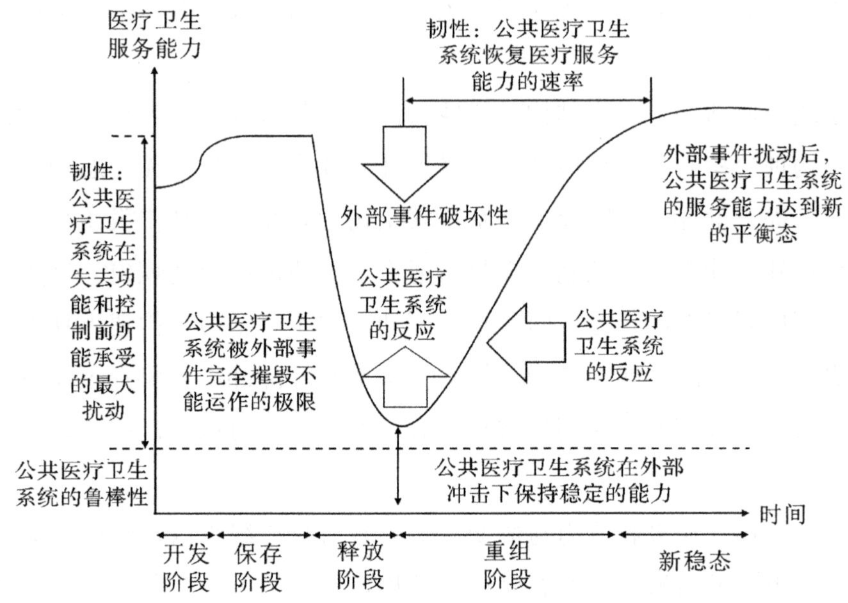

图 2-11 基于自适应循环扰沌模型的世界公共医疗卫生系统安全韧性

存阶段。在此阶段系统增长潜力出现下降，系统的安全韧性强度处于较低状态，受到外部冲击时，系统回弹到原本状态的能力与速率降低了，因此外部冲击对系统的扰动较大。图 2-11 中，虚线表示公共医疗卫生系统被外部冲击至完全摧毁达到无法运作的极限，此极限之内，世界公共医疗卫生系统的韧性表示系统所能承受的最大限度扰动，一旦超出这一限度，系统便会走向完全的崩溃。当外部事件冲击发生后，公共医疗卫生系统将做出相应的反应，包括医疗援助、医疗治理、医疗风险评估、资金与人员调配等一系列操作，并与外部环境进行交互。这一过程对应着扰沌模型中释放和重组阶段。公共医疗卫生系统不断受到外部冲击时，不断做出适应性改变，系统内部机构与外部联系发生重要变化，在一定时期后系统恢复到原来的平衡态并在此基础上演化出更加复杂与高级的平衡态。可以看出，系统的鲁棒性[①]与系统的安全韧性对系统恢复有着重要意义，可以为系统提供坚实的抵抗基础与快速恢复的能力。

① 鲁棒性：现代控制系统的一个重要概念。它是刻画系统参数或结构变化以及受外干扰作用时，系统性质是否保持的一个概念。设系统具有某种性质，当系统结构、参数发生变化后，系统的性质仍能保持，则称系统的性质具有鲁棒性。

第三章　世界公共医疗卫生安全韧性的发展现状

为了阐释和辨析我国公共医疗卫生安全韧性的动态发展规律，在定量评估世界公共医疗卫生安全韧性之前，首先对国内外的公共医疗卫生安全韧性的发展现状进行详细介绍。公共医疗卫生安全韧性主要表现为，在出现突发公共卫生事件后，公共医疗卫生系统能够快速恢复到稳定状态的能力。预防和恢复是公共医疗卫生安全韧性的两大评估标准。本章将从医疗行业发展模式、医疗技术储备、医护从业人员素质水平、预警和应急机制、社区公共卫生治理等方面对国内外的公共医疗卫生安全韧性进行客观表述。本章以美国、日本、澳大利亚作为主要的国外说明对象。

现象是理论的客观表现。各国公共医疗卫生安全韧性的发展现状，是以基本公共医疗卫生安全发展理念作为支撑的。透过现象可以探讨更深层的理论背景，更加深刻地审视发达国家和发展中国家在公共医疗卫生安全韧性发展方面的差距和鸿沟，取其精华，去其糟粕。

第一节　我国公共医疗卫生安全韧性的发展现状

我国公共医疗卫生服务体系建立较晚，在 2003 年“非典”疫情之后，我国公共医疗卫生服务体系才开始建立。鉴于我国人口基数大、区域发展不平衡、经济水平仍处于发展中阶段，我国公共医疗卫生服务体系建设起来十分困难。新冠肺炎疫情作为重大的公共卫生事件，其发生暴露出我国公共医疗卫生服务体系中的诸多问题，也带来了诸多挑战。这里主要研究我国公共医疗卫生安全韧性的表现，以及技术进步和经济积累带给我国公共医疗卫生体系的变化。

一、"互联网＋"医疗发展新模式不断涌现

"韧性"表现为事物在受到冲击时不易被"折断"的性能，公共医疗卫生安全韧性更加侧重刻画公共医疗卫生体系在遭受外部扰乱时能够快速反应，及时做出处理方案，并能最大程度调动资源使自身尽快恢复的能力。在大数据时代背景下，公共医疗卫生安全韧性具备智能化、全面化、常态化的特点。借助互联网，科学技术和科技人员的双重加持，公共医疗卫生安全韧性的发展逐步得到突破，迈上新台阶。

依附于大数据技术的公共医疗卫生系统被赋予了智能便捷的时代内涵；大数据技术在医疗产业的逐步渗透，促进了全链条、全过程的医疗监管和医疗救治的落地实施，区块链和物联网联合推动智慧医疗行业迅猛发展。由此，综合医务可视化、门诊态势可视化、病房及病患监测可视化、医疗物资可视化打造了智慧医疗的初步形态，推动公共医疗卫生系统探索构建防、诊、治、康、护、养一体的医疗健康服务新模式。在新冠肺炎疫情期间，各种通信技术融入传统医疗场景，赋能医疗机构和医护人员。多家机构推出疫情地图，国际、国内、省、市级新冠肺炎累计确诊、现有确诊、累计治愈、累计死亡病例相关数据的实时更新对疫情防控起到了重要作用，解决了信息传播慢、传播范围小的掣肘问题。电子病历借助电子信息技术将患者的健康状态、医疗记录等信息以数据集成的形式记录于医疗系统之中，帮助医生全面了解患者相关信息，更加快速准确地做出决策和判断。在社会层面，电子病历打破传统病例的信息屏障，构建丰富的云端数据库，以长时间跨度的纵向信息支持医疗工作者们研究社会流行病学，撰写公共卫生报告；也使公共医疗卫生系统能够实时监测、及时预警、快速应急反应，提高公共医疗卫生系统安全韧性。区块链中的跨链技术可以实现分层级的公共医疗卫生安全管理，通过构建联盟链可以解决组织内部

的共享障碍和数据缺失问题，实现数据交互共享，切实增强公共医疗卫生系统安全韧性。

二、公共医疗卫生队伍水平不断提高

健全的公共医疗卫生体系需要高新技术支持，更依赖训练有素的医疗人员和社区工作人员的紧密参与。实现全民健康覆盖和卫生安全等全球卫生目标，需要一支能够提供包括应急准备和应对救治服务在内的涵盖所有基本公共卫生职能的卫生和医疗队伍。据 2021 年数据统计，我国基层公共医疗卫生机构建设取得较大进展，增设了多个乡镇卫生院、村卫生室、社区卫生服务中心、服务站等，基层医院覆盖面大大提高。基层公共医疗卫生机构承担了更多基层群众的就医需求，累计诊疗服务 42.5 亿人次，占据将近一半的全国公共医疗卫生机构总诊疗量。相比 10 年前，我国基层公共医疗卫生机构人员增加了 100 万人，其中每千人口执业（助理）医师人数达到 3.04 人，已开展的 7 批集采中选药品平均降价超过 50%，大大改善了基层医疗条件差、医疗水平低的现象。2012 年至 2020 年医疗从业人员数如图 3-1 所示。

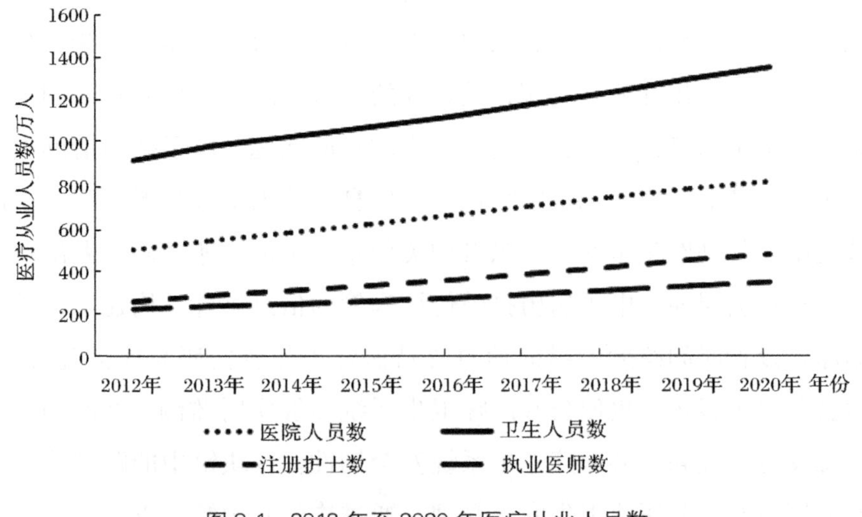

图 3-1　2012 年至 2020 年医疗从业人员数

但我国人口基数大，城乡和区域医疗卫生事业发展不平衡，区域资源配置不合理，落后偏远地区医疗设备条件差，医疗水平低。在偏远地区，核酸检测成为新冠肺炎疫情防控工作中的一大短板，导致“动态清零”的进程举步维艰。一些地方有相当一部分的核酸采样人员为非专业人员，存在操作不规范、采样质量不高的问题，再加上标本储存不当、送检不及时、实验室检测操作不科学、质控不到位、信息化程度不高等问题相互叠加，影响了核酸检测质效。此外，一些核酸采样人员由于防护不当被感染，个别地方感染人数还比较多，也成为疫情传播的重要风险源。疫情防控工作中包含核酸检测、流调溯源、转运隔离、信息发布、小区管理等一系列措施，核酸检测作为其中关键一环，对医疗工作者的专业水平提出一定要求。通过加强对医疗工作者的培训，能够培养医疗工作者研判新形势并及时采取响应行动的能力，提高公共医疗卫生安全韧性。

三、社区治理体系不断完善，治理效能不断提升

进入 21 世纪后，我国先后遭遇三次冠状病毒的侵袭，即“非典”、中东呼吸综合征和新冠肺炎。新冠肺炎疫情的暴发暴露出我国公共卫生应急管理体系的不足和短板，我国在公共卫生事件的处理上仍然存在预警不及时、风险识别滞后、应急处理不到位等问题。突发公共卫生事件存在不确定性和动态化的发展特点，给防控工作带来巨大挑战。

通过社区网格化，可以完善社会管理能力和管理体系。社区网格化和数字信息化的结合解决了政府被动服务的问题，可以及时发现问题并积极预警响应，这成为疫情防控工作中的关键武器。社区网格化在大数据技术的支持下得到顺利推广，依据不遗漏、不重复、个性化的原则，社区被划分成小小的网格，每个网格都具备一个网格负责人。社区通过搭建公共卫生应急管理智慧平台做到精细化管理，直接通过网络即可了解到居民信息。图 3-2 显示的“街道—社区—网格单元”三级网格管理服务体系，确保社区信息管理精准到每一个网格单元，社区责任落实到每一个网格，基

层应急管理体系得到完善，基层应急管理能力显著增强。社区居民“自我参与、自我管理、自我监督、自我服务”，构建社区共建共治的管理模式，在疫情防控中起到了关键作用，在阻击疫情、联防联控的前沿阵地上筑起坚实的“隔离墙”。充分的沟通交流机制是公共医疗卫生体系的重要内容，及时、经常性地与民众做好交流沟通，可以实现跨区域联动、资源共享。

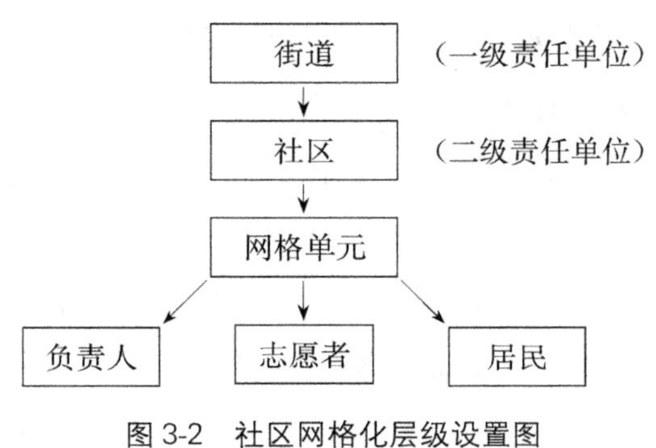

图 3-2　社区网格化层级设置图

四、公共医疗卫生安全预警体系亟待完善

公共医疗卫生安全韧性的切实增强，很大程度上依靠突发公共卫生事件的预警机制的不断完善。是否能够从被动监测转变成主动检测是检验预警机制优劣的一大标准。为健全多渠道监测预警机制，需要实现跨行业、跨领域全方位的协同合作，实现横向到边、纵向到底的网络直报系统，提前预警节点，加快预警响应速度。然而，我国在面对新冠肺炎疫情时，预警速度和预警机制仍存在提升和优化的空间，暴露出我国在公共医疗卫生安全预警机制方面的诸多问题，为后续疫情防控工作带来风险和挑战。

图 3-3 显示了突发公共卫生事件预警信息“报告”流程。我国突发公共卫生事件的预警时机稍显滞后，现行预警系统基于临床确诊病例数据进行分析，在出现聚集性暴发之后，预警机制才被触发，导致预警关口滞后，预警速度缓慢。2013 年，我国公共医疗卫生安全监测体系及时发现了

出现在上海的 H7N9 病毒；2015 年，我国公共医疗卫生安全监测体系快速发现我国第一例中东呼吸综合征患者，对其流动轨迹和密切接触者也随之进行了确定。但我国公共医疗卫生安全监测体系还不能在出现突发公共卫生事件之前给予警报，对于新发传染病和流行病等，大数据技术不能及时监测到危害公共卫生安全的事件出现。新冠肺炎疫情传播速度快的特点也对我国突发公共卫生事件的预警机制提出更高的要求，我国智慧化预警多点触发机制还未能完善。

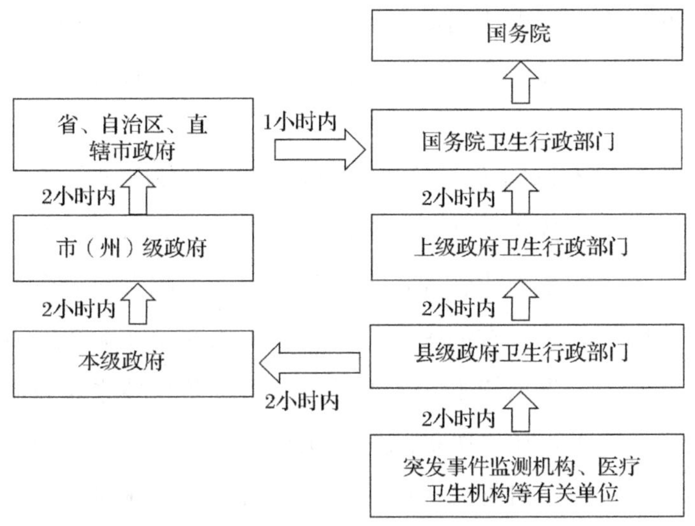

图 3-3 突发公共卫生事件预警信息“报告”流程

通过信息实时公布，监测预警体系能够完成实时监测、疫情通报、制度公示、疫情热力分析和重点地区人流热力分布分析等工作，将确诊病例、感染者流调等数据可视化，为疫情防控增添技术加持，加固防范防线。区块链与应急情报管理具有良好协同性作用，大数据的赋能为收集信息提供很大便利。然而我国突发公共卫生事件预警机制仍然存在信息来源单薄、信息公开滞后等问题，医疗信息互通互融稍显不足，不同行业、机构之间的信息交流和资源共享仍然存在技术壁垒，在信息传播、信息沟通的过程中，信息安全未能得到有效保证，这可能是因为统筹信息平台建设还不完善、数字化信息管理方面的法律制度还不完善、监督力度不够导致。统一的疫情数据存储平台和标准的数据接口的缺失，使得数据传输不够畅通，信息共享不够及时。

2008 年，我国传染病自动预警系统正式运行，医院信息系统和直报系统打通之后，诊疗医生填写传染病报告卡的难度降低，传染病报告速度得到提高，但这仅仅对于 39 种传染病预警是适用的。由于新发传染病的属性和特征不够明确，是否达到传染病的上报标准需要反复衡量，对于新发传染病，诊疗医生的确认速度稍显缓慢，因此传染病直报系统在新发传染病预警方面不够迅速。

随着大数据技术迅猛发展并逐步渗透到公共医疗卫生安全预警体系中，机器学习、人工智能等高新技术在该系统中得到普及，数据管理采用以中心服务器为主的集中式管理，系统智能化，数据源可自我拓展，促进系统对不明原因疾病和异常健康事件监测的敏感性和准确性逐步提高。

随着公共医疗卫生系统不断完善，基层医院防控体系不仅在隔离病房的配备上提出了要求，还对医护队伍在疾病防控知识的储备方面提高了门槛，要求相关科室医生对常见病原体十分了解，具备很强的诊断能力，以便在传染病突发之时及时找到病毒源头，切实做好溯源工作。新的要求强化了一线医院的疾病识别能力，提高了基层医院的防控能力，促进了疾病预防控制部门和基层医院的联动协作，夯实了疫情防控的基层基础。

第二节　国际公共医疗卫生安全韧性的发展现状

世界各国都具备各自的经济和社会特点，所处的发展阶段各不相同，公共医疗卫生领域也不例外。美国作为世界医疗大国，具备很强的医药研发能力和丰富的人才储备，也是较早建立公共医疗卫生系统的国家之一，在医疗卫生方面具有突出表现。日本作为世界上最长寿的国家，拥有一套十分先进的公共医疗卫生系统。本节在介绍国外公共医疗卫生安全韧性的发展现状时，选取美国、日本作为代表国家，从医院设施、医药研发、医疗支出、社区治理等方面进行综合描述。

一、医疗资源配置不均衡，公共卫生安全态度消极

很多国家的医疗体系以慈善机构或宗教团体经营的非营利医院占据主流，其次为地方政府医院和私营医院。美国联邦政府本身营运的全国性保健系统由军用医疗系统和荣民健康管理局构成，并不对外开放。其中，非营利医院可以获得政府免税政策支持，但不降低对一般民众的收费，这有时甚至给没有医疗保险的群众施加了沉重的医疗重担。

美国拥有全世界最先进的医疗系统和精良的医疗设备，率先开展了突发公共卫生事件应急管理体系建设，该体系是全世界最为完善的应急管理体系。另外，完整的公共卫生教育模式为美国的公共医疗卫生安全保驾护航（见表 3-1）。表 3-2 显示了美国在公共卫生、预防医学方面设立的高校学科专业目录，这些专业培养了训练有素的医疗从业者。但美国无法避免种族主义，有色人种无法享受到及时治疗、低价消费处方药、接触前沿治疗途径等福利待遇。因此，在收入不均衡的影响下，美国民众健康差距问题尤为突出，贫穷群体的平均寿命甚至不及一些非洲国家的平均寿命，而富有群体的平均寿命能够达到“金字塔尖”的水平。美国的医疗保险政策并没有避免该问题的出现，反而成为该问题的助推器。在美国，有相当一部分人无法承担医疗保险，无法享受到初级或专业护理，导致就医难题更加严峻，加剧了健康水平不均衡现象。

虽然美国的医疗系统十分完善，医疗水平居世界前列，但美国公共卫生事件沦为政客博弈的筹码，公共卫生领域政治挂帅的现象层出不穷。美国的公共卫生治理始终无法平衡专业知识和政治权衡之间的关系。公共卫生专业人员力求以最科学有效的方式去解决公共卫生治理难题，致力提出

十分具有前瞻性的建设性意见。但美国政局的不断变动导致公共卫生官员更迭频繁，公共卫生治理理念摇摆不定，并且重要公共卫生项目被视为“商机”或政治利好，导致外行人员指导内行人员的情况频频出现。

表 3-1　美国公共卫生教育模式

模式类别	模式名称	核心内容
本科生教育模式	本科生学习成果模式	领域 1：个体和群体健康相关的人类文化、物理和自然界知识；领域 2：智力和实践技能；领域 3：个人与社会责任；领域 4：综合性和应用型学习
硕士生教育模式	公共卫生硕士核心能力模式	生物统计学、环境卫生学、流行病学、卫生政策和管理、社会和行为学 5 个核心领域；沟通与信息学、领导力、公共卫生生物学、文化多样性、职业性、项目策划、系统思考 7 个跨学科交叉领域
	突发公共卫生事件应对模式	职能与关系、沟通与信息管理、策划与促进、评估、突发事件管理 5 个领域
	全球卫生能力模式	能力强化、协作与合作、伦理推断与专业实践、卫生公平性与社会正义、项目管理、社会文化和政治意识、战略分析 7 个领域
	文化能力模式	知识（认知能力）、技能（实践能力）、态度（价值能力）3 个领域
博士生教育模式	公共卫生博士核心能力模式	领域 1：倡导性；领域 2：交流；领域 3：社会/文化导向；领域 4：批判性分析；领域 5：领导力；领域 6：管理；领域 7：职业和道德规范
从业人员教育模式	突发公共卫生事件应对模式	

表 3-2　美国高校学科公共卫生、预防医学专业目录

学科级别	学科专业目录	
	公共卫生领域	预防医学领域
一级学科	51 健康专业等相关项目	60 住院医师项目
二级学科	51.22 公共卫生	60.04 临床住院医师通用项目

续表

高校	学科专业目录	
	公共卫生领域	预防医学领域
三级学科	51.2201 公共卫生（通用）	60.0401 航空航天住院医师项目
	51.2202 环境健康	60.0420 职业医学住院医师项目
	51.2205 健康/医学物理学	60.0429 公共卫生和一般预防医学住院医师项目
	51.2206 职业健康和工业卫生	
	51.2207 公共卫生教育和健康促进	
	51.2208 社区健康和预防医学	
	51.2209 妇幼保健	
	51.2210 国际公共卫生/国际健康	
	51.2211 健康服务管理	
	51.2212 健康行为模式	
	51.2299 公共卫生（其他）	

美国对公共卫生安全的忽视态度逐渐显现，2017 年美国地方卫生部门预算明显减少，2018 年专门负责应对流行病疫情暴发的白宫全球卫生安全和生物防御办公室遭到遣散。美国政府对医疗不重视的态度，使得美国医疗行业受到冷落，长此以往，将会导致严重的卫生专业人员缺口。

二、医疗支出不断扩大，医疗技术不断完善

2018 年，美国医疗支出占当年本国 GDP 的 16.9%，美国人均医疗支出费用长期位居世界第一，这可能是因为美国医药行业保护主义横行，专利药本国定价，药品定价不透明，制药技术、制药配方严格保密，美国药企主要以出售专利药来获取利润。2015 年，美国在研药品数量约占全球的 48.7%，排名第二的英国的在研药品数量仅占全球的 8.0%。2017 年，美国医药研发公司数量约占全球总数的 50%，占据全球药品研发的大半江山。2007 年至 2015 年，全球上市的新分子实体率先在美国上市的比例为

56.3%，美国的药品研发数量和率先上市率在全世界都遥遥领先，日本、英国、德国和瑞士位居其后，但与美国相差甚远。2019 年，美国全行业平均研发投入约为年利润的 1.3%，而美国的制药行业在 2019 年有高达 17% 的利润用于新药研发及专利申请，许多头部医药企业花费 20% 到 25% 的利润用于研发新药、专利药，以此来巩固市场。制药企业也因此成为美国研发投入费用较高的行业之一。美国的优质人才储备和强劲的资金支持为美国医药研发产业注入源源不断的创新能力。

2017 年，日本成为世界上最长寿的国家，国民平均寿命 84.6 岁，这得益于日本医疗体系的良好发展。日本的医疗体制介于公共医疗体制和私有医疗体制之间，政府承担医疗费用，社区医院、诊所能够满足国民大部分的医疗需求，且社区医院、诊所水平一流，设施齐全。日本每千人拥有的平均病床数位居世界第一，在日本入住普通病房无须支付住院费用，一日三餐都有护士专门负责。日本也具有十分严格的医师准入制度，保证了社区医院、私人诊所的看病水平，提高了看病效率，也优化了医疗配置。日本每千人平均护士数为 7 到 12 人，在从业人数和人员专业素养上居世界领先水平。在日本，很多私人诊所里的接诊医生都出身于医疗世家，甚至攻读了名牌大学的博士学位，师承名门，秉承工匠精神。日本医疗保险全民覆盖，处于不同年龄段的人群需要分担的医药费用比例也不尽相同，优化了资源配置。对于 75 岁以上的老年人，只需承担一成的医疗费用，保证了老年人看病质量。不仅如此，随着日本少子化加剧，日本儿童治病也在趋于免费化，政府设有专门的儿童医疗费援助制度。日本完备的医疗体系能够保证疾病的及时医治和术后追访，对提升日本公共医疗卫生安全韧性提供强大的后备保障。

三、公共卫生预警与应急体系初步形成

疾病控制与预防中心（CDC）是美国公共卫生体系的“中枢”，隶属于美国卫生和公共服务部（见图 3-4），担负着指挥、协调、决策和执行等

职责。CDC 拥有完善的疾病预防监控体系，下设很多相关部门，构成了完整的部门体系，通过“地方—州—联邦卫生当局”的信息传播链及时将疾病现况上报并适时发出警报（见图 3-5）。

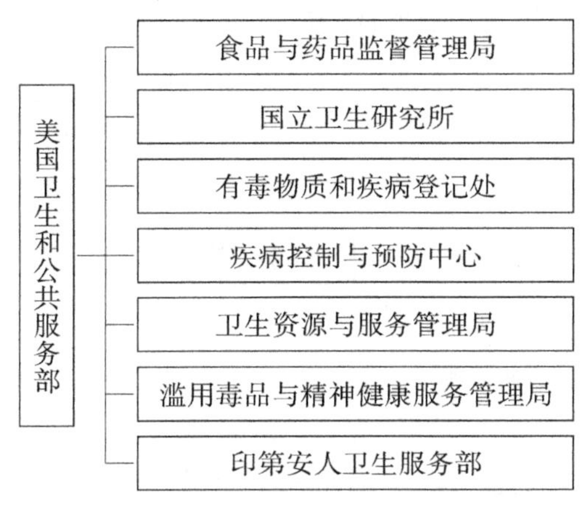

图 3-4　美国卫生和公共服务部下设部门

美国的国家卫生行政系统实行“联邦—州—地方”三级管理制度，并与其他系统（如能源、环境等系统）相互串联，集中管理和社区驱动相得益彰，突发公共卫生事件应急管理系统十分完善（见表 3-3）。美国的公共卫生治理体系设计上具有“刚柔并济”的特点，其中相关法律法规为公共卫生安全保驾护航，各级政府、相关公共卫生部门能够明确认领自身承担的职责，在应对突发公共卫生事件时，分工明确、权责清晰；州和地方政府应对突发事件能够灵活处理，根据各地的实地情况自主制订防范计划，充分发挥自主能动性。另外，美国通过一些福利政策吸引企业、志愿团体、学校、媒体等组织助力进一步完善公共卫生体系。

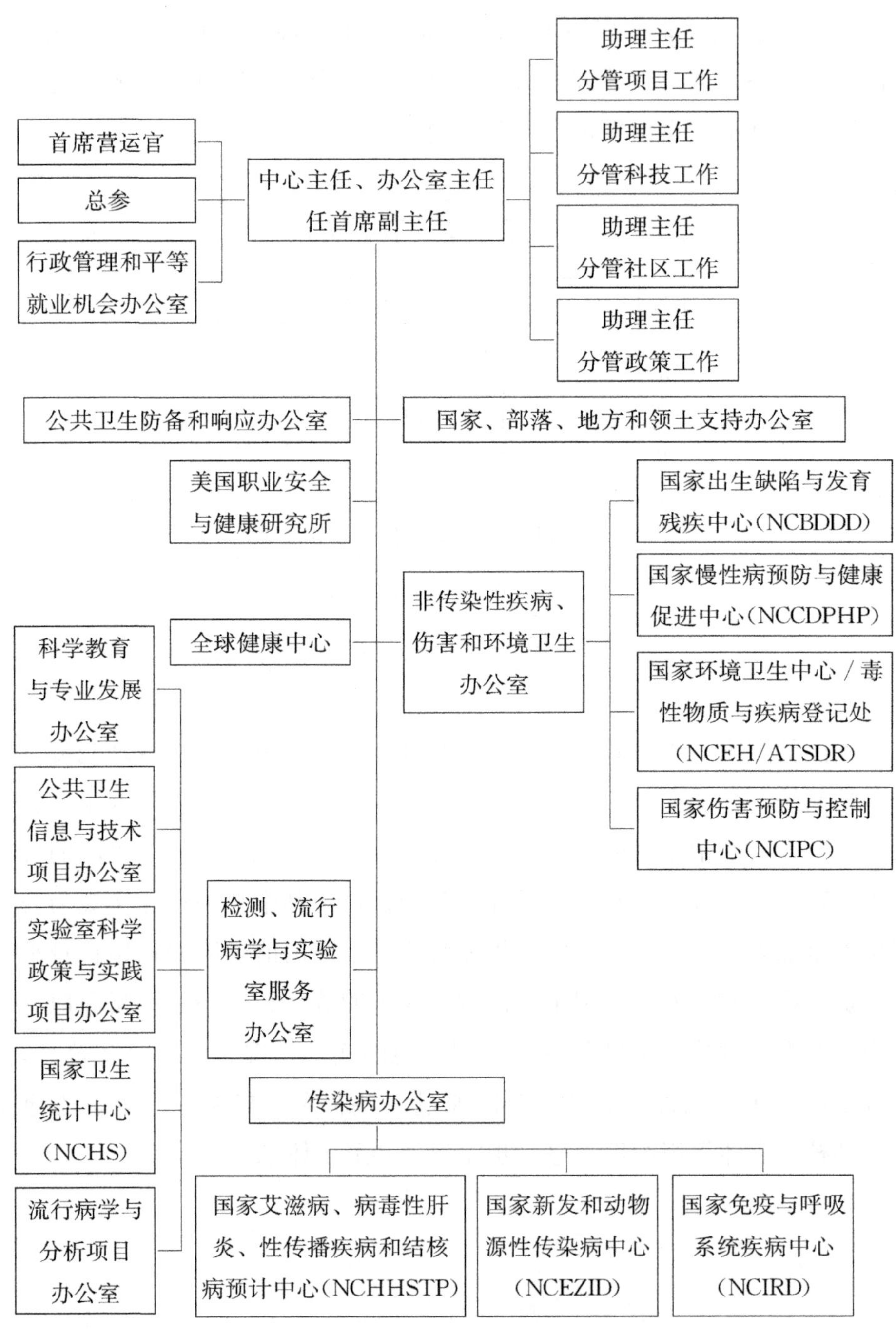

图 3-5 美国疾病控制与预防中心组织框架

表 3-3 美国联邦、州、地方政府的公共卫生职能

政府	评估服务	政策制定	保障
联邦	建立突发公共卫生事件管理系统，启动紧急行动中心，监控并公布突发公共卫生事件信息；下达隔离检疫令；研制和分发试剂盒；评估各地社区应急准备情况	编制关于感染控制、医院防备评估、个人防护装备供应规划、临床评估、管理指导文件；发布社区、宗教组织、企业、幼托、教育机构应对指南	部署多学科小组支持病例识别、接触者追踪、临床管理；对接医用物资供应者；利用应急准备金支持州和地方
州	州内机场出入境人员健康排查；防疫检测；与地方公共卫生机构沟通	启动州指挥中心，优化应急响应计划；与联邦和地方合作伙伴、医院、医生协调准备和应对；与已启动筛查、监测、隔离的联邦机构和地方卫生部门保持协调	为州内卫生部门、教育及幼托机构提供指导和技术；指导本地医疗服务提供者科学管理疑似和确诊病例；向公众、机构和媒体提供信息和服务
地方	公布和报告地方疫情信息；组织辖区内防疫检测	动员、指导社区防控；与各级卫生服务部门、本地医疗服务机构、社会组织等交换信息	提供临床预约服务；向公共卫生组织提供专业和政策支持；开放热线、邮件支持

美国公共卫生监测系统十分成熟，自 2014 年以来，美国就在传染病监测系统、公共卫生数据科学团队等方面加大资金投入，为其提供更优越的发展环境。近几年，美国通过向基层调派疾控中心专家为急救人员提供救生医疗培训，并参与指导创办多个实验室。新冠肺炎疫情期间，美国约翰斯·霍普金斯大学开发出新的仪表板，实现了确诊病例和死亡人数信息的集成处理，方便相关部门进行实时追踪，有效建立起疫情实时地图。

日本的突发公共卫生事件应急管理的参与主体丰富多元，公共卫生治理体系做到自上而下的垂直化集中管理，形成了以首相为指挥中心的应急管理体制。在面对突发公共卫生事件时，突发公共卫生事件应急管理系统能够快速将现场信息整合汇总到首相处，能够快速调动人力、物资等资源，为应急处理抢得先机。日本通过立法的方式对相关部门进行明确的权

力划分，使得多部门共同承担起突发公共卫生事件的应急处理责任，很好地避免了推诿不作为的情况出现。政府和公众协作的多层级联防联控体系使得信息公开透明，公众能够在短时间内了解到实时信息，避免引起不必要的恐慌，公众与政府合力面对突发公共卫生事件。

四、社区的公共卫生治理不断优化

纵观全球，公共卫生的治理仍以“后果控制”型治理方式为主，风险评估和审慎决策环节仍有不足，导致只能在危害公共卫生的风险事件出现之后才被动地采取措施解决问题，“预防”仍是公共卫生治理的一大短板。

社区是公共卫生事件第一线和最前端，基层群众应站好应对公共卫生事件的第一班“岗”。美国在强化社区自控自治的作用上积极主动，通过推广“规划和伙伴关系动员行动”项目，帮助社区形成处理公共卫生问题的战略思维，制订、落地社区卫生改善计划，强调突出个性化的社区治理计划。联邦政府针对各州的具体情况提出不同的规章制度，以华盛顿州为例，要求所有公立医院务必每三年向州卫生部提交一份对口社区的社区卫生需求评估报告，向联邦政府汇报社区人群的健康状况和医疗资源的分配协作情况，从而以实际发展情况作为公共卫生治理政策的评估标准之一。这不仅给予了各州、各地方充足自由的治理权，最大限度发挥“社区弹性”，而且能够为联邦政府的后续工作部署打下基础，实现美国公共卫生治理模式从联邦主导到州主导再到地方主导的转变。

第三节　发达国家的基本公共卫生安全理念

突发公共卫生事件间接推动着公共卫生安全理念的发展。各个国家逐步意识到公共卫生安全的重要性，逐渐把建立一套完整的公共卫生安全治理体系提上日程。国家的公共卫生安全理念直接影响着相关法律法规的制定，国家遵循的相关法律法规可以直接作为基本公共卫生安全理念的正面印证和生动缩影。

以美国为例，埃博拉病毒、EV-D68感染、炭疽病、艾滋病的暴发，给美国的公共卫生安全敲响警钟，促进了美国公共卫生治理理念的向前推进。1902年，美国召开了美洲第一届国际卫生大会，区域合作的公共卫生治理模式显露出雏形。由于美国公共卫生治理权力下放，各个州在突发公共卫生事件治理上具有高度自治权。美国于2000年4月以帮助各州推动法律体系转型升级为契机，设立了“州公共卫生法律示范项目”，从法律角度来切实提升美国各州在应对突发公共卫生事件时的处理能力和处理效率，体现了美国对公共卫生安全的重视程度。

部分发达国家公共卫生治理理念受到政治信仰的影响，形成了自然权利永恒论价值导向。在公共卫生治理过程中，西方国家更加强调“我”的利益的存在性和优先性，但突发卫生事件本身自带的不确定性和不稳定性，使得以“我”的价值观为导向的治理方案无法达到立竿见影的效果，而强调“我们”的共同利益的实施细则能在公共卫生治理中起到指引作用。

部分国家在公共卫生治理上始终坚持“权”字当头，优先话语权和决定权是他们话语的主导词，将个人主义和理想主义表现得淋漓尽致。对他们而言，公共卫生治理更多的是一场权力的游戏，他们试图把个人利益最大化。西方国家高举“人权”的旗帜，将“人权”以一种政治化和法律化的形式融合到公共卫生治理工作当中，“自然状态”在指引着他们追逐权力的普遍性和天然性。然而，公共卫生作为一种公益事业，需要让所有人意识到在生命、安全和健康上要共进退，以及在疾病、暴力和死亡面前具有共同脆弱性。

自然权力永恒论和天赋人权论赋予了西方发达国家更多的“自由”，在公共卫生治理中以一种“优胜劣汰”的视角去看待突发卫生事件的暴发和蔓延。他们坚信一种“自然状态”的存在，顺应是他们最推崇的行为方式，他们认为这象征着理性和不可侵犯性。但公共卫生治理要求以科学技术和合力协作的方式来应对自然带来的袭击，以保证人类得以生存的基本权利，在危急时刻需要站在“自然状态”的对立面，采用某种方式去捍卫人类健康安全。“自由”在西方国家占据崇高无上的地位，无论在思想上还是行为上，他们抵制束缚，无论这种自由带来的结果是消极的还是积极的，他们都无法拒绝自由。而公共卫生治理需要做到隔离防疫、资源整合、限制传播等工作，需要以人为的形式去改变事态发展方向，以朝着保护人类基本权利的方向前进。“自由”和“权利”对于西方国家公共卫生治理带来了不小的挑战。单边、孤立、保护、利己等主义并未让西方国家尝到更多的甜头，个人权利和道德责任的分歧使得西方国家在公共卫生治理上困难重重。

在全球范围公共卫生治理上，部分国家利益保护主义、霸权主义势力抬头。以美国主导建立的GHSA（全球健康安全组织）机制为例，《全球卫生安全战略》规定要在保障其他盟友公共卫生安全的基础上，优先帮助17个与美国签订GHSA的国家，使亲美者优先得到援助，弱化对非盟友国家的关注，以建立起以美国为中心的关系圈，拒斥国际组织等非政府国际行为体。美国作为世界卫生强国，并未起到积极的率先示范和带动作用，反而以一种消极的“物竞天择”的姿态来面对突发疫情，导致全球范围内治理过程艰难，治理效果微弱。美国出台的《全球卫生安全战略》，强调“加强国际合作与对外支持”“合作预防全球卫生问题”等，但没有表现出理想主义的世界关怀，反而以一种“责任分担”的思维要求国际社会为美国卫生安全承担更多的责任。2020年，美国宣布退出世界卫生组织，其国家主义和孤立主义意图明显。美国以保护本国利益为首要目标，在全球公共卫生治理中，美国参与意识持续低迷，参与意愿逐渐减弱。

美国的医药专利保护系统十分苛刻，为了保证药企的高回报收入，美国对制药过程中的实验数据、制药配方采取高度保密，实行垄断生产、垄断销售。随着一些国家的仿制药技术逐渐成熟，专利药的市场份额受到影响，美国实施对专利药的绝对定价权，定价十分高昂。美国医药行业的绝大多数收入来源于出售专利药，受到利益、数据采集以及临床实验方面的影响，美国在药品研发上主要侧重于一些能够为其带来高额利润的疾病特效药，导致一些存在于发展中国家的流行病以及罕见病经常受到忽视。

2000 年，澳大利亚全国公共卫生联盟提出了“澳大利亚核心公共卫生职能”的设定，公共卫生被定义为“通过社会有关组织的响应来保护和促进健康，预防疾病、伤害和残疾”，澳大利亚从九个方面来界定公共卫生的核心职能（见图 3-6）。

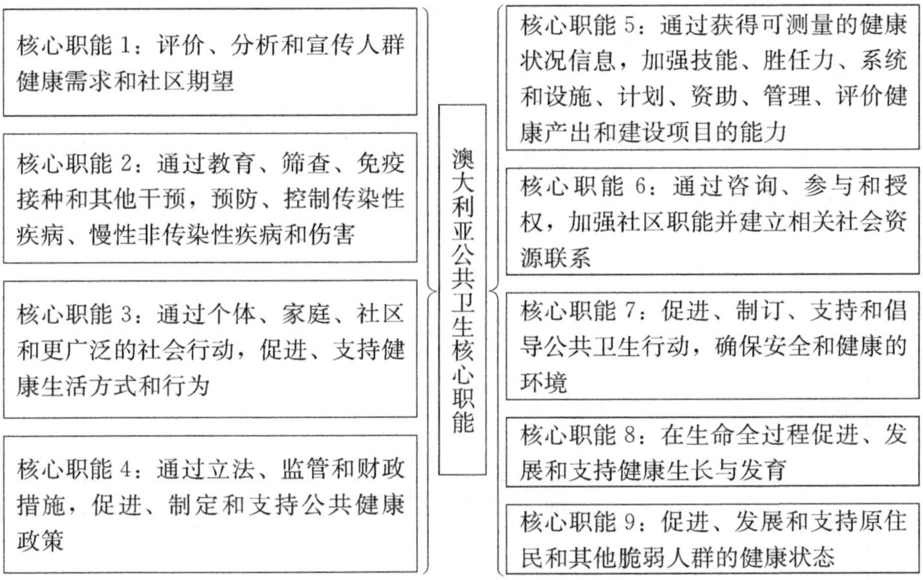

澳大利亚公共卫生核心职能

核心职能 1：评价、分析和宣传人群健康需求和社区期望

核心职能 2：通过教育、筛查、免疫接种和其他干预，预防、控制传染性疾病、慢性非传染性疾病和伤害

核心职能 3：通过个体、家庭、社区和更广泛的社会行动，促进、支持健康生活方式和行为

核心职能 4：通过立法、监管和财政措施，促进、制定和支持公共健康政策

核心职能 5：通过获得可测量的健康状况信息，加强技能、胜任力、系统和设施、计划、资助、管理、评价健康产出和建设项目的能力

核心职能 6：通过咨询、参与和授权，加强社区职能并建立相关社会资源联系

核心职能 7：促进、制订、支持和倡导公共卫生行动，确保安全和健康的环境

核心职能 8：在生命全过程促进、发展和支持健康生长与发育

核心职能 9：促进、发展和支持原住民和其他脆弱人群的健康状态

图 3-6　澳大利亚公共卫生核心职能

澳大利亚的公共卫生体系不局限于面向表面的卫生状况，而是一种为人类的生命健康做出“有组织的努力”的系统，通过立法的形式对各级政府的公共卫生职能进行明确规定（见图 3-7）。澳大利亚公共卫生除了受到公共卫生法律的规范，还会与一些其他法律产生关联。联邦《贸易惯例法》涉及有关产品安全和残次品责任的条款，该条款在界定产品安全时为减少人身伤害做出贡献，从而避免相关的公共卫生的脱轨问题。此外，酒

牌管制法、环境保护法及职业卫生和安全法也在以一种“外部”法律的形式引领着公共卫生治理的发展方向。公共卫生涉及生活中的方方面面，核心法律和“外部”法律为公共卫生治理建立了一套合理的行为规范。

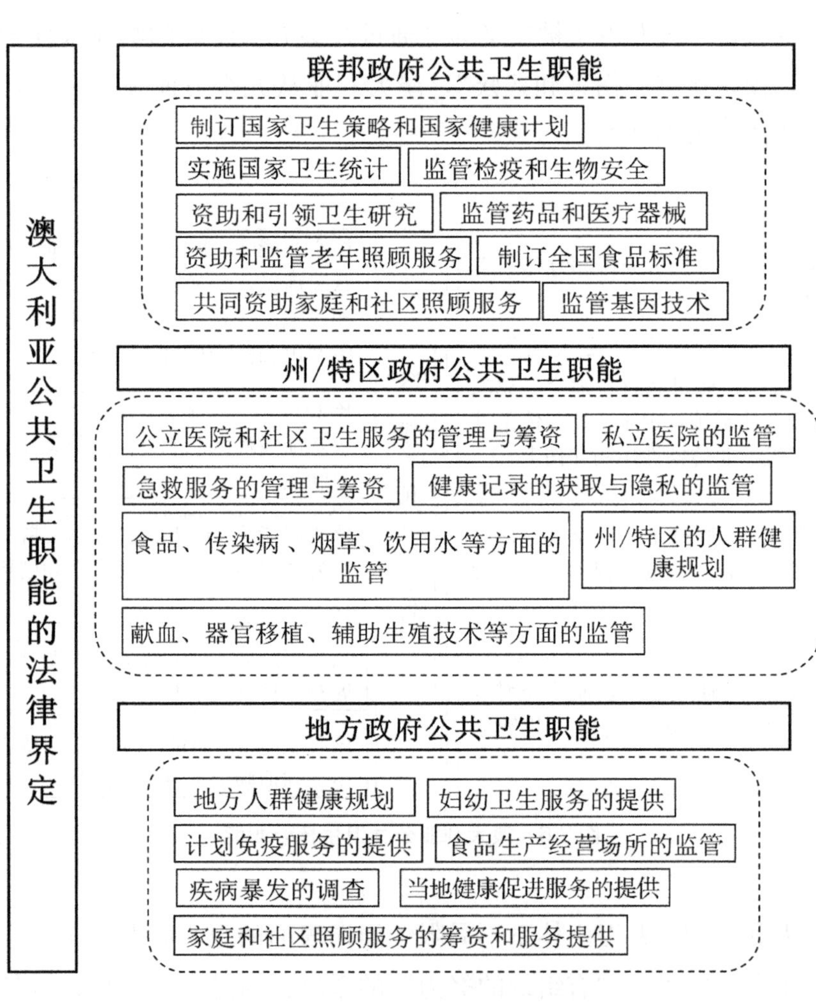

图 3-7 澳大利亚公共卫生职能的法律界定

第四节 发展中国家的基本公共卫生安全理念

基于经济水平的差异，发展中国家和发达国家在公共卫生治理上仍然存在差距。发达国家更加注重“发展”和“改善”，更加侧重在基本物质条件已经得到满足的条件下，通过基因重组和研发特效药来延长寿命、预防疾病，从而提高人类的生活质量和生活水平。发展中国家仍然处于发展中阶段，因此各方面都还存在着不足和缺陷。发展中国家在很长一段时间里的首要任务依旧是提高经济水平，以满足人民群众对美好生活的需求，以具备的经济条件去建设一套符合国情的发展计划。发展中国家在公共卫生治理上，更加希望能够提高生存率、规避疾病、远离危害，物资、人才储备和设施建设依然是其发展的硬短板。新冠肺炎疫情的暴发显露出发展中国家公共卫生治理系统中的很多不足，如预警不到位、应急不充分等。但一些发展中国家在自身尚需援助的情况下，依然为全球公共卫生事业做出不小贡献，活跃在全球公共卫生治理进程发展当中。

中国作为世界上人口最多的国家，存在区域发展不平衡、医疗资源总量不足、老龄化严重的问题，但中国在新冠肺炎疫情防控过程中，始终坚持“外防输入、内防反弹”的总方针，始终坚持“动态清零”的总目标。实践证明，中国的防疫政策都是十分有效的，中国的防疫成果有目共睹，中国做好自身的动态管理也是对防止全球疫情蔓延的一大推动。

很多发展中国家在全球公共卫生治理中的地位逐步从被动接受转变为主动参与。表 3-4 为我国公共卫生事件时序表。在 1953 年至 1957 年间，我国接受了苏联的医疗援助，在苏联的帮助下，建立起太原制药厂和华北制药厂，医药研究人员和制药人员都曾得到苏联的培训，这些都极大改善了我国当时药品短缺的问题。苏联也为我国培养公共卫生人才和输送物资。在当时，我国的省、市、县的防疫站建设都借鉴了苏联模式，加快了医疗体系建设进程。此外，我国在抗美援朝期间为朝鲜人民提供了大量的医疗援助，向他们介绍成功消灭血吸虫病的宝贵经验。随后的几十年里，我国一直致力于医学和公共卫生方面的突破，在全球公共卫生治理中坚持多边主义，倡导区域合作，逐步从参与者转变成引导者，从硬交往转变为软交往，从几个少数领域的交流演变成全范围内的交流合作。新冠肺炎疫情席卷全球，给多个国家的公共卫生体系带来猛烈冲击，许多发展中国家公共卫生治理能力不足，无法凭单边实力恢复到原来状态。2020 年，我国同全球疫苗免疫联盟签署协议，正式加入“新冠肺炎疫苗实施计划”项目，打破知识产权壁垒，主动将自己破解出来的新型冠状病毒基因组序列信息提交给世界卫生组织，在全球范围内做到信息共享。我国具备一定的疫苗生产能力，生产能力处于世界领先水平。我国向多个国家和国际组织贡献出大量的新冠肺炎疫苗，为发展中国家乃至全球的公共卫生做出了巨大贡献。

表 3-4　中国公共卫生事件时序表

时间	事件
1950 年	中国志愿军为朝鲜人民治病 188.39 万人次，其后，又向朝鲜分享消灭血吸虫病的全民卫生运动成果经验
1955 年	中国援助越南医疗器械和药品
1959 年	中国帮助蒙古建设了一所拥有 100 张床位的结核病疗养院
1963 年	中国派遣医疗队帮助阿尔及利亚走出医疗困境
1972 年	中国加入了世界卫生组织
1979 年	中国与美国签订卫生合作协定，引入美国公共卫生领域的监测方法及监测系统等卫生理念与技术
1990 年	中国与澳大利亚签订卫生合作协定，引入先进的卫生理念与技术
2004 年	中国卫生部与世界卫生组织签署谅解备忘录，将公共卫生优先事项与主要传染病的控制放在重点合作领域
2005 年	中美签署了《中美新发和再发传染病合作项目合作谅解备忘录》，建立卫生合作机制
2008 年	“中英卫生创新伙伴”行动计划正式启动

续表

时间	事件
2010 年	上海合作组织召开首届卫生部长会议，国际公共卫生合作的机制化迈入了新阶段
2015 年	“健康丝绸之路”将我国区域性卫生合作推向了新阶段，加强了“一带一路”沿线国家公共卫生交流合作的紧密程度
2016 年	中共中央、国务院出台《“健康中国 2030”规划纲要》，明确提出实施中国全球卫生战略，全方位积极推进人口健康领域的国际合作
2020 年	中国同全球疫苗免疫联盟签署协议，正式加入“新冠肺炎疫苗实施计划”

第四章　世界公共医疗卫生安全韧性的指标体系

新冠肺炎疫情暴发，传染范围波及全世界大多数国家和地区。截至2022年9月，全球新冠肺炎累计确诊人数超过6.14亿例，累计死亡人数超过652.1万人。后疫情时代，全球各国受到新冠肺炎疫情冲击的风险不断加剧。这些冲击不仅导致国际金融市场动荡乃至世界贸易战等经济扰动，还导致各国中小型企业停产以至于劳动力市场动荡，对各国就业市场影响颇深。疫情尚未结束，在面临这些突发性风险时，提升世界公共医疗卫生安全韧性迫在眉睫。世界卫生组织在“构建安全未来：21世纪全球公共卫生安全”的《2007年世界卫生报告》中首次提出“全球公共卫生安全”概念。作为一个新兴概念，解释力和适用性有待检验。

针对全球公共医疗卫生安全能力的评估框架（以下简称评估框架）尚不完善，国际上现有相对权威的评估框架仅有两种。第一种是世界卫生组织提出的联合外部评估（JEE），该评估基于《国际卫生条例》创建。JEE是全球第一个能够对公共卫生安全能力进行评估的工具。评估框架涉及4个维度，分别是预防、监测、响应以及其他风险和入境点。这4个维度一共涉及48项指标。JEE通常用于世界卫生组织成员国对国家公共医疗卫生安全能力的自评。JEE可以帮助各国主动探寻公共医疗卫生安全能力短板、评估公共医疗卫生准备水平和应对公共医疗卫生风险的能力。第二种是在JEE基础上完善而成的GHSI（全球卫生安全指数评估）。该评估框架一共涉及6个维度，比JEE框架增加了风险、标准和健康3个维度。特别是针对国家治理的风险维度，GHSI提出了应对公共卫生事件时依法治理的依据和保障能力要求，GHSI 作为最新提出的公共医疗卫生安全能力评估工具可以说十分综合且全面。

新冠肺炎疫情暴发后，大部分西方发达国家虽然 GHSI 得分高，但是抗击疫情过程中的表现却一言难尽。相反，一些国家 GHSI 得分虽不太理想，但抗击疫情的效果却十分显著。在新冠肺炎疫情联合报告中，中国因抗击疫情成效显著而受到了世界卫生组织的充分肯定。中国的抗疫和防控措施逐渐获得国际社会的广泛认可和应用。新冠肺炎疫情的冲击，使得 GHSI 的有效性受到质疑，同时也给予各国一个检验公共医疗卫生安全能力的实践机会，推动各国找出影响国家抗疫能力的决定性因素，弥补公共医疗卫生安全评价体系的不足。

在《国际卫生条例（2005）》的国际法框架下，JEE 对各国公共医疗卫生安全核心能力提出基本要求，并评估和检验各国对于《国际卫生条例（2005）》的实施进度。图 4-1 显示了 JEE 中的 4 个维度，分别是预防、监测、响应以及其他风险和入境点；18 个技术邻域，共有 48 项具体指标。除此之外，评估指标还包含一些已有相关医疗指标。总的来说，JEE 中的大部分评估指标是公共医疗卫生安全的核心能力，如人力资源、疾病监测能力和实验室能力。事实上，要想公共医疗卫生安全能力建设发挥作用，国家必须具备足够的领导力，给予资源投入以及做出具体承诺。但现实是，南非和非洲的部分低收入国家，国民收入低且医疗资源紧缺，导致公共医疗卫生安全能力建设滞后。也有一些国家，虽然经济实力雄厚且基础医疗设施齐全，但是公共医疗卫生安全能力建设仍不足。

据最新版世界卫生组织的 JEE 报告指出：JEE 得分与国家经济水平、传染病导致的健康危害和卫生人力资源水平相关。这表明，资源短缺的部分低收入国家需要借助更多的国家援助来建设与维护公共医疗卫生安全。此外，另一项研究也指出，JEE 结果不仅与地区 GDP 和专业医护人员水平等卫生资源储备有关，还与国家卫生系统的公共医疗卫生核心能力密切相关。但各个国家之间所呈现出的这类相关性也不完全相同。要想提高

JEE结果的信效度，还需要充分考虑各国具体国情以及公共卫生价值认知上的差异。

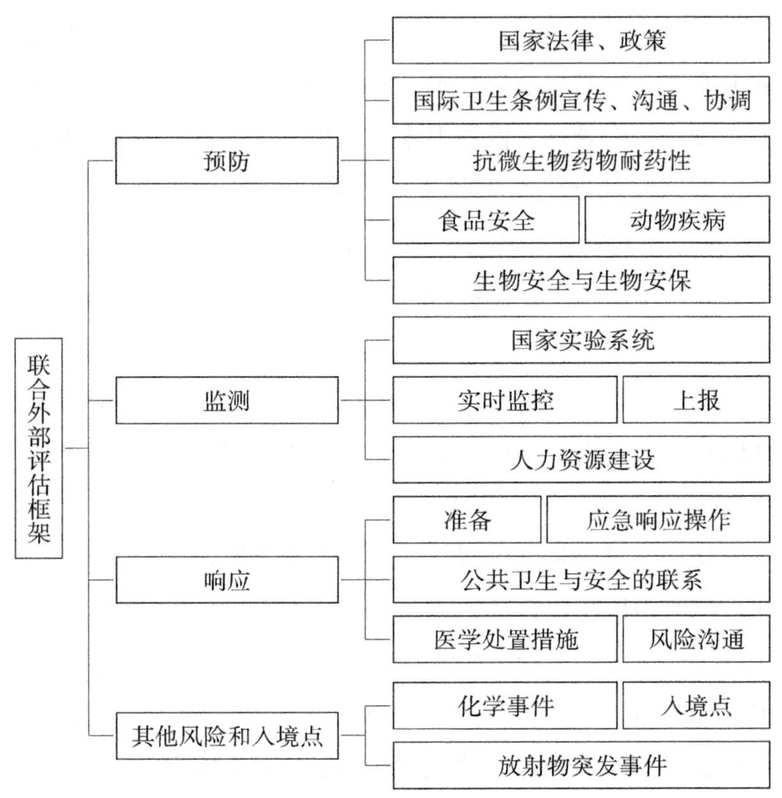

图4-1　联合外部评估框架图

作为国家自我评估工具，JEE对于全球各国评估自身应对公共医疗卫生风险能力和公共医疗卫生安全准备的能力十分重要。JEE的评估结果是由各国国内专家和国际团队联合评估得出的。国内专家团队先进行自评，外部国际团队也进行评估，两个结果进行比较获得最终结果。各国政府和专家在联合国评估过程中为评估提供支持。在国家层面上，通过多部门利益相关者的参与，可为低收入水平国家JEE评估提供经费支持。JEE将具有代表性的国家政府及机构聚集在一起，其中不乏（人和动物）健康、国防、财政机构，部分相关高校或相关研究机构，以及大型跨国企业等，有效促进了这些机构的团队合作。

新冠肺炎疫情蔓延至全球，影响久久未能消散，世界格局因此发生巨变。想要维护好全球公共医疗卫生安全，仅仅通过评估公共卫生核心能力已经远远不够了，还需要创新和突破全球公共医疗卫生安全治理能力和方式。新冠肺炎疫情暴发后，受到联合国儿童基金会的支持，国际电信联盟与世界卫生组织利用现代信息技术手段，向民众发送提供重要防疫健康信息的手机短信。中国采用最新的电信技术，通过追踪确诊人员的活动轨迹，加速发展了现场流行病学的调查方法，使流调和防疫工作的效率得到显著提高。

表 4-1 列出了 GHSI 评估框架。GHSI 在 JEE 的基础上增加了 3 项能力指标，分别是标准、健康和风险。同时，GHSI 调整了 JEE 中的预防、监测和响应指标的二级指标，最终一共包含 6 个维度、28 个指标。GHSI 的每个维度权重大致相等，GHSI 总分是在赋予每个维度权重后得到的。GHSI 结果显示，美国公共医疗卫生安全能力在全世界 195 个国家中位居榜首，而中国仅位居第 51 位。总的来说，面对新冠肺炎疫情大流行，全球没有哪个国家有十足准备。GHSI 还对国际规范的承诺、健全的卫生系统以及国家风险环境提出要求。GHSI 为鼓励各国记录和公开公共医疗卫生安全准备情况，通过收集公开发布的信息对各国公共医疗卫生安全能力进行评估。此外，在响应维度中，GHSI 更加细致地考虑到，JEE 中响应维度较为笼统，可以将其进一步细分为两个体系的响应，即公共卫生应急管理体系响应和医疗救治体系响应。在公共卫生应急管理体系的响应维度中新增了 3 项指标，分别是“贸易和旅行限制”“响应计划演练”以及“通信基础设施的可及性”。从医疗救治体系来看，健康维度方面分别从门诊基层卫生服务能力、MCM 和人员配置、卫生保健可及性和 PHE 卫生技术人员交流沟通等角度做出了系统性评估。

表 4-1 GHSI 评估框架表

<table>
<tr><td rowspan="32">全球健康安全指数评估框架</td><td rowspan="15">公共卫生应急管理体系</td><td rowspan="6">预防</td><td>1. 人畜共患病</td></tr>
<tr><td>2. 疫苗接种</td></tr>
<tr><td>3. 抗生素耐药性</td></tr>
<tr><td>4. 两用研究及科学氛围</td></tr>
<tr><td>5. 生物安全保障</td></tr>
<tr><td>6. 生物安全</td></tr>
<tr><td rowspan="4">监测</td><td>1. 实验室系统</td></tr>
<tr><td>2. 实时监控和上报</td></tr>
<tr><td>3. 流行病学人力资源</td></tr>
<tr><td>4. 人、动物、环境部门数据整合</td></tr>
<tr><td rowspan="5">响应</td><td>1. 应急准备</td></tr>
<tr><td>2. 响应计划演练</td></tr>
<tr><td>3. 公共卫生与安全部门联动</td></tr>
<tr><td>4. 贸易和旅行限制</td></tr>
<tr><td>5. 风险沟通</td></tr>
<tr><td rowspan="4">医疗救治体系</td><td rowspan="4">健康</td><td>1. 门诊基层卫生服务能力</td></tr>
<tr><td>2. MCM 和人员配置</td></tr>
<tr><td>3. 卫生保健可及性</td></tr>
<tr><td>4. PHE 卫生技术人员交流沟通</td></tr>
<tr><td rowspan="9">治理体系</td><td rowspan="4">标准</td><td>1. 报告遵从性和灾难风险的减少</td></tr>
<tr><td>2. PHE 响应的跨境协议</td></tr>
<tr><td>3. 国际承诺</td></tr>
<tr><td>4. 筹资</td></tr>
<tr><td rowspan="5">风险</td><td>1. 政治和安全风险</td></tr>
<tr><td>2. 社会经济韧性</td></tr>
<tr><td>3. 基础设施</td></tr>
<tr><td>4. 环境风险</td></tr>
<tr><td>5. 公共卫生脆弱性</td></tr>
</table>

注：MCM 是指医疗对抗措施；PHE 是指突发公共卫生事件。

由于GHSI评分六个维度权重相差不大，各个国家治理能力和所处风险环境对全球公共医疗卫生安全治理能力的决定性影响会受到低估，导致在新冠肺炎疫情应对情况评估中，部分国家的实践情况并未达到GHSI理想评估分数。GHSI是在JEE的基础上构建的一个较为综合的全球公共医疗卫生安全能力评估框架。GHSI并不是一个完美的评估框架，存在若干客观和主观的局限性。客观局限性中最重要的两个方面是：仅对公开数据进行评估，未掌握地方层面信息；权重设置未能体现出个别维度的重要性。但是，作为当前综合性最强且最新的全球公共医疗卫生安全评估指数工具，GHSI的作用仍值得肯定。GHSI评估能够发现各国存在的短板及前期准备工作中的不足，提倡全世界携起手来共同提高。本书构建的公共医疗卫生安全层级韧性的指标体系将从抵抗力、恢复力、适应力三个层面着手构建。

第一节　抵抗力韧性是公共医疗卫生安全韧性的支撑

一、抵抗力韧性的基本内容

抵抗力韧性反映了系统承受灾害冲击时能够减小冲击造成系统损失的一种能力。在公共医疗卫生系统中，要抵御突发公共卫生事件和重大疫情的冲击，需要完善应急预案并实际演练，以便能够及时有效地应对突发公共卫生事件和重大疫情。推进医疗体系发展和健康卫生教育是提升公共医疗卫生安全抵抗力的重要手段。

“医疗”有医治和疾病的治疗两个含义。通过“医疗”，可以让“疾病”或“所处的病状”得到缓解或消失。医疗不仅会改变患者的病态，而且会改变患者的心态，甚至会改变患者的生活或是人生规划。因此，医疗不是一件可以马虎的事，它不容许出现一丝一毫的疏忽。置身医疗界，就意味着需要时刻保持高度的紧张感和责任感。认识医疗本质，对促进医疗事业的发展尤为重要。医疗本质：从个体角度是“生命”，从社会角度是“民生”。

我国的医疗事业从中华人民共和国成立起大致经历了几个过程。例如，在1950年至1979年计划经济期间，在国家的领导下，我国初步建立起公共医疗卫生体系，保障了大多数城乡居民的基本医疗服务权利，但是整体服务水平与医疗救治质量较低。当时，我国城乡居民也仅有低水平的医疗服务需求。自党的十一届三中全会后，我国开始实行对外开放政策。在掌握和拥有了对中国有利的国外知识、经验及资金之后，我国医疗事业的发展迈上一个新的台阶，医疗科研人员、医务人员及医疗机构数量持续上涨。从20世纪80年代至20世纪末，全国医务人员总人数由280万人增加至426万人，每千人医生人数由1.2人上升至1.6人，每千人医院床位数由2张上升至3.5张。但农村中的乡镇卫生院数量、床位数量有所下降。在计划经济体制下，我国医疗卫生体系定位明确，创造出一系列辉煌成就。尤其在医疗服务、预防保健等方面硕果累累。同时，我国全面开展了城镇和农村的医疗服务，医疗服务的普及性大大增强。

健康卫生教育作为一项有组织、有计划、有系统的社会教育活动，对预防疾病、促进健康、减轻或消除影响健康的危险因素起到促进作用。我国按照《全国健康卫生教育与健康促进工作规划纲要》（以下简称《规划纲要》）实施健康卫生教育工作，采取的措施为：①加强领导，增加投入。各级卫生行政部门将健康卫生教育工作纳入工作议事日程中，积极落实《规划纲要》中的各项措施和目标。加大对健康卫生教育与健康促进工作的经费投入，保障开展工作所需的活动经费，优化公共卫生资源配置。②能力建设，规范管理。加强各地各级健康卫生教育专业机构建设，提高医务工作者的健康卫生教育工作能力与水平。③部门协调，社会参与。各级卫生行政部门积极倡导公共卫生政策，充分发挥教育行政部门、宣传部门、新闻中心等部门的主导作用。

二、抵抗力韧性的演化

为了抵抗冲击，我国不断加大公共医疗卫生投入，公共医疗卫生安全抵抗力不断加强。

近年来，我国医疗体系规模扩大，医疗技术水平提升，医疗技术设备得到优化、改善。据统计资料显示，我国市级三甲医院的医疗条件明显改善，而县（乡）级医院仍有待加强。需要关注的是，在各大医院争相采购大型先进医疗设备（如核磁共振仪、数字减影 X 光机等）以吸引病患就诊的同时，出现了医疗资源分布不均、医疗设备水平参差不齐、医疗资源浪费等现象。

我国的城市居民和农村居民适用不同的医疗保障制度，两种医疗保障制度有着不同的发展特点和发展过程。在城镇，最初施行公费和劳保医疗制度，后来进行了城镇医疗保险改革和试点。我国正在探索建设多层次医疗保障体系。众所周知，城市居民的收入水平和支付能力整体高于农村居民，而农村中的富裕农民的支付能力又略高于低收入农民。我国居民的医疗服务利用水平存在明显的城乡及地区差别，其中农村富裕居民的医疗服务利用率高于农村低收入居民，而城市居民的医疗服务利用率高于农村居民。为了探索和完善多样化的农村医疗保障制度，政府积极推进新型农村合作医疗制度的生成。

我国的医疗事业快速发展，人民的健康水平位于发展中国家前列，我国的医疗模式被世界卫生组织誉为“以最少的投入获得了最大健康收益”的中国模式。我国作为世界上人口最多的发展中国家，医疗事业发展的成绩全世界有目共睹，但是还需要不断完善医疗资源配置、改进医疗服务效率、提升医疗服务利用率。

当前，我国医疗资源分布不均衡。东部沿海地区作为最早改革开放的地区，经济发展水平明显高于西部地区。经济发展水平带动医疗资源发展，东部沿海地区的医疗水平也相对领先。数据显示，西部地区不仅医生、护士等医务工作人员数量少，各大医院的高新医疗设备也不及东部沿海地区。地区及城乡之间存在的医疗资源配置差异，将会直接影响到医疗服务水平、医疗质量及医疗体系发展。公平与效率是医疗服务的主张。在分配医疗资源和医疗服务时，应当严格按照公平原则进行分配，从而保障全体公民的基本医疗服务权利。同时，医疗部门也应该有效利用现有医疗资源，按照公平原则为广大患者提供及时、有效的医疗服务。

医疗服务是每个人最基本的需求，各级政府的基本任务之一就是分配现有医疗资源用以开展公平的医疗服务，促进社会发展。《中华人民共和国国民经济和社会发展第十四个五年（2021—2025 年）规划和 2035 年远景目标纲要》指出，协调发展是评价发展水平的标准和尺度，同时也是发展目标与发展手段。医疗服务水平与经济发展水平作为相互影响、相互促进的两个方面，二者之间的协调发展与社会发展的稳定性和可持续性密切相关。

第二节　恢复力韧性是公共医疗卫生安全韧性的协调保障

恢复力韧性反映了构件或结构在外荷载去除后回复至原来形状的能力，代表系统内部修复、重新恢复系统正常功能的能力。从公共医疗卫生安全角度来看，修复重大疫情或突发公共卫生事件所造成的破坏、恢复社会正常秩序的速度与当地公共医疗卫生水平息息相关。此外，当地的人口分布结构和经济水平也与系统恢复速度密切相关。在此次新冠肺炎疫情大流行中，疫情病死率、日增长病例数也能直观体现出系统恢复的情况。在公共医疗卫生安全韧性中，恢复力主要由医疗保障制度、国家经济发展水平和使用卫生服务的居民占比所决定。

一、恢复力韧性的基本内容

公共卫生服务是健康中国的重要组成部分，是实现每个人享有基础卫生保健权利目标的关键性环节，是深化医药卫生体制改革的重要工作。我国的基本公共卫生服务项目，面向全民免费提供最基本公共医疗卫生服务，主要以老年人、儿童、慢性疾病患者、孕妇为重点服务人群。我国基本公共卫生服务项目坚持预防为主、防治结合的方针，方便居民就医并减轻费用支出负担，优化国家公共卫生服务结构，对建立和谐医患关系起到重要作用。

医疗保障制度作为上层建筑的重要组成部分，必须与经济基础相适应。21 世纪，世界各国医疗保障体系主要由各国政府主导建设，支持医疗保障服务开展的主要资金来源是政府对财政资源的合理组织。然而组织财政资源并非易事，主要原因是涉及的系统众多，个人层面、社会层面、政府层面错综复杂。自古以来，人民对于生命延续的期望就从未停止，医疗保障的供求关系也因此难以测定，而资金的筹集是有限的。据国家统计局公布的全国人口普查数据显示，从 2011 年到 2015 年，我国迎来第一个老年人口增长高峰后，人口老龄化情况愈演愈烈，预计到 2030 年我国老年人口数量将会进一步增加，彼时供求矛盾将更加突出。

二、恢复力韧性的内涵演化

无论在城市还是农村，无论是否有当地户籍，只要是中华人民共和国的公民均能享受国家基本公共卫生服务。国家基本公共卫生服务中不同的服务项目针对不同的服务人群：①面向所有人群的基本公共卫生服务。统一建立居民健康档案，传染病及突发公共卫生事件的报道和处理，健康卫生教育服务。②面向特殊疾病患者的基本公共卫生服务，如对Ⅱ型糖尿病、高血压、严重精神疾病患者的健康管理。③面向特定性别、年龄人群的基本公共卫生服务，如孕产妇与新生儿健康管理、预防接种，老年人身体健康管理等。国家基本公共卫生服务覆盖我国 14 亿人口，该项目促进居民不良生活方式的改变和健康意识的提高，使得居民逐步树立起自我健康管理的理念，进而提高公共卫生服务和突发公共卫生事件应急处置能力，对提高国民健康素质起到显著促进作用。

2016 年 1 月，国务院发布了《关于整合城乡居民基本医疗保险制度的意见》，提出：基本医疗水平不能超过社会生产力水平、地方政府财政和企业的实际承受能力；基本医疗保障覆盖面需要扩大至城镇所有劳动者；整合城镇居民基本医疗保险和新型农村合作医疗制度，建立统一的城乡居民基本医疗保险制度是推进我国医药卫生体制改革、实现城乡居民享有公平的基本医疗保险权益、增进人民福祉、促进社会公平正义的重大举措，这对促进城乡经济社会协调发展、全面建设社会主义现代化国家具有重要意义。

党的二十大报告指出，要健全公共卫生体系，提高重大疫情早发现能力，加强重大疫情防控救治体系和应急能力建设，有效遏制重大传染性疾病传播。新冠肺炎疫情全球蔓延让世界各国意识到了提高医疗保障能力与卫生服务能力对全面推进全民医疗卫生服务保障系统建设的重要性。医疗保障作为医疗卫生服务保障系统中的重要一环，通常受到以下三个方面的影响：医疗资源发展潜力、地区综合经济实力和医疗服务业定价能力。其中，医疗资源发展潜力代表地区科研教育力量、交通运输承载能力和地区基础设施的建设对于地区医疗保障机制和地区卫生服务的支撑能力。综合经济实力反映出地区经济发展水平，地区经济发展水平对于地区公共卫生服务和医疗保障机制的整体发展和建设起到决定性作用。医疗服务业定价能力则反映出地区医疗卫生资源（包含各类药品、疫苗，医院床位，基础医疗设施）的价格指数、居民的人均卫生支出以及对各类医疗卫生服务的需求程度。

世界银行按人均国民总收入，通常把世界各国分成四种类型：低等收入国家、中低等收入国家、中高等收入国家及高等收入国家。在低收入国家，经济发展速度缓慢，医疗保障制度的建立刚刚起步。面向大部分居民的医疗保障制度尚未健全（除国家公务员和大型企业工作人员），医疗保障覆盖人口数量有待提高。这类国家如印度、中非共和国、几内亚等。在中低等偏下收入国家，国家经济发展速度逐步加快，使得医疗保障制度不断完善。除了国家公务员和企业员工有医疗保障外，医疗保障人口覆盖面迅速扩大，面向其他人群的医疗保障制度也得到逐步完善。这类国家如乌兹别克斯坦、哥伦比亚、爱沙尼亚等。在中高等偏上收入国家，经济逐步发展使得社会医疗保障制度基本完善。面向各类人群的医疗保障制度得到建立，并逐步与社会保障制度并轨。医疗保障基本覆盖全国所有家庭。这类国家如马来西亚、墨西哥、韩国等。在高等收入国家，经济高速发展使得社会保障制度大多与医疗保障制度并轨，医疗保障覆盖全国所有居民。这类国家如新西兰、加拿大、芬兰等。

我国的基本医疗保障制度改革采取渐进方式，渐进方式具有阶段性、试验性、局限性，还需要不断地在实践中探索和完善。尚需改善的方面主要体现在：不同人群待遇差距较大，保障水平总体不高；适应流动性方面存在缺陷，参保人员在异地就医时医保关系转接困难；可持续性方面存在不足，部分地区信息化水平低，管理手段落后。在党中央的指导下，我国医疗保障工作的基本思路是：坚持“广覆盖、多层次、保基本、可持续”的基本方针，加快建立和完善以基本医疗保障为主体，其他多种形式医疗保险和商业健康保险为补充，覆盖城乡居民的多层次医疗保障体系，逐步实现人人享有基本医疗保障。

第三节　适应力韧性是公共医疗卫生安全韧性的内在要求

适应力韧性反映了主体因角色发生变化并为有与之平衡的能力代表系统进行学习并进行调整用以应对下一次突发公共卫生事件的能力。提高系统的适应能力，不仅需要国家政策的强有力支持，还需要吸取重大疫情防控经验并且加强疫情的防控宣传和教育。应进一步完善重大疫情应急预案，确保突发公共卫生事件再次发生时能够快速应对和处理。在公共医疗卫生安全韧性体系中，适应力主要由国民卫生健康水平、疫苗覆盖率所决定。

一、适应力韧性的基本内容

随着技术的进步，社会生产力大幅提升，人民消费能力不断提高，健康与长寿也就愈发成为热点话题。在科学技术广泛应用于生产生活的今天，医疗技术得到极大的临床验证与科技加持，人民的生命健康安全得到极大的保障。但随着社会的发展，许多现实问题不可避免，人口老龄化成为世界多国的现状或趋势，养老刚需增长呈暴发式。基于此，健康服务产业迎来发展新阶段，大数据技术也正在成为包括健康服务产业在内各产业发展的新引擎。

二、适应力韧性的内涵演化

“十三五”期间，我国实施健康中国的战略，把保障人民健康发展置于优先发展的位置。国务院发布的《国务院关于实施健康中国行动的意见》中指出，各地的相关部门要不断落实健康中国战略，保证健康中国行动的实施，推动爱国卫生运动的开展和国民健康政策的完善。相比以前大众对健康的认知是身体健康，现在大众认知在国民健康观念、国民健康行为、国民健康消费习惯等多个维度都快速发展。2020 年底，我国全面建成小康社会，脱贫攻坚战取得全面胜利，完成了健康扶贫任务，提升了 823 个脱贫县的县级医院的服务能力，使远程医疗服务全面覆盖并且不断延伸至乡镇卫生院。过程中，2000 多万贫困患者得到分类救治，近千万因病返贫的返贫户成功脱贫，居民基本医疗有保障的目标全面实现。《“十四五”国民健康规划》中提出的国民卫生健康基本原则为：①健康优先，共建共享。推动将国民健康融入所有政策中，加快构建保障国民卫生健康优先发展的制度体系，促进国民健康的生活方式的形成，促进个人、社会和政府之间共同行动机制的完善，促进共建、共治、共享社会治理格局的形成。②预防为主，强化基层。不断强化预防和治疗的结合，把预防置于一个更加突出的位置；使重点人群的健康水平得到关注，重大疾病以及主要的健康危险因素得到重视；不断推动医疗卫生资源下沉，把提高基层医疗卫生水平作为重点，使基层健康监测和防病治病的能力得到提升。③提高水平，促进均衡。改善城乡以及各地区之间医疗资源配置不当、健康保障水平差距较大的问题，使城乡之间的医疗资源布局得到优化，使优质的公共卫生资源得到扩容，使基础医疗卫生服务的公平性得到提升，使国民卫生健康服务供给水平得到提高。④改革创新，系统整合。通过改革创新，打破公共卫生领域中存在的机制障碍，同时公益性的基本医疗卫生事业也要不断推广；在面对重大公共卫生事件时，统筹安全和发展两个方面，使防范处置能力得到提升。

预计到 2025 年，我国特色基本医疗卫生制度逐步健全，国民卫生健康体系更加完善，应对突发公共卫生事件和重大疫情的防控能力显著提高，健康科技创新能力显著增强，公共医疗卫生服务能力明显增强，人均预期寿命明显提高，公共医疗卫生安全韧性监测预警体系基本建成，重大的流行性疾病带来的危害得到有效控制和消除，乙类疾病发病率进一步降低，重点地区疾病和人畜共患瘟疫危害得到控制，重大慢性病、严重心理疾病、职业病的发病率上升趋势逐渐减缓。届时，我国会不断提高健康产业和公共医疗卫生支撑力的发展水平，逐步健全医疗和医学教育人才培养体系，进一步增强卫生领域的科技创新能力，健全国民卫生健康政策体系，深化医疗卫生体制改革，提升公共卫生健康治理能力和治理水平。预计到 2035 年，具有中国特色的基本医疗卫生制度会更加完善，与社会主义现代化相适应的公共医疗卫生服务体系将会建立起来。

第四节　世界公共医疗卫生安全韧性指数构建

下面，我们在已有世界公共医疗卫生安全韧性评估框架下，在抵抗力、恢复力、适应力三大维度刻画世界公共医疗卫生安全韧性，构建世界公共医疗卫生安全韧性的指标体系，并基于主成分方法进行初步分析。

一、指标体系

本节从抵抗力韧性、恢复力韧性、适应力韧性三个维度分析世界公共医疗卫生安全韧性。根据数据的权威性和可获取性，最终收集整理指标 12 个；依据计算的简捷性和结果的可比性，对指标数据进行处理。具体指标体系如图 4-2 所示。

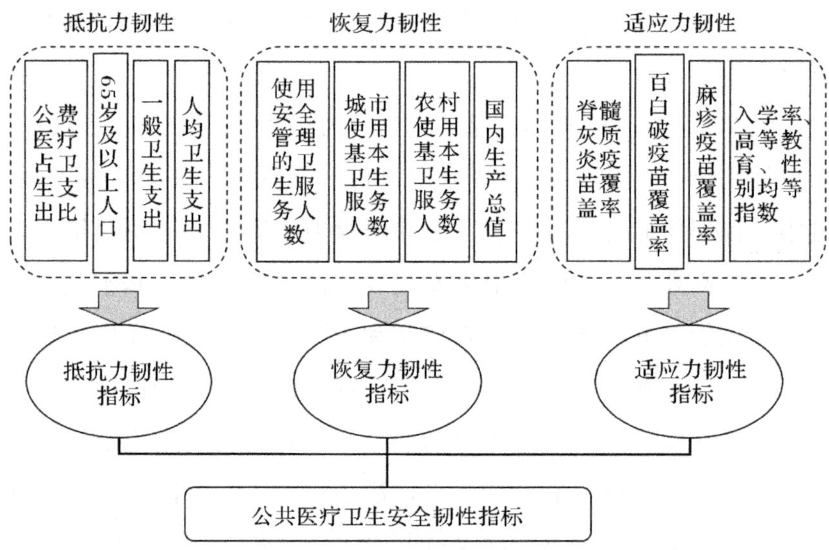

图 4-2　世界公共医疗卫生安全韧性指标体系框架

（一）抵抗力韧性的指标

1. 65 岁及以上人口

一国 65 岁及以上人口占总人口的百分比，反映一国人口老龄化程度。[①] 65 岁及以上人口因身体机能的衰退更容易遭受来自公共医疗卫生方

① 资料来源：https://datatopics.worldbank.org/world-development-indicators/

面的风险冲击，因此当一国人口老龄化程度越严重，越不利于提升公共医疗卫生安全抵抗力韧性。为更直观地从数据层面体现一国人口结构，取65岁及以上人口占总人口百分比的倒数，此时数据越大表示人口结构越有抗公共医疗卫生风险能力，公共医疗卫生安全抵抗力韧性水平越高。

2. 公费医疗占卫生支出比

公费医疗支出即卫生支出中由公共保障服务付费的部分。公费医疗占卫生支出比即非自费医疗占卫生支出比，由单位1减去自费医疗占卫生支出比而得。[①] 该指标体现一国公共医疗卫生资源的保障程度，公费医疗占卫生支出比越高，该国公共医疗卫生资源的保障程度越高，公共医疗卫生安全抵抗力韧性水平越高。

3. 一般卫生支出

这里的一般卫生支出指一国在一定时期内用于公共医疗卫生的公共资源消耗量，体现该国公共医疗卫生资源的总量供给。一般卫生支出越高，表示该国公共医疗卫生资源的供给量越大，公共医疗卫生安全抵抗力韧性水平越高。

4. 人均卫生支出[②]

一国医疗卫生总消费比总人口得人均卫生支出，用于在考虑该国人口规模情况下衡量该国医疗卫生服务的购买能力。人均卫生支出越高表示该国国民医疗卫生服务购买力越强，抗公共医疗卫生风险的能力越强，公共医疗卫生安全抵抗力韧性水平越高。

（二）恢复力韧性的指标

1. 使用安全管理的卫生服务人数

由使用安全管理的卫生服务的人口占人口的百分比与总人口数计算求得。[③] 该指标可以衡量国家安全管理的卫生服务覆盖范围，体现了该国医

---

① 资料来源：https://datatopics.worldbank.org/world-development-indicators/

② 资料来源：https://datatopics.worldbank.org/world-development-indicators/

③ 数据来源：https://datatopics.worldbank.org/world-development-indicators/

疗卫生服务的使用情况，彰显了国家基层医疗卫生治理能力。使用安全管理的卫生服务人数越多，国家基层公共医疗卫生治理能力越强，公共医疗卫生安全恢复力韧性水平越高。

2. 城市使用基本卫生服务人数

由城市使用基本卫生服务的人口占城市人口的百分比与城市人口数求得。① 该指标体现城市基本卫生服务水平与能力。城市使用基本卫生服务人数越多，城市基本卫生服务水平越高，城市基本卫生服务能力越强，面对公共医疗卫生冲击时城市生产生活恢复正常的速度越快，公共医疗卫生安全恢复力韧性水平越高。

3. 农村使用基本卫生服务人数

由农村使用基本卫生服务的人口占农村人口的百分比与农村人口数计算求得。② 该指标体现农村基本卫生服务水平与能力。农村使用基本卫生服务人数越多，农村基本卫生服务水平越高，农村基本卫生服务能力越强，面对公共医疗卫生冲击时农村生产生活恢复正常的速度越快，公共医疗卫生安全恢复力韧性水平越高。

4. 国内生产总值③

国内生产总值指一国一定时期生产活动的成果，不仅直接反映该国的经济实力，也侧面反映该国的综合发展水平。国内生产总值越高，国家经济实力越雄厚，面对公共卫生事件时，能有更多的资源可供调动和使用，公共医疗卫生安全恢复力韧性水平越高。

（三）适应力韧性的指标

1. 脊髓灰质炎疫苗覆盖率④

脊髓灰质炎作为一种全球性、病毒性、急性传染病，严重威胁着全球

---

① 资料来源：https://datatopics.worldbank.org/world-development-indicators/

② 资料来源：https://datatopics.worldbank.org/world-development-indicators/

③ 资料来源：https://datatopics.worldbank.org/world-development-indicators/

④ 资料来源：https://www.who.int/

儿童的健康安全。防控脊髓灰质炎疫情的暴发，除通过环境卫生安全切断其传播途径外，接种脊髓灰质炎疫苗是最有效的预防措施。根除脊髓灰质炎的全球行动自 1988 年发起以来取得了显著的成就。脊髓灰质炎是全球大部分国家及地区疫情防控的重点，脊髓灰质炎疫苗覆盖率体现了国家的疾控水平。脊髓灰质炎疫苗覆盖率越高，疾控水平越高，公共医疗卫生安全适应力韧性水平越高。

2. 百白破疫苗覆盖率①

百白破疫苗可免疫疾病有百日咳、白喉、破伤风，可有效为儿童和青少年提供免疫保护。百白破疫苗是一种混合疫苗，因此百白破疫苗覆盖率可看作综合指标，侧面体现了国家的疾控水平。百白破疫苗覆盖率越高，疾控水平越高，公共医疗卫生安全适应力韧性水平越高。

3. 麻疹疫苗覆盖率②

麻疹是一种急性呼吸道传染病，传染性强，具有周期性，在全球病毒性疾病发病和死亡例数居高不下。鉴于此，世界卫生组织将麻疹视为继脊髓灰质炎后的下一个防治目标。故麻疹疫苗覆盖率成了一国的疾控水平代表性指标，麻疹疫苗覆盖率越高，疾控水平越高，公共医疗卫生安全适应力韧性水平越高。

4. 入学率、高等教育、性别均等指数③

该指标为综合指标，涵盖了一个国家国民入学率、接受高等教育情况以及接受教育的性别情况，可以用以衡量该国的总体教育水平，侧面反映一国国民接受医疗卫生健康教育和教育宣传的水平。入学率、高等教育、性别均等指数越高，则医疗卫生健康教育和教育宣传的水平越高，公共医疗卫生安全适应力韧性水平越高。

---

① 资料来源：https://datatopics.worldbank.org/world-development-indicators/

② 资料来源：https://datatopics.worldbank.org/world-development-indicators/

③ 资料来源：https://datatopics.worldbank.org/world-development-indicators/

二、基于主成分的初步分析

本节对世界公共医疗卫生安全韧性指数的计算，数据选取自 2019 年 54 个样本国家、3 个维度、12 个指标变量数据，采用降维的方式进行指数合成，保证维度指标尽可能地包含其下属变量的所有信息。

（一）世界各国公共医疗卫生安全韧性指数

世界各国公共医疗卫生安全韧性指数总体差距不大，大部分国家指数在区间（−1，1）内，个别国家公共医疗卫生安全韧性指数较为突出或较差。在各国公共医疗卫生安全韧性指数中，美国、中国和瑞典最为突出，其他指数在（0.5，1）区间内的国家大都集中在欧洲区域和高等收入水平这两个特征上，而指数小于 0 的国家有 21 个（见图 4-3）。对比极值可以发现，美国与尼日尔差距超过 3 个单位，这较为明显地说明全球公共医疗卫生安全水平的差异性，全球公共医疗卫生安全事业任重而道远。

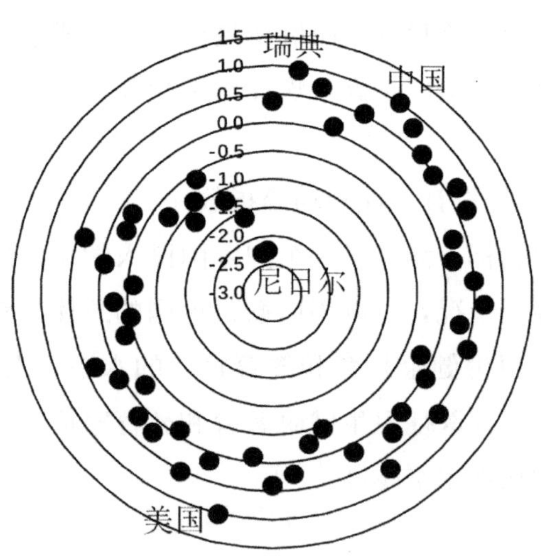

图 4-3 世界各国公共医疗卫生安全韧性指数

具体来看，公共医疗卫生安全韧性指数水平较高的 20 个国家，可根据指数水平分为 4 个梯队（见图 4-4）。第一梯队有美国、中国和瑞典，指数都超过 0.9；第二梯队有挪威、法国和以色列，指数在 0.7 到 0.9 之间；第三梯队为比利时、意大利、丹麦、西班牙、葡萄牙、英国、匈牙利、俄罗斯和捷克，指数在（0.5，0.7）区间；第四梯队包括卢森堡、瑞士、拉脱维亚、德国和加拿大，指数都超过 0.3。其中，从区域上来看，大部分国家位于欧洲区域，其余几国位于亚洲和北美洲。由此可以看出，全球公共医疗卫生安全韧性在区域发展上的不平衡。

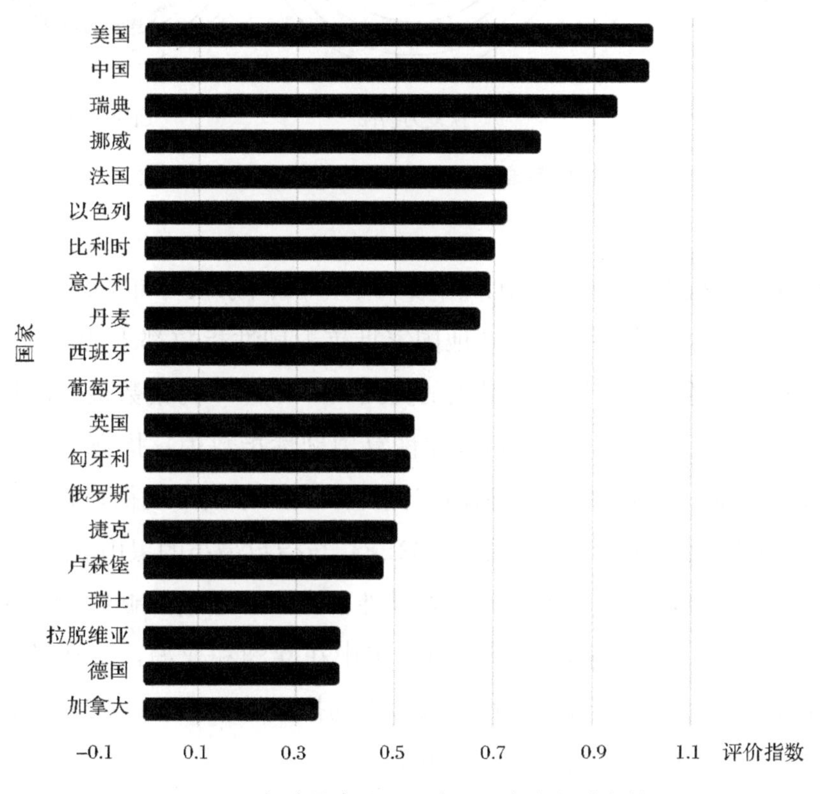

图 4-4 部分国家公共医疗卫生安全韧性指数

（二）世界各国公共医疗卫生安全韧性的二级指标综合评价

世界各国公共医疗卫生安全韧性具有差异性和区域不平衡性，这两点特征在抵抗力韧性、恢复力韧性和适应力韧性上都有明显的表现（见图4-5）。

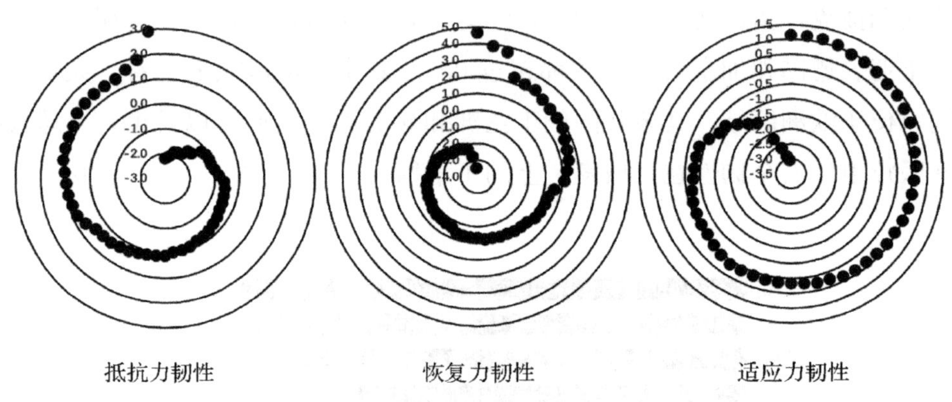

图 4-5　世界各国公共医疗卫生安全各分项韧性指数

在各国抵抗力韧性指数中，指数大于 1 的国家仅分布在欧洲和北美洲，其中大多数都位于欧洲，其他国家抵抗力韧性指数都未能超过 1；在极值比对上，抵抗力韧性指数最大的美国（2.919 2）与指数最小的尼日尔（−2.192 4）有 5 个单位的差距。在恢复力韧性指数中，指数大于 1 的国家分布在亚洲、欧洲、北美洲和南美洲，区域分布较为均衡；在极值对比上，恢复力韧性指数最大的中国（4.621 8）与指数最小的黑山（−3.496 4）相差超 8 个单位，可见各国之间的差异性较大。在适应力韧性指数中，指数大于 0.5 的 18 个国家，区域分布上集中在欧洲和亚洲，不涉及其他区域；在极值对比上，适应力韧性指数最大的拉脱维亚（1.137 2）与指数最小的黑山（−3.046 3）相差约 4 个单位。

（三）代表性国家公共医疗卫生安全韧性的对比分析

总体来看，世界各国公共医疗卫生安全韧性指数中，指数较高的前 20 个国家主要集中在欧洲，其次是北美洲和亚洲；这些国家收入等级大部分都属高等收入水平，中高等收入国家仅有中国和俄罗斯；除此之外，其他区域或中低等及其以下收入国家的公共医疗卫生安全韧性指数都相对较低(见表 4-2)。其中，公共医疗卫生安全韧性较突出的有位于北美洲的美国、位于亚洲的中国，等等。

表 4-2 部分国家所在区域及收入等级情况

国家	区域	收入等级	国家	区域	收入等级
美国	北美洲	高等收入	葡萄牙	欧洲	高等收入
中国	亚洲	中高等收入	英国	欧洲	高等收入
瑞典	欧洲	高等收入	匈牙利	欧洲	高等收入
挪威	欧洲	高等收入	俄罗斯	欧洲	中高等收入
法国	欧洲	高等收入	捷克	欧洲	高等收入
以色列	亚洲	高等收入	卢森堡	欧洲	高等收入
比利时	欧洲	高等收入	瑞士	欧洲	高等收入
意大利	欧洲	高等收入	拉脱维亚	欧洲	高等收入
丹麦	欧洲	高等收入	德国	欧洲	高等收入
西班牙	欧洲	高等收入	加拿大	北美洲	高等收入

从区域角度来看，各区域代表性国家公共医疗卫生安全韧性指数对比如表 4-3 所示。北美洲代表性国家主要有美国，公共医疗卫生安全韧性指数为 1.008 5，在 54 个样本国家中最高；中国公共医疗卫生安全韧性指数为 1.000 8，高于其他亚洲国家；大洋洲表现突出的是新西兰；非洲总体水平较差，其中较好的国家是阿尔及利亚；南美洲表现突出的是智利；欧洲总体水平在各区域中表现最为突出，欧洲表现突出的国家有瑞典、挪威和法国。在各区域中，欧洲各国公共医疗卫生安全韧性总体水平高于其他区域，北美洲和亚洲代表性国家虽然表现突出，但该区域其他国家公共医疗卫生安全韧性水平整体较低；非洲总体水平最低，其代表性国家阿尔及利亚公共医疗卫生安全韧性指数为－0.260 2。

表 4-3　各区域代表性国家公共医疗卫生安全韧性指数对比

区域	国家	抵抗力韧性指数	恢复力韧性指数	适应力韧性指数	公共医疗卫生安全韧性指数
北美洲	美国	2.919 2	3.674 5	0.154 6	1.008 5
亚洲	中国	0.381 0	4.621 8	0.945 8	1.000 8
大洋洲	新西兰	0.809 6	−0.867 5	0.199 4	0.217 2
非洲	阿尔及利亚	−0.611 3	0.334 9	−0.272 6	−0.260 2
南美洲	智利	−0.023 8	0.201 9	0.378 2	0.229 3
欧洲	瑞典	1.347 7	−0.041 1	1.131 7	0.936 2
	挪威	1.436 0	−0.669 0	0.918 5	0.781 2
	法国	1.633 5	1.855 5	0.375 3	0.714 6

从收入等级角度来看，高等、中高等和中低等收入的代表性国家公共医疗卫生安全韧性指数对比如表 4-4 所示。高等收入代表性国家主要有美国、瑞典、挪威和法国，公共医疗卫生安全韧性指数分别为 1.008 5、0.936 2、0.781 2 和 0.714 6，都超过 0.7，公共医疗卫生安全韧性指数总体水平较高；中高等收入代表性国家有中国、俄罗斯和白俄罗斯，其中中国公共医疗卫生安全韧性指数超过 1，俄罗斯指数超过 0.5，白俄罗斯指数超过 0.2，在世界公共医疗卫生安全韧性指数排行中总体位于中上位置；中低等收入代表性国家有摩洛哥、蒙古和印度，摩洛哥的公共医疗卫生安全韧性指数在中低等收入国家中最高，为 0.165 8，未超过 0.2，可见中低等收入国家在世界公共医疗卫生安全韧性指数排行中总体处中下位置。

表 4-4　收入等级典型国家公共医疗卫生安全韧性指数对比

收入等级	国家	抵抗力韧性指数	恢复力韧性指数	适应力韧性指数	公共医疗卫生安全韧性指数
高等收入国家	美国	2.919 2	3.674 5	0.154 6	1.008 5
	瑞典	1.347 7	−0.041 1	1.131 7	0.936 2

续表

收入等级	国家	抵抗力韧性指数	恢复力韧性指数	适应力韧性指数	公共医疗卫生安全韧性指数
	挪威	1.436 0	−0.669 0	0.918 5	0.781 2
	法国	1.633 5	1.855 5	0.375 3	0.714 6
中高等收入国家	中国	0.381 0	4.621 8	0.945 8	1.000 8
	俄罗斯	0.129 2	2.201 3	0.545 3	0.520 2
	白俄罗斯	−0.383 3	−0.667 4	0.676 0	0.254 1
中低等收入国家	摩洛哥	−1.104 6	0.345 8	0.647 1	0.165 8
	蒙古	−1.531 9	−2.154 8	1.064 2	0.112 8
	印度	−0.844 9	3.875 6	−0.328 1	−0.055 2

第五章 世界公共医疗卫生安全韧性的综合评价

本章根据世界公共医疗卫生安全韧性的指标体系，对世界公共医疗卫生安全韧性进行统计测度与分析。依据公共医疗卫生安全韧性的内涵与发展，进行系统性的指标筛取，最终确定 12 个世界公共医疗卫生安全韧性指标。根据所构建指标体系的特性，选择研究方法，采用经典主成分分析法从高维指标中提取影响公共医疗卫生安全韧性的主要因子，最终计算出世界各国公共医疗卫生安全韧性得分。最后，采用系统聚类分析方法进一步比较各区域、各收入等级国家公共医疗卫生安全韧性。

第一节 数据处理与描述性统计

我们收集世界公共医疗卫生安全韧性指标数据，进行数据处理和整理。鉴于数据收集的可获得性和权威性，最终整理出研究区域为 54 个国家，整理出统计变量 12 个。为便于进一步的研究分析，本节分别根据各指标量变的特性进行相应数据处理。

一、数据处理

公共医疗卫生安全韧性水平体现出公共医疗卫生服务体系在遭遇外部公共医疗卫生安全压力、困境及干扰之后迅速恢复功能所需的自组织能力、学习和适应能力以及对干扰的抵御能力。我们从抵抗力韧性、恢复力韧性、适应力韧性三个维度出发，构建“公共医疗卫生安全韧性指标体系框架”。其中，抵抗力韧性包括抗风险能力、公共医疗卫生资源保障水平、公共医疗卫生资源供给能力和民众抗公共医疗卫生风险能力，恢复力韧性包括医疗卫生治理能力、恢复速度和区域资源供给能力，适应力韧性包括疾控水平和民众医疗卫生健康意识水平（见表 5-1）。

表 5-1　公共医疗卫生安全韧性指标体系框架

一级指标	二级指标	内容
公共医疗卫生安全韧性	抵抗力韧性	抗风险能力
		公共医疗卫生资源保障水平
		公共医疗卫生资源供给能力
		民众抗公共医疗卫生风险能力
	恢复力韧性	医疗卫生治理能力
		恢复速度
		区域资源供给能力
	适应力韧性	疾控水平
		民众医疗卫生健康意识水平

应用“公共医疗卫生安全韧性指标体系框架”开展评估时，需要依据受评对象的特点、性质，针对二级指标内容选择合适的三级指标，形成完整的指标体系，并且对三级指标设置科学合理的评分原则和权重，让所建立的指标体系更具科学性、严谨性和可操作性。在考察数据的易获取性和科学性之后，我们针对“公共医疗卫生安全韧性指标体系框架”内的每个二级指标，匹配若干项三级指标，如表 5-2 所示。其中，65 岁及以上人口（H1）表示抗风险能力；公费医疗占卫生支出比（H2）表示公共医疗卫生资源保障水平；一般卫生支出（H3）表示公共医疗卫生资源供给能力；人均卫生支出（H4）表示民众抗公共医疗卫生风险能力；使用安全管理的卫生服务人数（H5）表示医疗卫生治理能力；城市使用基本卫生服务人数（H6）和农村使用基本卫生服务人数（H7）分别表示在面对公共卫

生事件冲击时，城市和农村恢复正常状态的速度；国内生产总值（H8）表示区域资源供给能力；脊髓灰质炎疫苗覆盖率（H9）、百白破疫苗覆盖率（H10）、麻疹疫苗覆盖率（H11）表示疾控水平；入学率、高等教育、性别均等教育指数（H12）表示民众医疗卫生健康意识水平。

表 5-2 公共医疗卫生安全韧性测度指标设置

一级指标	二级指标	三级指标	标识	数据来源及数据处理
公共医疗卫生安全韧性	抵抗力韧性	65 岁及以上人口	H1	《世界发展指标》（WDI）；65 岁及以上人口占比取倒数
		公费医疗占卫生支出比	H2	《世界发展指标》（WDI）
		一般卫生支出	H3	《世界发展指标》（WDI）；一般卫生支出取对数
		人均卫生支出	H4	《世界发展指标》（WDI）；人均卫生支出取对数
	恢复力韧性	使用安全管理的卫生服务人数	H5	《世界发展指标》（WDI）；使用安全管理的卫生服务人数取对数
		城市使用基本卫生服务人数	H6	《世界发展指标》（WDI）；城市使用基本卫生服务人数取对数
		农村使用基本卫生服务人数	H7	《世界发展指标》（WDI）；农村使用基本卫生服务人数取对数
		国内生产总值	H8	《世界发展指标》（WDI）
	适应力韧性	脊髓灰质炎疫苗覆盖率	H9	世界卫生组织（WHO）
		百白破疫苗覆盖率	H10	《世界发展指标》（WDI）
		麻疹疫苗覆盖率	H11	《世界发展指标》（WDI）
		教育指数	H12	《世界发展指标》（WDI）

二、描述性统计

考察数据的可获取性和科学性两方面之后，我们选取 54 个代表性国家的指标数据进行分析，具体国家见表 5-3。

表 5-3　研究样本

国家	区域	收入等级	国家	区域	收入等级
法国	欧洲	高等收入	立陶宛	欧洲	高等收入
德国	欧洲	高等收入	爱沙尼亚	欧洲	高等收入
瑞典	欧洲	高等收入	黑山	欧洲	中高等收入
意大利	欧洲	高等收入	中国	亚洲	中高等收入
英国	欧洲	高等收入	以色列	亚洲	高等收入
西班牙	欧洲	高等收入	印度	亚洲	中低等收入
比利时	欧洲	高等收入	孟加拉国	亚洲	中低等收入
挪威	欧洲	高等收入	蒙古	亚洲	中低等收入
瑞士	欧洲	高等收入	格鲁吉亚	亚洲	中高等收入
俄罗斯	欧洲	中高等收入	吉尔吉斯斯坦	亚洲	中低等收入
丹麦	欧洲	高等收入	尼泊尔	亚洲	中低等收入
葡萄牙	欧洲	高等收入	约旦	亚洲	中高等收入
捷克	欧洲	高等收入	亚美尼亚	亚洲	中高等收入
匈牙利	欧洲	高等收入	菲律宾	亚洲	中低等收入
卢森堡	欧洲	高等收入	美国	北美洲	高等收入
爱尔兰	欧洲	高等收入	加拿大	北美洲	高等收入
希腊	欧洲	高等收入	哥斯达黎加	北美洲	中高等收入
波兰	欧洲	高等收入	墨西哥	北美洲	中高等收入
芬兰	欧洲	高等收入	新西兰	大洋洲	高等收入
白俄罗斯	欧洲	中高等收入	阿尔及利亚	非洲	中低等收入
摩洛哥	欧洲	中低等收入	加纳	非洲	中低等收入
奥地利	欧洲	高等收入	塞内加尔	非洲	中低等收入
拉脱维亚	欧洲	高等收入	尼日尔	非洲	低等收入
克罗地亚	欧洲	高等收入	智利	南美洲	高等收入
罗马尼亚	欧洲	高等收入	哥伦比亚	南美洲	中高等收入
塞尔维亚	欧洲	中高等收入	巴西	南美洲	中高等收入
保加利亚	欧洲	中高等收入	厄瓜多尔	南美洲	中高等收入

对 54 个国家数据进行统计性分析，得出的结果如表 5-4 所示。比对各项指标的最大值和最小值，在抵抗力韧性的各项指标中，差异明显的指标有 65 岁及以上人口、公费医疗占卫生支出比，这说明抵抗力韧性在所统计的国家之间存在明显差距。各国间的恢复力韧性差别不大。适应力韧性指标中的麻疹疫苗覆盖率差距明显，这说明适应力韧性在各国之间存在一定的差距。

表 5-4 统计性描述

指标	均值	标准差	最小值	最大值
65 岁及以上人口	10.12	8.04	4.35	38.51
公费医疗占卫生支出比	70.22	16.12	15.21	90.74
一般卫生支出	27.53	2.17	23.68	32.84
人均卫生支出	7.45	1.22	4.25	9.30
使用安全管理的卫生服务人数	16.16	1.66	12.56	20.68
城市使用基本卫生服务人数	16.13	1.63	12.94	20.50
农村使用基本卫生服务人数	15.07	1.80	10.89	20.16
国内生产总值	26.14	1.86	22.44	30.69
脊髓灰质炎疫苗覆盖率	93.26	5.21	78.00	99.00
百白破疫苗覆盖率	93.11	6.28	70.00	99.00
麻疹疫苗覆盖率	91.91	10.11	33.00	99.00
教育指数	1.17	0.16	0.64	1.40

代表性国家抵抗力韧性指标状况如图 5-1 所示。从图中可以看出，这 10 个国家的测量数据差别不大，说明抵抗力韧性差距不大。

代表性国家恢复力韧性指标状况如图 5-2 所示。从图中可以看出，中国和美国恢复力韧性较强。代表性国家适应力韧性指标状况如图 5-3 所示。从图中可以看出，中国是这 10 个国家中疫苗覆盖率最全面的国家，而从教育指标来看，10 个国家差距不大。总的来说，中国公共医疗卫生安全适应力韧性较强。

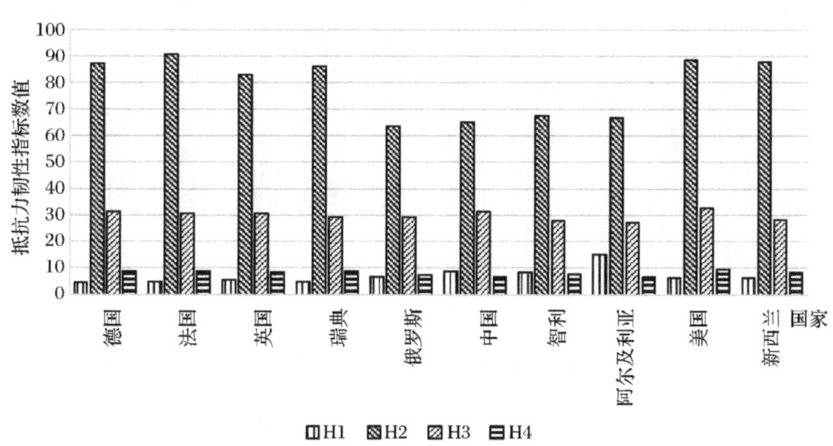

图 5-1　代表性国家抵抗力韧性指标状况

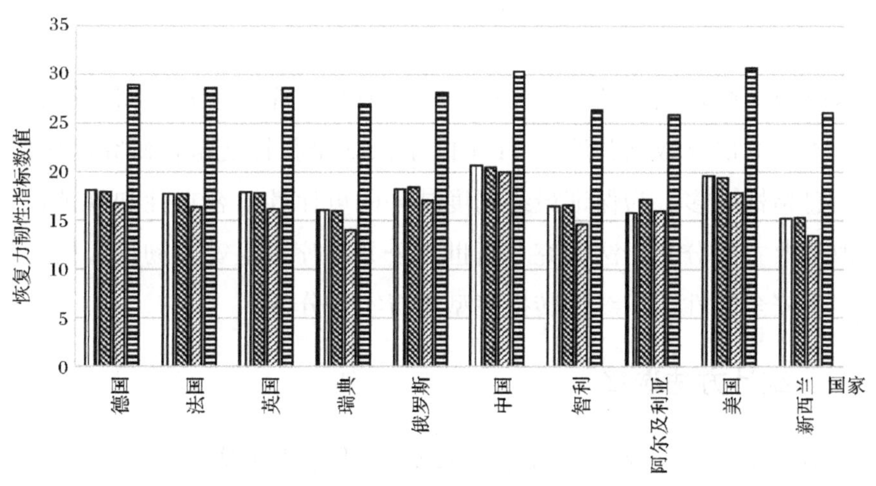

图 5-2　代表性国家恢复力韧性指标状况

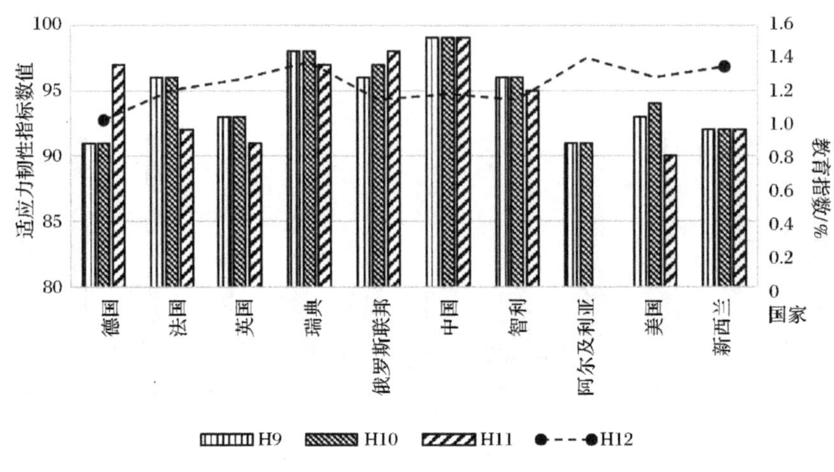

图 5-3 代表性国家适应力韧性指标状况

第二节 世界公共医疗卫生安全韧性的统计方法选择与模型构建

根据收集整理数据的统计特征，选择公共医疗卫生安全韧性综合评价方法。本书的研究数据共涉及 54 个国家、12 个指标变量，研究区域广泛，数据信息指标众多。为保证最终测度结果的可比性、客观性和规范性，这里选取经典主成分分析法研究分析世界公共医疗卫生安全韧性，构建公共医疗卫生安全韧性因子线性转换模型进行实证分析。

一、统计方法选择

本节采用评价经济社会发展的经典统计方法主成分分析法，研究中国、美国和法国等 54 个国家公共医疗卫生安全韧性的多个变量之间的相关性问题。主成分分析法作为经典的特征提取统计工具，可将多维数据降维的同时尽可能地保留原始数据信息，最终重新组成一组包含原始变量信息的综合性指标。运用主成分分析法，经过线性变换可从 12 个公共医疗卫生安全韧性原始变量中提取出几个互不相关的主成分，并最大限度地保留原始信息，用以进一步计算综合性评价指标。为保证所分析的数据量纲和数量级一致，在进行主成分分析之前，对抵抗力韧性、恢复力韧性和适应力韧性的各项数据进行预处理，使数据更加规范、科学、有效。

为全面地分析研究问题，要研究多个有关的变量，每个变量都在不同程度上反映该问题的某些情况。但在实际应用中，变量的增多会增加研究的复杂性，因此为从多个变量中得到较多的信息，K. 皮尔森首先采用主成分分析法对非随机变量进行处理，H. 霍兰后来将主成分分析法应用到随机变量处理中。①

在对公共医疗卫生安全韧性的研究中，为了全面、系统地分析问题，通常会考虑众多指标。不同的指标会在不同程度上反映公共医疗卫生安全韧性的不同方面，而指标之间的相关性会造成统计数据反映的信息出现重叠。解决指标之间的信息重叠问题，在实践中应用最多、效果最好的方法是简化原有指标体系框架。主成分分析法正是通过简化原有指标体系框架用以解决指标之间信息重叠问题。运用主成分分析法时，综合因子的权重由自身贡献率所决定，非人为主观赋权，这使得综合因子结果唯一，具有科学客观性。故在进行定量分析的过程中，采用主成分分析法可以在保留绝大部分信息的情况下，仅使用少数几个综合指标来代替原指标进行分析。

主成分分析法在很多方面具有优势。首先，运用主成分分析法对公共医疗卫生安全韧性指标进行分析时，可以有效地消除公共医疗卫生安全韧性各指标之间的影响。主成分分析法在对原指标变量进行变换后形成彼此相互独立的主成分指标，而且实践证明指标之间的相关程度越高，主成分分析的效果越好。其次，运用主成分分析法可以有效地提取出少数几个综合指标，从而减少了变量的计算量，降低了公共医疗卫生安全韧性各方面

---

① Jolliffe I T, *Principal Component Analysis*, *Second Edition* (New York: Springer-Verlag New York Inc., 2002).

的复杂性。最后，在综合评价函数中，公共医疗卫生安全韧性主成分的权重为主成分指标的贡献率，反映了该主成分包含原始数据的信息量占全部信息量的比重，据此确定的权重是客观的、合理的。

二、模型构建

公共医疗卫生安全韧性的评价指标有 12 个，样本（国家及地区）有 54 个，则有矩阵 $\boldsymbol{X}=(x_{ij})_{54\times 12}$，其中 $i=1, 2, \cdots, 54$；$j=1, 2, \cdots, 12$。12 个原始变量通过线性变换成一组不相关的变量，构建公共医疗卫生安全韧性因子线性转换模型：

$$
\begin{gathered}
F_j = UH, \ (j=1, 2, \cdots, 12) \\
U = (u_1, u_2, \cdots, u_{12}) \\
H = (h_1, h_2, \cdots, h_{12})
\end{gathered}
\tag{5-1}
$$

F 为各主成分；U 是协方差矩阵的第 j 大特征值（λ_j）对应的正交单位化特征向量；H 为原变量。其中，特征值 λ_j（$\lambda_1 \geqslant \lambda_2 \geqslant \cdots \geqslant \lambda_{12}$）和对应的正交单位化特征向量 U_j，由协方差矩阵 $\boldsymbol{Q}=\mathrm{Cov}(\boldsymbol{X})$ 通过特征方程 $|\lambda_j \boldsymbol{E}-\boldsymbol{Q}|=0$ 求得。

衡量各主成分包含信息的多少通常用主成分方差大小来衡量，方差越大，包含的原始信息越多：

$$
\mathrm{Var}(F_j) = E[F_j - E(F_j)]^2 \tag{5-2}
$$

$\mathrm{Var}(F_j)$ 越大，F_j 包含的原始信息越多。在所有主成分中，方差最大的称为第一主成分，即 $\mathrm{Var}(F_1) \geqslant \mathrm{Var}(F_2) \geqslant \cdots \geqslant \mathrm{Var}(F_{12})$。

从 12 个公共医疗卫生安全韧性原始变量中提取主成分，其方差贡献率和累计方差贡献率反映主成分包含原始数据的信息量占全部信息量的比重。计算协方差矩阵 $\boldsymbol{Q}$ 的特征值 λ_j 得到第 j 个主成分的方差贡献率：

$$
a_j = \frac{\lambda_j}{\sum_{j=1}^{12} \lambda_j} \tag{5-3}
$$

则累计方差贡献率为

$$a_1 + a_2 + \cdots + a_m = \frac{\sum_{j=1}^{m} \lambda_j}{\sum_{j=1}^{12} \lambda_j} \quad (0 < m < 12) \tag{5-4}$$

根据主成分提取原则计算出对应的主成分 F_1，F_2，…，F_m，（$0<m<12$），使累计方差贡献率大于等于提取标准值（$0<m<12$）。确定主成分，并得出各主成分的因子负荷矩阵，以有效地消除指标之间的影响，形成彼此相互独立的主成分。此时，两两相互独立的主成分之间有：

$$E(F_k F_s) = E(F_k)\,E(F_s),\quad (k \neq s,\ k,\ s \in j) \tag{5-5}$$

此时，各主成分之间两两总体误差为 0，即协方差为 0：

$$\begin{aligned} \mathrm{Cov}(F_k, F_s) &= E\{[F_k - E(F_k)][F_s - E(F_s)]\} \\ &= E(F_k F_s) - 2E(F_k)E(F_s) + E(F_k)E(F_s) \\ &= E(F_k F_s) - E(F_k)E(F_s) \\ &= E(F_k)E(F_s) - E(F_k)E(F_s) \\ &= 0 \end{aligned}$$

此时，提取的各主成分之间互不相关，各主成分各自包含原始变量的不同信息。最后，在各主成分得分的基础上，计算综合得分。以各主成分的方差贡献率作为权重，计算出公共医疗卫生安全韧性的综合得分。综合得分计算公式如下：

$$F = \frac{\sum_{j=1}^{m} a_j F_j}{\sum_{j=1}^{m} a_j} \tag{5-6}$$

其中，a_j 为第 j 个主成分的方差贡献率，F_j 为第 j 个主成分的得分，F 为综合得分。综合得分越高，表示公共医疗卫生安全韧性的实际水平越高。

第三节　世界公共医疗卫生安全韧性的测度结果

采用经典主成分分析法，分析世界公共医疗卫生安全韧性，通过公共医疗卫生安全韧性因子线性转换模型计算各主成分得分、特征值、特征向量，根据因子负荷矩阵确定各主成分所含的原始信息，再根据主成分累计贡献率提取主要公共医疗卫生安全韧性因子，以提取主成分方差作为权重指数计算出最终得分。

一、测度过程

运用经典主成分分析法对公共医疗卫生安全韧性进行综合性分析，公共医疗卫生安全层级韧性主成分解释各变量的总方差情况如表 5-5 所示。

表 5-5　公共医疗卫生安全层级韧性主成分解释各变量的总方差情况

序号	特征值	特征值之差	贡献率	特征值之和	累计贡献率
1	4.568 0	1.303 9	0.380 7	4.568 0	0.380 7
2	3.264 1	1.246 4	0.272 0	7.832 1	0.652 7
3	2.017 7	1.192 1	0.168 1	9.849 8	0.820 8
4	0.825 6	0.352 6	0.068 8	10.675 4	0.889 6
5	0.473 0	0.096 2	0.039 4	11.148 5	0.929 0
6	0.376 9	0.144 4	0.031 4	11.525 3	0.960 4
7	0.232 5	0.113 1	0.019 4	11.757 8	0.979 8
8	0.119 4	0.055 1	0.009 9	11.877 2	0.989 7
9	0.064 2	0.030 8	0.005 4	11.941 5	0.995 1
10	0.033 5	0.013 8	0.002 8	11.974 9	0.997 9
11	0.019 7	0.014 3	0.001 6	11.994 6	0.999 6
12	0.005 4	—	0.000 4	12.000 0	1.000 0

第一主成分的特征值为 4.568 0，解释了 12 个原始变量 38.07%的信

息，包含原有信息超过 1/3，代表了公共医疗卫生安全层级韧性的主要方面。第二主成分的特征值为 3.264 1，贡献率为 27.20%，即第二主成分包含了原始变量近三成信息。第三主成分和第四主成分的特征值分别为 2.017 7 和 0.825 6，分别解释原始变量 16.81%和 6.88%的信息，解释了原有变量较多的信息。随后的主成分特征值都相对较小，贡献率相对较低。当保留第一、第二、第三和第四主成分时，累计贡献率超 85%，可较好地反映 12 个原有变量的主要信息。

主成分分析法用降维的方式，以最大限度保留原始变量信息为原则提取主成分。在实际运用中，常用选取主成分的标准有：①累计贡献率。有累计贡献率大于 75%、累计贡献率大于 80%、累计贡献率大于 85%三种标准。②提取主成分特征值大于 1。③当达到上述任一标准，所提取的主成分数量超过 4 个时难以达到降维的目的，此时以提取 4 个主成分为准。本次测度，第一、第二和第三主成分的特征值均大于 1，第四主成分特征值约为 1，前四个主成分累计贡献率超 85%，可最大限度保留公共医疗卫生安全韧性指标变量原始信息，可兼顾多项提取标准提取主成分。

在 12 个主成分中，以累计贡献率大于 85%为标准，最终提取主成分 4 个。各主成分反映各变量信息水平见表 5-6 公共医疗卫生安全层级韧性各主成分的因子负荷矩阵所示。其中，第一主成分展现了变量 H3、H5、H6、H7 和 H8 的主要信息，这五项指标分别为一般卫生支出、使用安全管理的卫生服务人数、城市使用基本卫生服务人数和农村使用基本卫生服务人数、国内生产总值，主要反映国民经济水平和使用卫生服务情况，因此将第一主成分命名为“国民经济水平和使用卫生服务主成分”；第二主成分集中反映了变量 H12 的主要内容，变量 H12 反映的是一国的公共医疗卫生安全教育情况，故将第二主成分命名为“公共医疗卫生安全教育主成分”；第三主成分反映了变量 H9、H10 和 H11 的主要信息，这三项指标分别为脊髓灰质炎疫苗覆盖率、百白破疫苗覆盖率和麻疹疫苗覆盖率，集中体现了疾控服务情况，因此将第三主成分命名为“疾控服务主成分”；

第四主成分反映了变量 H1、H2 和 H4 的主要信息，这三项指标是 65 岁及以上人口、公费医疗占卫生支出比和人均卫生支出，反映的是人口结构和卫生支出情况，故将第四主成分命名为“人口结构和卫生支出主成分”。

表 5-6 公共医疗卫生安全层级韧性各主成分的因子负荷矩阵

变量	第一主成分	第二主成分	第三主成分	第四主成分	第五主成分	第六主成分
H1	−0.220 7	−0.349 2	0.173 1	0.382 9	0.274 1	0.494 2
H2	0.216 7	0.319 9	−0.291 2	0.320 0	0.308 8	0.529 7
H3	0.452 6	0.061 1	−0.117 7	0.114 5	−0.032 5	0.053 9
H4	0.243 5	0.320 2	−0.212 9	0.441 7	−0.212 8	−0.340 5
H5	0.388 0	−0.276 4	0.126 9	−0.050 3	0.014 6	−0.001 8
H6	0.390 8	−0.268 4	0.103 7	−0.097 1	0.000 8	0.167 4
H7	0.294 4	−0.367 6	0.175 4	−0.187 8	−0.106 7	0.018 5
H8	0.459 5	−0.053 2	−0.010 4	0.106 9	−0.071 4	−0.012 9
H9	0.054 7	0.372 2	0.471 2	−0.102 3	−0.201 3	0.182 2
H10	0.026 0	0.353 5	0.478 5	−0.005 5	−0.340 9	0.308 3
H11	0.146 8	0.209 1	0.467 7	0.042 9	0.739 7	−0.384 1
H12	0.118 2	0.275 7	−0.314 0	−0.686 8	0.250 2	0.228 2
变量	第七主成分	第八主成分	第九主成分	第十主成分	第十一主成分	第十二主成分
H1	0.547 9	−0.020 2	0.033 2	0.077 7	−0.143 0	0.072 8
H2	−0.401 3	0.187 7	0.181 4	−0.140 0	0.146 6	−0.131 4
H3	−0.055 7	−0.175 9	−0.146 1	0.196 6	−0.285 2	0.765 0
H4	0.546 1	0.198 6	0.148 9	0.024 0	0.272 4	−0.044 3
H5	0.114 9	0.000 8	−0.137 2	−0.842 7	0.094 8	0.054 6
H6	0.005 4	−0.320 0	−0.149 5	0.379 0	0.661 9	−0.143 5
H7	−0.063 1	0.637 7	0.491 1	0.200 9	−0.063 7	0.065 0
H8	0.032 4	−0.187 4	−0.090 0	0.133 6	−0.589 8	−0.599 4
H9	0.071 4	−0.429 0	0.590 6	−0.109 6	−0.018 0	0.045 1
H10	0.025 4	0.389 0	−0.528 0	0.051 0	0.008 6	−0.024 8

续表

变量	第七主成分	第八主成分	第九主成分	第十主成分	第十一主成分	第十二主成分
H11	−0.014 1	0.087 4	−0.059 1	0.089 6	0.006 9	0.007 8
H12	0.461 8	0.082 5	−0.030 1	0.021 9	−0.055 7	−0.022 4

二、世界公共医疗卫生安全韧性的综合性评价

为了综合评价 54 个国家及地区的公共医疗卫生安全韧性，根据提取的 4 个主成分，以各个主成分的贡献率作为权重测算公共医疗卫生安全韧性综合得分。各国家得分详情如表 5-7 所示，以此对 54 个国家的公共医疗卫生安全韧性进行评价。

表 5-7　公共医疗卫生安全韧性综合性得分结果

国家	区域	收入等级	得分	国民经济水平和使用卫生服务主成分	公共医疗卫生安全教育主成分	疾控服务主成分	人口结构和卫生支出主成分
中国	亚洲	中高等收入	1.82	4.75	−1.91	2.41	−1.13
以色列	亚洲	高等收入	0.77	0.44	1.77	0.35	−0.33
印度	亚洲	中低等收入	0.21	2.73	−3.87	1.60	−0.99
孟加拉国	亚洲	中低等收入	−0.28	−0.41	−2.81	3.76	0.54
蒙古	亚洲	中低等收入	−0.81	−3.00	0.98	1.15	−0.57
格鲁吉亚	亚洲	中高等收入	−0.83	−2.58	0.56	0.78	−0.61
吉尔吉斯斯坦	亚洲	中低等收入	−1.10	−2.76	−0.42	1.39	−0.75
尼泊尔	亚洲	中低等收入	−1.19	−1.99	−1.78	1.32	−0.55
约旦	亚洲	中高等收入	−1.32	−1.89	−1.44	−0.61	0.56
亚美尼亚	亚洲	中高等收入	−1.43	−3.26	−0.20	0.90	−1.83
菲律宾	亚洲	中低等收入	−2.03	0.05	−4.78	−2.76	−0.84
法国	欧洲	高等收入	1.49	3.04	0.59	−0.12	0.47

续表 1

国家	区域	收入等级	得分	国民经济水平和使用卫生服务主成分	公共医疗卫生安全教育主成分	疾控服务主成分	人口结构和卫生支出主成分
德国	欧洲	高等收入	1.39	3.37	−0.34	−0.36	1.51
瑞典	欧洲	高等收入	1.23	1.34	2.33	−0.26	−0.06
意大利	欧洲	高等收入	1.21	2.61	0.24	0.29	−0.41
英国	欧洲	高等收入	1.16	2.92	0.07	−0.62	0.03
西班牙	欧洲	高等收入	1.11	2.23	0.24	0.39	0.08
比利时	欧洲	高等收入	1.05	0.88	2.20	−0.17	0.49
挪威	欧洲	高等收入	1.04	0.75	2.56	−0.53	0.49
瑞士	欧洲	高等收入	1.00	1.01	1.41	0.07	1.61
俄罗斯	欧洲	中高等收入	0.96	2.29	−0.81	1.44	−0.62
丹麦	欧洲	高等收入	0.92	0.61	2.28	−0.36	0.41
葡萄牙	欧洲	高等收入	0.74	0.34	1.26	1.15	−0.07
捷克	欧洲	高等收入	0.63	0.56	1.42	−0.10	−0.30
匈牙利	欧洲	高等收入	0.55	−0.03	1.23	1.16	−0.47
卢森堡	欧洲	高等收入	0.51	−1.68	3.70	−0.14	1.58
爱尔兰	欧洲	高等收入	0.50	0.26	1.44	−0.76	1.18
希腊	欧洲	高等收入	0.49	−0.12	0.80	1.49	0.17
波兰	欧洲	高等收入	0.32	1.47	−0.35	−0.71	−0.91
芬兰	欧洲	高等收入	0.25	0.10	1.10	−0.96	0.68
白俄罗斯	欧洲	中高等收入	0.16	−0.74	0.92	1.16	−0.27
摩洛哥	欧洲	中低等收入	0.05	−0.50	−0.59	2.45	−0.31
奥地利	欧洲	高等收入	0.03	0.78	0.01	−1.95	0.86
拉脱维亚	欧洲	高等收入	−0.07	−1.89	2.16	0.80	−0.90
克罗地亚	欧洲	高等收入	−0.08	−0.88	1.47	−0.65	−0.46
罗马尼亚	欧洲	高等收入	−0.24	0.40	−0.52	−1.20	−0.37
塞尔维亚	欧洲	中高等收入	−0.34	−1.41	1.05	0.16	−1.18
保加利亚	欧洲	中高等收入	−0.36	−1.07	0.45	0.07	−0.72

续表 2

国家	区域	收入等级	得分	国民经济水平和使用卫生服务主成分	公共医疗卫生安全教育主成分	疾控服务主成分	人口结构和卫生支出主成分
立陶宛	欧洲	高等收入	−0.47	−1.43	1.06	−0.72	−0.63
爱沙尼亚	欧洲	高等收入	−0.79	−2.09	1.44	−1.49	−0.63
黑山	欧洲	中高等收入	−3.16	−4.79	−0.53	−4.69	−0.74
智利	南美洲	高等收入	0.34	0.29	0.27	0.73	−0.10
哥伦比亚	南美洲	中高等收入	0.30	0.69	−0.23	0.37	0.12
巴西	南美洲	中高等收入	−0.46	2.25	−3.03	−2.36	−0.59
厄瓜多尔	南美洲	中高等收入	−1.19	−0.89	−1.75	−1.42	−0.05
阿尔及利亚	非洲	中低等收入	−0.68	−0.23	−1.02	−0.87	−1.39
加纳	非洲	中低等收入	−0.87	−2.43	−1.17	2.09	1.75
塞内加尔	非洲	中低等收入	−1.72	−3.28	−2.54	1.68	1.82
尼日尔	非洲	低等收入	−2.97	−4.32	−4.11	−0.48	2.98
新西兰	大洋洲	高等收入	0.21	0.01	1.53	−1.40	−0.01
美国	北美洲	高等收入	2.29	5.51	0.07	−0.93	1.09
加拿大	北美洲	高等收入	0.88	2.30	0.21	−1.04	0.34
哥斯达黎加	北美洲	中高等收入	−0.19	−1.34	1.13	0.22	−0.04
墨西哥	北美洲	中高等收入	−1.02	1.03	−3.75	−1.69	0.07

根据各国公共医疗卫生安全韧性的综合得分进行排名，排名情况如表5-8所示。从54个国家的公共医疗卫生安全韧性水平来看，综合得分前五名为美国、中国、法国、德国和瑞典，其中美国得分最高（2.29），中国次之（1.82）。中、美得分远高于其他国家，这说明美国和中国的公共医疗卫生安全韧性水平较高；亚美尼亚、塞内加尔、菲律宾、尼日尔和黑山排名靠后，说明这几个国家相较于其他国家公共医疗卫生安全韧性水平较低。

表 5-8 各国公共医疗卫生安全韧性的综合性得分排名

排名	国家	得分	排名	国家	得分
第一名	美国	2.29	第二十八名	白俄罗斯	0.16
第二名	中国	1.82	第二十九名	摩洛哥	0.05
第三名	法国	1.49	第三十名	奥地利	0.03
第四名	德国	1.39	第三十一名	拉脱维亚	—0.07
第五名	瑞典	1.23	第三十二名	克罗地亚	—0.08
第六名	意大利	1.21	第三十三名	哥斯达黎加	—0.19
第七名	英国	1.16	第三十四名	罗马尼亚	—0.24
第八名	西班牙	1.11	第三十五名	孟加拉国	—0.28
第九名	比利时	1.05	第三十六名	塞尔维亚	—0.34
第十名	挪威	1.04	第三十七名	保加利亚	—0.36
第十一名	瑞士	1.00	第三十八名	巴西	—0.46
第十二名	俄罗斯	0.96	第三十九名	立陶宛	—0.47
第十三名	丹麦	0.92	第四十名	阿尔及利亚	—0.68
第十四名	加拿大	0.88	第四十一名	爱沙尼亚	—0.79
第十五名	以色列	0.77	第四十二名	蒙古	—0.81
第十六名	葡萄牙	0.74	第四十三名	格鲁吉亚	—0.83
第十七名	捷克	0.63	第四十四名	加纳	—0.87
第十八名	匈牙利	0.55	第四十五名	墨西哥	—1.02
第十九名	卢森堡	0.51	第四十六名	吉尔吉斯斯坦	—1.10
第二十名	爱尔兰	0.50	第四十七名	厄瓜多尔	—1.19
第二十一名	希腊	0.49	第四十八名	尼泊尔	—1.19
第二十二名	智利	0.34	第四十九名	约旦	—1.32
第二十三名	波兰	0.32	第五十名	亚美尼亚	—1.43
第二十四名	哥伦比亚	0.30	第五十一名	塞内加尔	—1.72
第二十五名	芬兰	0.25	第五十二名	菲律宾	—2.03
第二十六名	印度	0.21	第五十三名	尼日尔	—2.97
第二十七名	新西兰	0.21	第五十四名	黑山	—3.16

其中，美国以综合得分 2.29 位列第一，各主成分中表现突出的有国民经济水平和使用卫生服务主成分得分为 5.51，人口结构和卫生支出主成分得分为 1.09；排名第二的中国，得分较为突出的主成分有国民经济水平和使用卫生服务主成分（4.75）和疾控服务主成分（2.41）；第三名法国的得分突出主成分是国民经济水平和使用卫生服务主成分（3.04）；德国综合得分排名第四，其国民经济水平和使用卫生服务主成分和人口结构和卫生支出主成分得分都比较突出；综合得分第五名是瑞典，其国民经济水平和使用卫生服务主成分和公共医疗卫生安全教育主成分表现突出。而在排名靠后的国家中，亚美尼亚排名第五十名，其国民经济水平和使用卫生服务主成分与人口结构和卫生支出主成分的得分较低；塞内加尔排名第五十一名，其在疾控服务主成分（1.68）和人口结构和卫生支出主成分（1.82）表现较好，国民经济水平和使用卫生服务主成分（—3.28）和公共医疗卫生安全教育主成分（—2.54）得分较低；菲律宾排名第五十二名，其公共医疗卫生安全教育主成分、疾控服务主成分、人口结构和卫生支出主成分得分均较低；尼日尔排名第五十三名，其人口结构和卫生支出主成分（2.98）表现较好，国民经济水平和使用卫生服务主成分、公共医疗卫生安全教育主成分、疾控服务主成分得分均较低；黑山排名第五十四名，其国民经济水平和使用卫生服务主成分、公共医疗卫生安全教育主成分、疾控服务主成分、人口结构和卫生支出主成分得分均较低。

第四节　世界公共医疗卫生安全韧性的聚类分析

为进一步比较各区域、各收入等级国家公共医疗卫生安全韧性，可采用系统聚类分析方法，根据公共医疗卫生安全韧性测度结果、各国公共医疗卫生安全韧性得分自身特征做进一步分析。聚类分析可在无先验知识条件下，以变量自身特征进行分类，以特征差异大小分类，特征差异较小的变量分为同一类，得出的分类结果即可反映变量特征。本节从公共医疗卫生安全韧性综合得分及主成分两个方面对 54 个国家进行公共医疗卫生安全韧性聚类分析与现象解释，进一步比较各区域、各收入等级国家公共医疗卫生安全韧性。

一、世界公共医疗卫生安全韧性的聚类结果

将世界公共医疗卫生安全韧性综合得分进行聚类分析，图 5-4 反映了公共医疗卫生安全韧性综合得分的分类结果。其中，公共医疗卫生安全韧性水平可分为两大类，第一大类是尼日尔和黑山，其公共医疗卫生安全韧性水平明显低于其他国家及地区，第二大类是除尼日尔和黑山以外的 52 个国家及地区。

在第二大类中，第一子类中仅有美国，其公共医疗卫生安全韧性水平远高于其他国家及地区；第二子类包含阿尔及利亚、吉尔吉斯斯坦和菲律宾在内的 13 个国家及地区，其综合得分排名在 40 至 52 名之间，其公共医疗卫生安全韧性水平属中等偏下；第三子类包含中国、希腊、立陶宛等 38 个国家，其综合得分排名在 2 至 39 名之间，其公共医疗卫生安全韧性水平属中等偏上。

将区域与收入等级元素纳入各国公共医疗卫生安全韧性综合得分进行聚类分析，图 5-5 反映了各区域、各收入等级国家公共医疗卫生安全韧性综合得分的分类结果。其中，公共医疗卫生安全韧性水平可分为两大类，第一大类是尼日尔和黑山，公共医疗卫生安全韧性水平明显低于其他国家；第二大类是除尼日尔和黑山以外的 52 个国家。

在第二大类中，第一子类包含新西兰、哥伦比亚、智利、墨西哥、哥斯达黎加、厄瓜多尔和巴西，地理分布于南美洲、大洋洲和北美洲，收入等级为中高等及以上，公共医疗卫生安全韧性水平中等偏下，故归为一类。第二子类有菲律宾、蒙古、尼泊尔、吉尔吉斯斯坦、格鲁吉亚、亚美尼亚、约旦、摩洛哥、孟加拉国、印度、塞内加尔、加纳和阿尔及利亚，该 13 个国家分布于亚洲、欧洲和非洲，收入等级为中低等或中高等，公

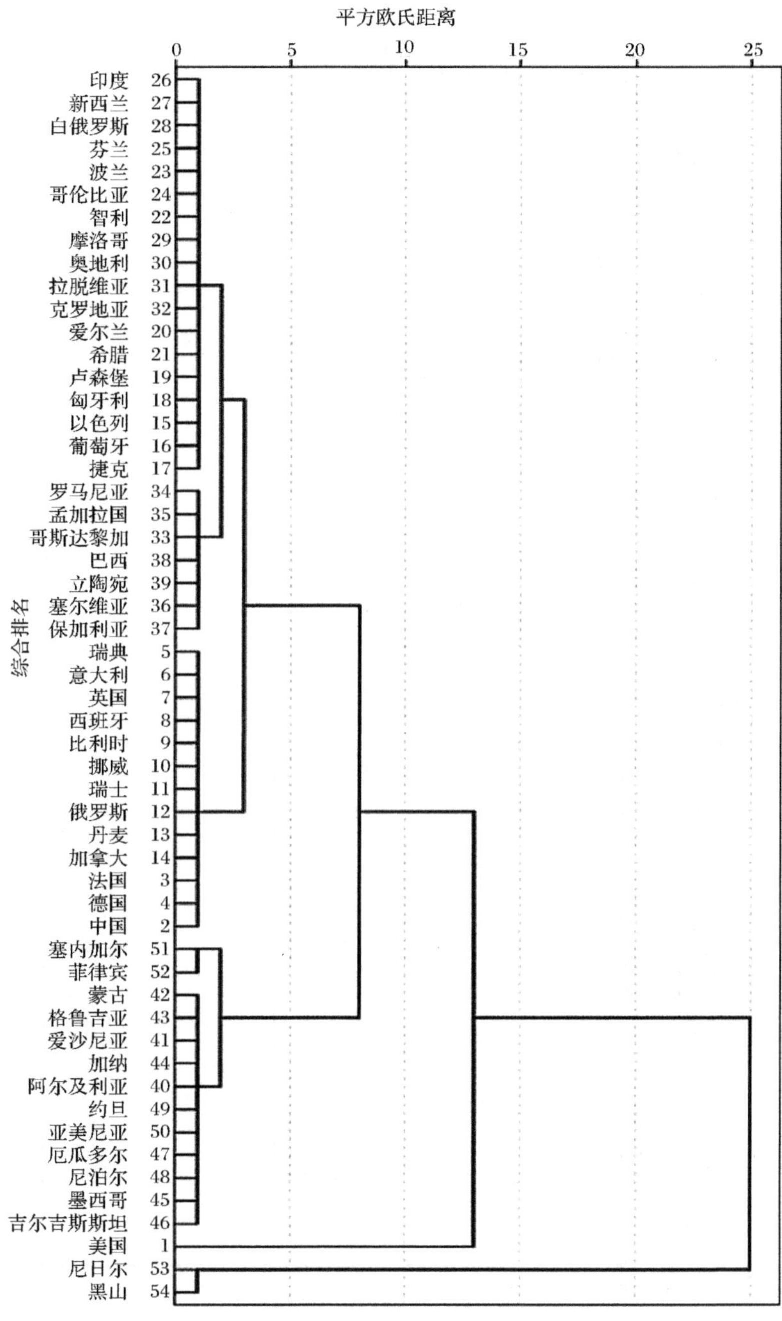

图 5-4　综合得分聚类分析图

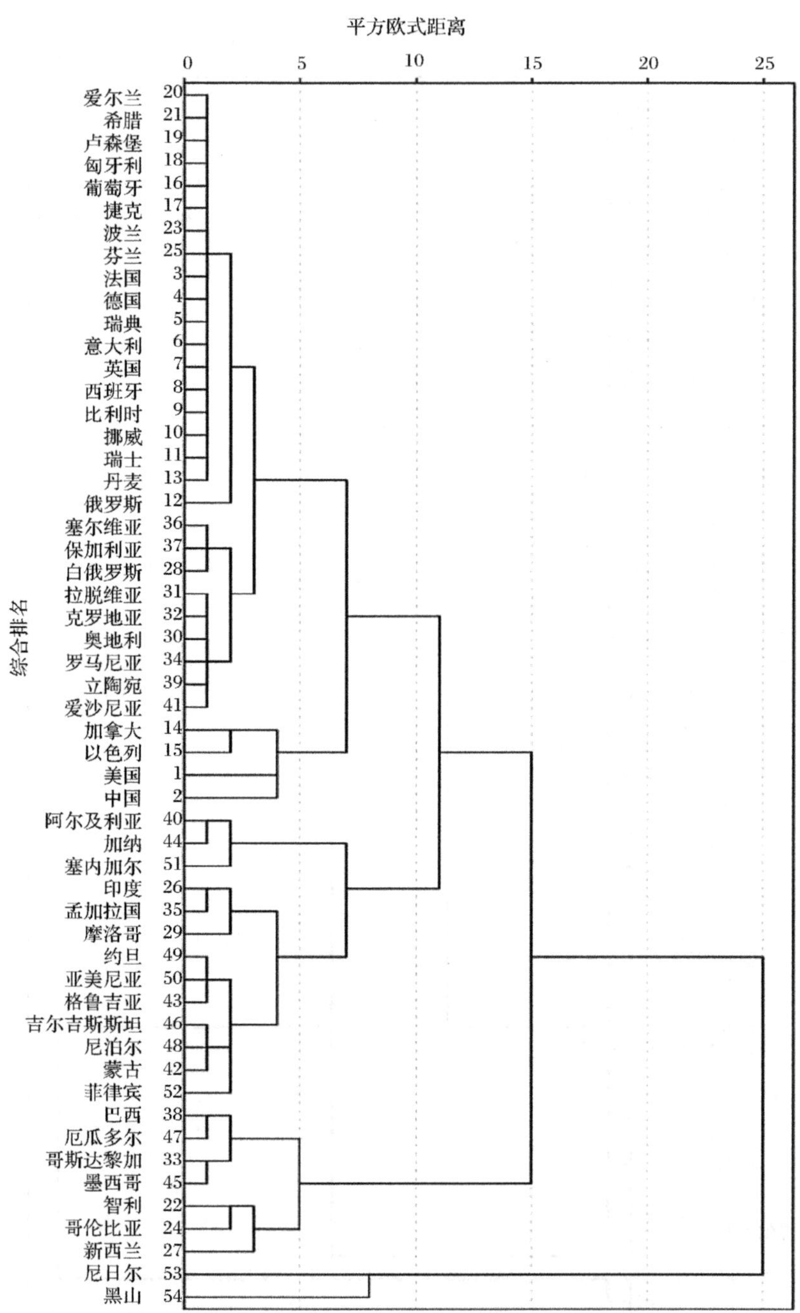

图 5-5　综合得分聚类分析图（纳入区域与收入等级元素）

共医疗卫生安全韧性水平中等偏下，故归为一类。第三子类可分为两类，一类包括中国、美国、以色列和加拿大，美国和中国公共医疗卫生安全韧性水平领先其他国家，以色列和加拿大在所在洲内排名第二，公共医疗卫生安全韧性水平领先该区域内的其他国家，故归为一类；另一类包含位于欧洲地区的爱沙尼亚、立陶宛、罗马尼亚、奥地利、克罗地亚、拉脱维亚、白俄罗斯、保加利亚和塞尔维亚，公共医疗卫生安全韧性水平中等；位于欧洲地区的俄罗斯、丹麦、瑞士、挪威、比利时、西班牙、英国、意大利、瑞典、德国、法国、芬兰、波兰、捷克、葡萄牙、匈牙利、卢森堡、希腊和爱尔兰，公共医疗卫生安全韧性水平较高，在 54 个国家中处于相对中等偏上的水平，收入等级均为中高等及以上，故分为一类。

综上可知，同一区域内各国公共医疗卫生安全韧性水平具有明显差异，位于北美洲的美国同墨西哥综合得分相差 3.3 分，位于非洲的阿尔及利亚和尼日尔综合得分相差 2.3 分，位于南美洲的智利和厄瓜多尔综合得分相差 1.5 分，位于欧洲的法国同黑山综合得分相差 4.6 分，位于亚洲的中国同菲律宾综合得分相差 3.8 分；同一收入等级，各国公共医疗卫生安全韧性水平也具有明显差异，高等收入国家中美国与爱沙尼亚综合得分相差 3 分，中高等收入的中国与黑山得分相差近 5 分，中低等收入国家中印度与菲律宾得分相差 2 分多。

二、世界公共医疗卫生安全韧性因子的聚类分析

（一）国民经济水平和使用卫生服务因子的聚类分析

将区域与收入等级元素纳入各国公共医疗卫生安全韧性的国民经济水平和使用卫生服务主成分进行聚类分析（见图 5-6），反映了各区域、各收入等级国家公共医疗卫生安全韧性在国民经济水平和使用卫生服务方面的分类结果。其中，按国民经济水平和使用卫生服务水平可分为两大类，第一大类是中国和美国，其国民经济水平和使用卫生服务水平明显高于其他国家及地区；第二大类是除中国和美国以外的 52 个国家及地区。

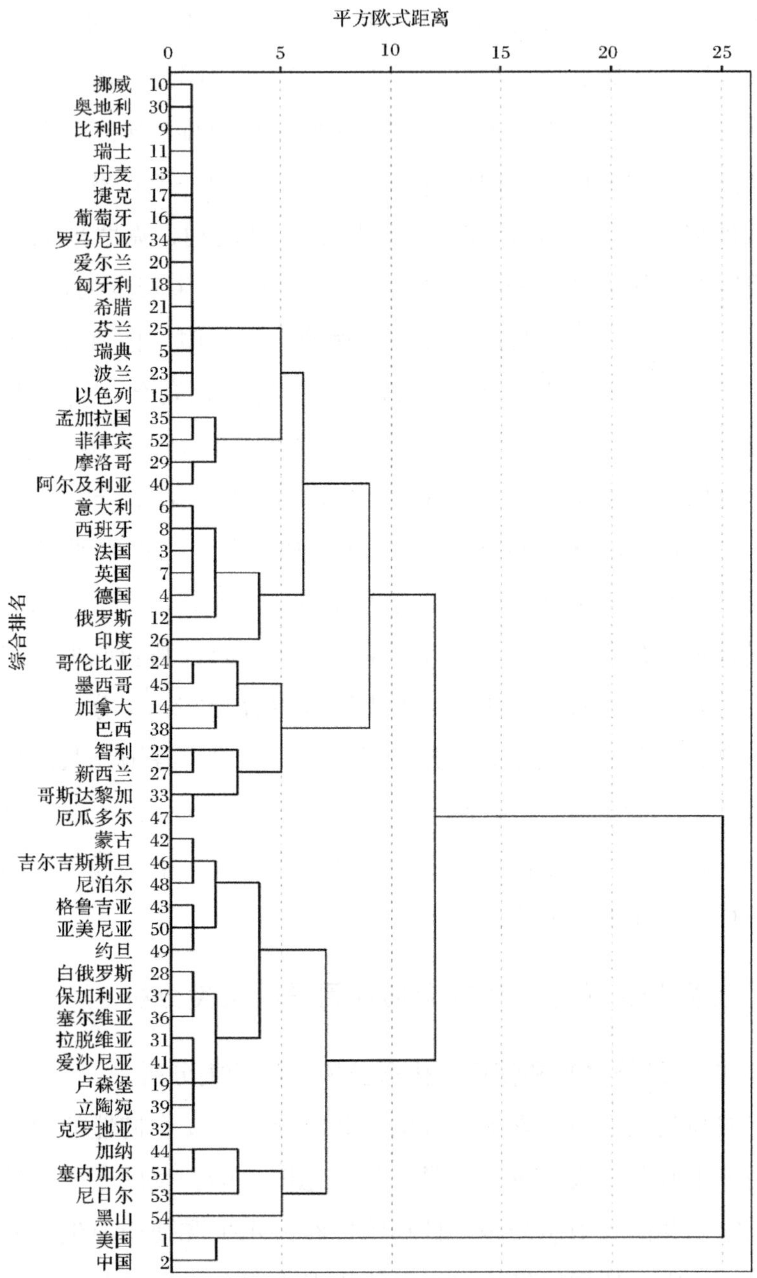

图 5-6 国民经济水平和使用卫生服务主成分的聚类分析图

在第二大类中，第一子类包含两类，一类包括黑山、尼日尔、塞内加尔和加纳，属于非洲和欧洲的非高等收入国家，国民经济水平和使用卫生服务水平较差；另一类包括克罗地亚、立陶宛、卢森堡、爱沙尼亚、拉脱维亚、塞尔维亚、保加利亚、白俄罗斯、约旦、亚美尼亚、格鲁吉亚、尼泊尔、吉尔吉斯斯坦和蒙古，属于亚洲和欧洲的非低等收入国家，国民经济水平和使用卫生服务水平中等偏下。

第二子类也可分为两类，一类包括厄瓜多尔、哥斯达黎加、新西兰、智利、巴西、加拿大、墨西哥和哥伦比亚，属于南美洲、北美洲和大洋洲的中高等及以上收入国家，国民经济水平和使用卫生服务水平中等；另一类包括印度、俄罗斯、德国、英国、法国、西班牙、意大利、阿尔及利亚、摩洛哥、菲律宾、孟加拉国、以色列、波兰、瑞典、芬兰、希腊、匈牙利、爱尔兰、罗马尼亚、葡萄牙、捷克、丹麦、瑞士、比利时、奥地利和挪威，属于亚洲、欧洲和非洲的非低等收入国家，国民经济水平和使用卫生服务水平中等偏上。

综上可知，同一区域内各国国民经济水平和使用卫生服务水平具有明显差异，位于北美洲的美国同哥斯达黎加综合得分相差近 6.9 分，位于非洲的阿尔及利亚和尼日尔该项得分相差超 4 分，位于南美洲的巴西和厄瓜多尔相差 3.1 分，位于欧洲的德国同黑山相差约 8 分，位于亚洲的中国同亚美尼亚得分相差 8 分；同一收入等级，各国国民经济水平和使用卫生服务水平也具有明显差异，高等收入国家中美国与爱沙尼亚得分相差 7.6 分，中高等收入的中国同黑山得分相差 9.5 分，中低等收入国家印度和塞内加尔得分相差近 6 分。

（二）公共医疗卫生安全教育因子的聚类分析

将区域与收入等级元素纳入各国公共医疗卫生安全韧性的公共医疗卫生安全教育主成分进行聚类分析（见图 5-7），反映了各区域、各收入等级国家公共医疗卫生安全韧性在公共医疗卫生安全教育方面的分类结果。其中，公共医疗卫生安全教育水平可分为两大类，第一大类是尼日尔、塞内

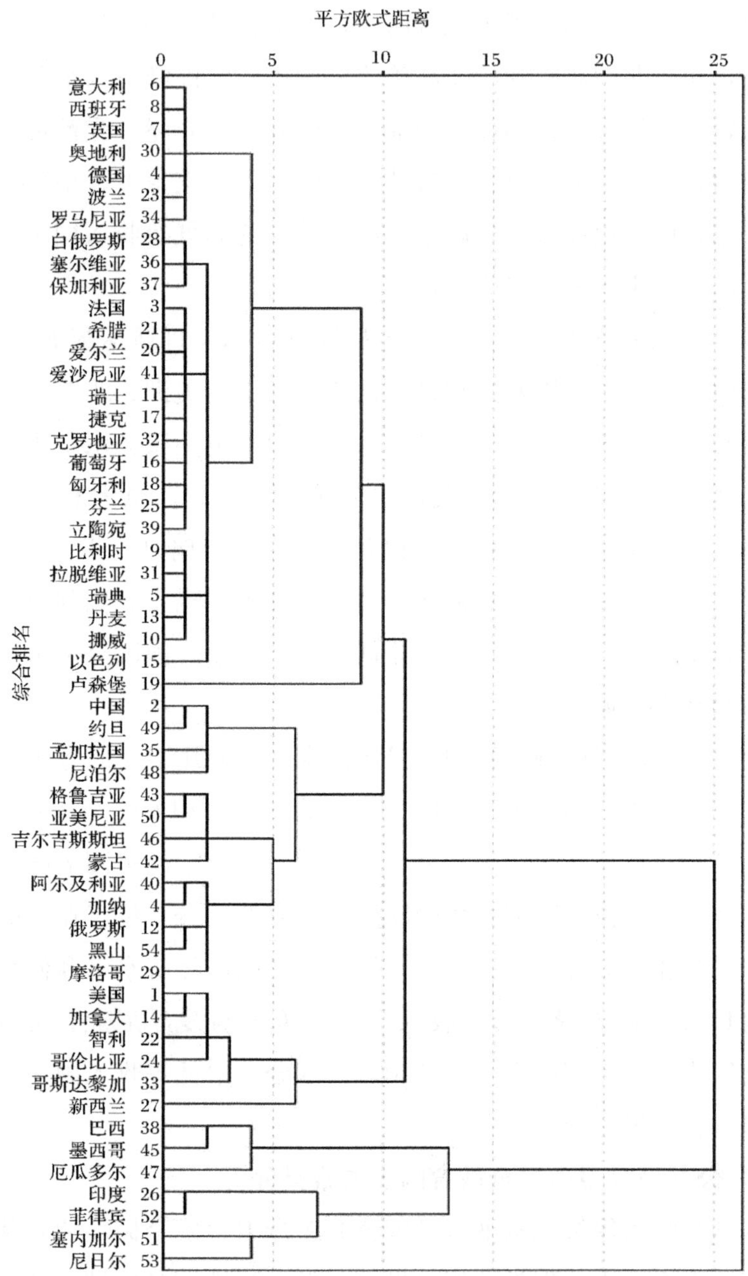

图 5-7 公共医疗卫生安全教育主成分的聚类分析图

加尔、菲律宾、印度、厄瓜多尔、墨西哥和巴西，公共医疗卫生安全教育水平明显低于其他国家及地区；第二大类是除尼日尔、塞内加尔、菲律宾、印度、厄瓜多尔、墨西哥和巴西以外的 47 个国家。

在第二大类中，第一子类包含的国家及地区有新西兰、哥斯达黎加、哥伦比亚、智利、加拿大和美国，位于大洋洲、北美洲和南美洲，属中高等及以上收入国家，公共医疗卫生安全教育水平中等偏上。第二子类也可分为两类，一类包括摩洛哥、黑山、俄罗斯、加纳、阿尔及利亚、蒙古、吉尔吉斯斯坦、亚美尼亚和格鲁吉亚，位于亚洲、欧洲和非洲，收入等级为中低等和中高等，公共医疗卫生安全教育水平中等；另一类包括尼泊尔、孟加拉国、约旦和中国，都位于亚洲，收入等级为中低等和中高等，公共医疗卫生安全教育水平中等偏下。第三子类包含两类，一类为卢森堡，为位于欧洲的高等收入国家，公共医疗卫生安全教育水平较高；另一类包括以色列、挪威、丹麦、瑞典、拉脱维亚、比利时、立陶宛、芬兰、匈牙利、葡萄牙、克罗地亚、捷克、瑞士、爱沙尼亚、爱尔兰、希腊、法国、保加利亚、塞尔维亚、白俄罗斯、罗马尼亚、波兰、德国、奥地利、英国、西班牙和意大利，属位于欧洲的中高等及以上收入国家，公共医疗卫生安全教育水平中等偏上。

综上可知，同一区域内各国公共医疗卫生安全教育水平具有明显差异，位于非洲的阿尔及利亚和尼日尔得分相差 3.1 分，位于南美洲的智利和巴西相差 3.3 分，位于欧洲的卢森堡同俄罗斯得分相差 4.5 分，位于亚洲的以色列同菲律宾得分相差 6.5 分，位于北美洲的哥斯达黎加同墨西哥得分相差近 4.9 分；同一收入等级各国公共医疗卫生安全教育水平也具有明显差异，高等收入国家中卢森堡与罗马尼亚得分相差 4.2 分，中高等收入的哥斯达黎加与墨西哥得分相差近 4.9 分，中低等收入国家中蒙古与菲律宾得分相差近 5.8 分。

（三）疾控服务

将区域与收入等级元素纳入各国公共医疗卫生安全韧性的疾控服务主

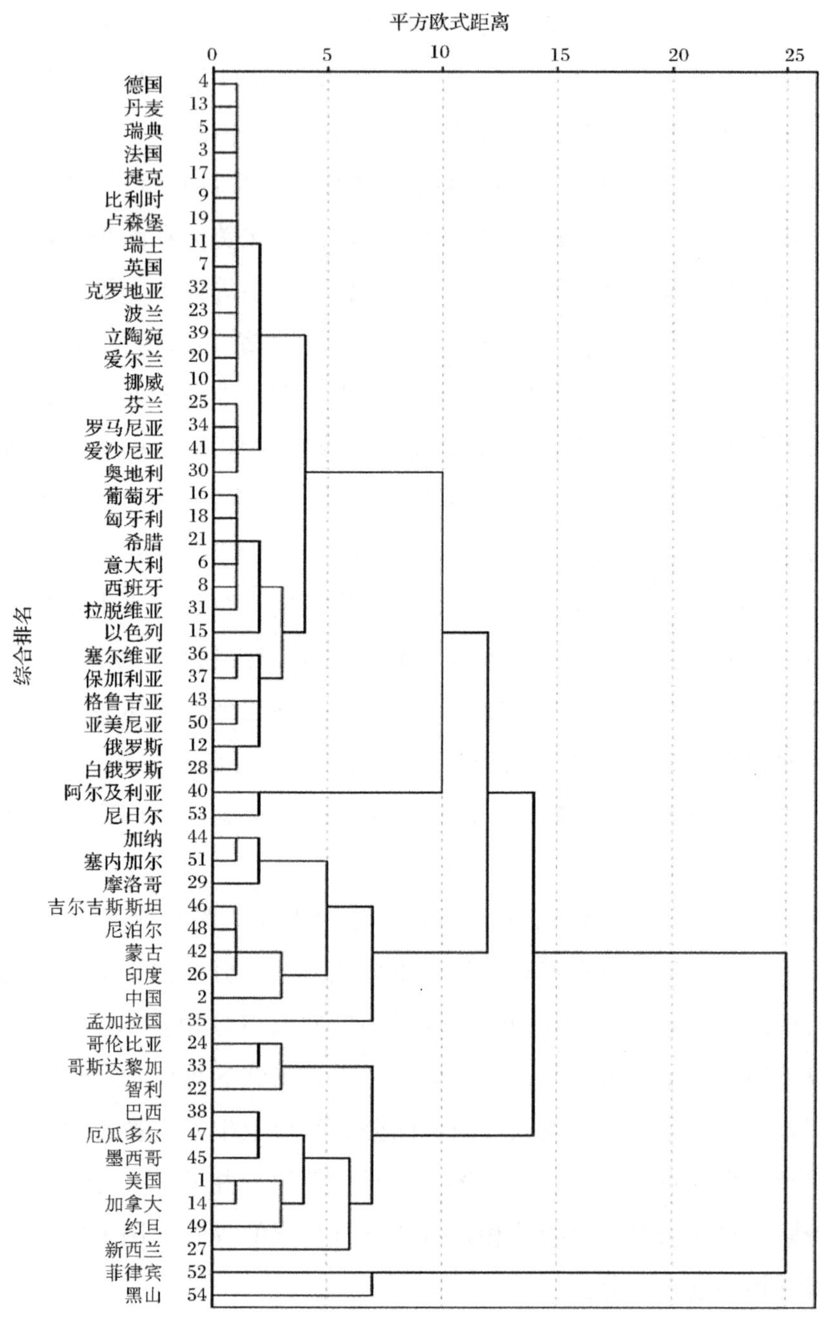

图 5-8　疾控服务主成分的聚类分析图

成分进行聚类分析（见图 5-8），反映了各区域、各收入等级国家公共医疗卫生安全韧性在疾控服务方面的分类结果。其中，疾控服务水平可分为两大类，第一大类是黑山和菲律宾，其疾控服务水平明显低于其他国家及地区；第二大类是除黑山和菲律宾以外的 52 个国家。

在第二大类中，第一子类包括新西兰、约旦、加拿大、美国、墨西哥、厄瓜多尔、巴西、智利、哥斯达黎加和哥伦比亚，位于北美洲、南美洲、亚洲和大洋洲，收入等级为中高等及以上，疾控服务水平中等。第二子类包括孟加拉国、中国、印度、蒙古、尼泊尔、吉尔吉斯斯坦、摩洛哥、塞内加尔和加纳，位于亚洲、欧洲和非洲，收入等级为中低等和中高等，疾控服务水平中等偏上。第三子类可分为两类，一类是尼日尔和阿尔及利亚，位于非洲，中低等及以下收入，疾控服务水平中等偏下；另一类包括白俄罗斯、俄罗斯、亚美尼亚、格鲁吉亚、保加利亚、塞尔维亚、以色列、拉脱维亚、西班牙、意大利、希腊、匈牙利、葡萄牙、奥地利、爱沙尼亚、罗马尼亚、芬兰、挪威、爱尔兰、立陶宛、波兰、克罗地亚、英国、瑞士、卢森堡、比利时、捷克、法国、瑞典、丹麦和德国，都是欧洲中高等及以上收入国家，疾控服务水平中等。

综上可知，同一区域内各国疾控服务水平具有明显差异，位于北美洲的哥斯达黎加和墨西哥得分相差 1.9 分，位于非洲的加纳和阿尔及利亚得分相差近 3 分，位于南美洲的智利和巴西相差近 3 分，位于欧洲的摩洛哥和黑山得分相差 7.1 分，位于亚洲的孟加拉国和菲律宾得分相差 6.5 分；同一收入等级各国疾控服务水平也具有明显差异，高等收入国家中希腊同奥地利得分相差 3.4 分，中高等收入的中国与黑山得分相差近 7 分，中低等收入国家中孟加拉国与菲律宾得分相差 6.5 分。

（四）人口结构和卫生支出

将区域与收入等级元素纳入各国公共医疗卫生安全韧性的人口结构和卫生支出主成分进行聚类分析（见图 5-9），反映了各区域、各收入等级国家公共医疗卫生安全韧性在人口结构和卫生支出方面的分类结果。其中，

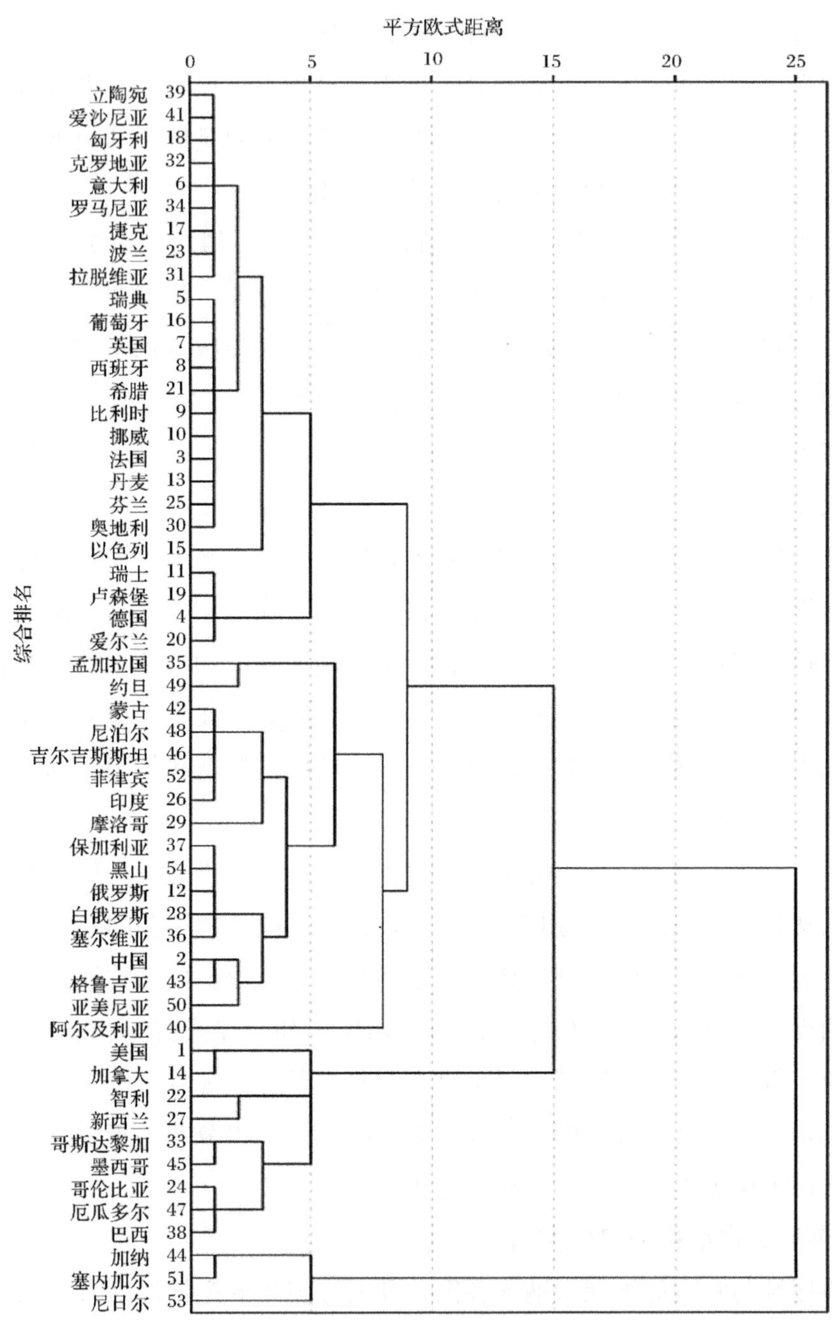

图 5-9 人口结构和卫生支出主成分的聚类分析图

人口结构和卫生支出水平可分为两大类，第一大类是尼日尔、塞内加尔和加纳，其人口结构和卫生支出水平明显低于其他国家；第二大类是除尼日尔、塞内加尔和加纳以外的 51 个国家。

在第二大类中，第一子类有巴西、厄瓜多尔、哥伦比亚、墨西哥、哥斯达黎加、新西兰、智利、加拿大和美国，位于北美洲、南美洲和大洋洲，收入等级都是中高等及以上，人口结构和卫生支出水平中等。第二子类有阿尔及利亚、亚美尼亚、格鲁吉亚、中国、塞尔维亚、白俄罗斯、俄罗斯、黑山、保加利亚、摩洛哥、印度、菲律宾、吉尔吉斯斯坦、尼泊尔、蒙古、约旦和孟加拉国，位于亚洲、欧洲和非洲，收入等级为中低等和中高等，人口结构和卫生支出水平中等偏下。第三子类可分为两类，一类是爱尔兰、德国、卢森堡和瑞士，都是位于欧洲的高等收入国家，人口结构和卫生支出水平较高；另一类有以色列、奥地利、芬兰、丹麦、法国、挪威、比利时、希腊、西班牙、英国、葡萄牙、瑞典、拉脱维亚、波兰、捷克、罗马尼亚、意大利、克罗地亚、匈牙利、爱沙尼亚和立陶宛，都是位于欧洲的高等收入国家，人口结构和卫生支出水平中等偏上。

综上可知，同一区域内各国人口结构和卫生支出水平具有明显差异，位于欧洲的瑞士同塞尔维亚该项得分相差近 2.8 分，位于亚洲的约旦和亚美尼亚该项得分相差近 2.4 分，位于南美洲的哥伦比亚和巴西相差 0.7 分，位于北美洲的美国同哥斯达黎加得分相差 1.1 分，位于非洲的尼日尔和阿尔及利亚得分相差近 4.4 分；同一收入等级各国人口结构和卫生支出水平也具有明显差异，高等收入国家中瑞士和波兰得分相差 2.5 分，中高等收入的约旦和亚美尼亚得分相差近 2.4 分，中低等收入国家中塞内加尔和阿尔及利亚得分相差 3.2 分。

第六章　代表性国家公共医疗卫生安全韧性的综合评价

根据前文公共医疗卫生安全韧性综合评价体系的构建与测度结果可知，各国的公共医疗卫生安全韧性水平存在着一定的差距，这很大程度上是因为各个国家间的发展水平导致的。本章对公共医疗卫生安全韧性进行区域性分析，也对高等收入国家的公共医疗卫生安全韧性进行比较，在一定程度上可以减少因国家之间发展差距过大，所导致的公共医疗卫生安全韧性指数的悬殊对综合评价结果的影响。最后，对 10 个代表性国家进行分析，考察国家间的公共医疗卫生安全韧性的差距。

第一节　世界各大洲公共医疗卫生安全韧性区域分析

本书依据设计的公共医疗卫生安全韧性指标体系，应用“世界银行”和“世界卫生组织”发布的全球各国 2019 年度卫生统计数据，在指标体系的统一比较下，对世界多个国家的公共医疗卫生安全韧性进行计算。本书共选取全球 54 个国家进行相关分析。

对公共医疗卫生安全韧性的各分项韧性指数进行洲际对比发现（见表 6-1）：

（1）恢复力韧性指数为四大项韧性指数中的韧性最优项，而适应力韧性指数在四大项韧性指数中表现较差，说明世界各国对于突发公共卫生事件或重大疫情的适应能力较弱，但对于消除疫情带来的负面影响的恢复能力值得肯定。

（2）对比各洲的各分项韧性指数可知，北美洲的抵抗力韧性指数和恢复力韧性指数为全球各洲最优，北美洲需发挥在医疗服务体系、突发公共卫生事件处理体系、医疗科研体系等方面的“楷模”引领作用。

（3）适应力韧性指数和公共医疗卫生安全韧性指数最优的是欧洲。欧洲作为第一次及第二次工业革命暴发地，极大程度上解放了生产力，经济腾飞，欧洲国家因此有更多财力和精力投入到医疗服务建设中。现如今，欧洲国家拥有监管到位的医疗体系、优质的医疗条件和福利政策，大多数欧洲国家在全球公共医疗卫生安全韧性排名中居全球前列。

表 6-1　公共医疗卫生安全韧性总水平

国家	抵抗力韧性指数	恢复力韧性指数	适应力韧性指数	公共医疗卫生安全韧性得分
阿尔及利亚	−0.61	0.33	−0.27	2.29
爱尔兰	1.12	−0.62	−0.02	1.82
爱沙尼亚	−0.19	−2.25	−0.09	1.49
奥地利	1.15	−0.04	−0.80	1.39
巴西	0.28	2.32	−1.49	1.23
白俄罗斯	−0.38	−0.67	0.68	1.21
保加利亚	−0.48	−0.94	0.15	1.16
比利时	1.17	−0.33	0.81	1.11
波兰	0.40	1.13	0.06	1.05
丹麦	1.19	−0.61	0.79	1.04
德国	1.87	2.19	−0.34	1.00
俄罗斯	0.13	2.20	0.55	0.96
厄瓜多尔	−0.55	−0.20	−1.33	0.92
法国	1.63	1.86	0.38	0.88
菲律宾	−1.08	1.58	−2.59	0.77
芬兰	0.84	−0.71	−0.11	0.74

续表 1

国家	抵抗力韧性指数	恢复力韧性指数	适应力韧性指数	公共医疗卫生安全韧性得分
哥伦比亚	0.12	0.61	0.14	0.63
哥斯达黎加	−0.27	−1.40	0.41	0.55
格鲁吉亚	−1.20	−1.95	0.26	0.51
黑山	−0.97	−3.50	−3.05	0.50
吉尔吉斯斯坦	−1.83	−1.42	0.50	0.49
加拿大	1.40	1.30	−0.12	0.34
加纳	−1.57	−0.90	−0.19	0.32
捷克	0.64	−0.13	0.64	0.30
克罗地亚	0.16	−1.29	0.36	0.25
拉脱维亚	−0.53	−2.02	1.14	0.21
立陶宛	−0.22	−1.56	0.13	0.21
卢森堡	0.91	−2.80	0.87	0.16
罗马尼亚	0.20	0.28	−0.57	0.05
美国	2.92	3.67	0.15	0.03
蒙古	−1.53	−2.15	1.06	−0.07
孟加拉国	−1.89	1.51	−0.13	−0.08
摩洛哥	−1.10	0.35	0.65	−0.19
墨西哥	−0.35	2.00	−2.23	−0.24
尼泊尔	−1.84	−0.36	−0.31	−0.28
尼日尔	−2.19	−1.71	−2.91	−0.34
挪威	1.44	−0.67	0.92	−0.36
葡萄牙	0.31	−0.15	0.87	−0.46
瑞典	1.35	−0.04	1.13	−0.47
瑞士	1.38	0.03	0.18	−0.68
塞尔维亚	−0.50	−1.28	0.45	−0.79
塞内加尔	−2.15	−1.04	−1.11	−0.81
西班牙	0.93	1.46	0.45	−0.83
希腊	−0.09	−0.20	0.56	−0.87

续表 2

国家	抵抗力韧性指数	恢复力韧性指数	适应力韧性指数	公共医疗卫生安全韧性得分
新西兰	0.81	−0.87	0.20	−1.02
匈牙利	−0.03	−0.30	0.96	−1.10
亚美尼亚	−2.07	−1.97	0.27	−1.19
以色列	0.45	−0.31	1.12	−1.19
意大利	1.00	1.79	0.56	−1.32
印度	−0.84	3.88	−0.33	−1.43
英国	1.40	1.90	0.13	−1.72
约旦	−1.07	−0.83	−0.84	−2.03
智利	−0.02	0.20	0.38	−2.97
中国	0.38	4.62	0.95	−3.16

本书将现有研究国家按世界七大洲进行洲际排名分析，由于南极洲没有人类居住，因此将具体讨论世界六大洲公共医疗卫生安全韧性的综合得分情况。欧洲排名情况见表 6-2。

表 6-2　公共医疗卫生安全韧性的综合得分欧洲排名

排名		国家	得分	排名		国家	得分
欧洲	综合			欧洲	综合		
1	3	法国	1.494 8	9	11	瑞士	1.002 8
2	4	德国	1.385 4	10	12	俄罗斯	0.958 2
3	5	瑞典	1.230 0	11	13	丹麦	0.922 9
4	6	意大利	1.210 3	12	16	葡萄牙	0.741 6
5	7	英国	1.156 0	13	17	捷克	0.632 8
6	8	西班牙	1.107 6	14	18	匈牙利	0.546 9
7	9	比利时	1.053 1	15	19	卢森堡	0.509 3
8	10	挪威	1.041 6	16	20	爱尔兰	0.497 3

续表

排名		国家	得分	排名		国家	得分
欧洲	综合			欧洲	综合		
17	21	希腊	0.486 5	24	32	克罗地亚	−0.081 8
18	23	波兰	0.316 6	25	34	罗马尼亚	−0.244 4
19	25	芬兰	0.251 3	26	36	塞尔维亚	−0.344 0
20	28	白俄罗斯	0.162 6	27	37	保加利亚	−0.364 2
21	29	摩洛哥	0.048 0	28	39	立陶宛	−0.472 3
22	30	奥地利	0.034 1	29	41	爱沙尼亚	−0.785 1
23	31	拉脱维亚	−0.065 7	30	54	黑山	−3.158 3

通过欧洲综合得分排名表可看出，欧洲地区的公共医疗卫生安全韧性的综合得分普遍较高。其中，在欧洲地区综合得分能排到前八位的国家在世界综合排名中能排到前列，这说明欧洲主要国家的公共医疗卫生安全韧性较强。结合图 6-1 可以看出：地处同一大洲的不同国家的公共医疗卫生安全韧性也会受其他非地理因素的影响，排名靠后的国家公共医疗卫生安全韧性亟待提升。

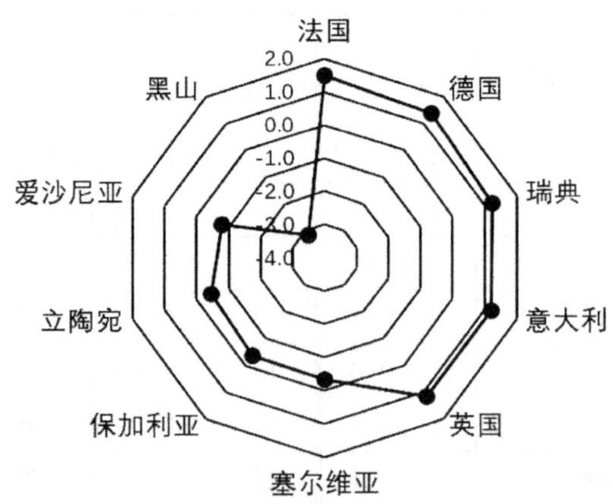

图 6-1　欧洲公共医疗卫生安全韧性综合得分前五名与后五名国家对比

由亚洲的公共医疗卫生安全韧性的综合得分排名表（表 6-3）可得到如下结论：亚洲地区的公共医疗卫生安全韧性的综合得分，除中国和以色列外的国家，排名普遍居中下游，这说明亚洲主要国家的公共医疗卫生安全韧性还有待加强。

表 6-3　公共医疗卫生安全韧性的综合得分亚洲排名

亚洲排名	综合排名	国家	得分
1	2	中国	1.816 3
2	15	以色列	0.770 8
3	26	印度	0.208 1
4	35	孟加拉国	−0.284 9
5	42	蒙古	−0.810 8
6	43	格鲁吉亚	−0.831 7
7	46	吉尔吉斯斯坦	−1.102 7
8	48	尼泊尔	−1.190 3
9	49	约旦	−1.321 3
10	50	亚美尼亚	−1.425 8
11	52	菲律宾	−2.026 6

由于北美洲、南美洲、非洲、大洋洲的国家样本数量有限，将该四个大洲的综合得分情况汇总（见表 6-4）可以看出，北美洲中除美国表现得特别出色，加拿大作为高度发达的资本主义国家在公共医疗卫生安全韧性方面表现一般，其他国家排名均靠后。北美洲国家的公共医疗卫生安全韧性表现两极分化较为严重，这说明世界公共医疗卫生资源的均衡分配的实现还需要更多世界公共组织和外部力量的援助。南美洲和大洋洲情况类似，所处这两大洲的国家综合得分排名均属于中下游。非洲情况更不容乐观，该大洲各国家公共医疗卫生安全韧性的综合得分全位居末流，这可能与当地气候炎热、突发公共卫生事件和重大疫情频发有关。

表 6-4　公共医疗卫生安全韧性的综合得分北美洲、南美洲、非洲、大洋洲排名

区域	第一名	第二名	第三名	第四名
北美洲	美国 (1)	加拿大 (14)	哥斯达黎加 (33)	墨西哥 (45)
南美洲	智利 (22)	哥伦比亚 (24)	巴西 (38)	厄瓜多尔 (47)
非洲	阿尔及利亚 (40)	加纳 (44)	塞内加尔 (51)	尼日尔 (53)
大洋洲	新西兰 (27)	—	—	—

第二节　世界各收入等级国家的公共医疗卫生安全韧性分析

本节对选取的各收入等级国家的公共医疗卫生安全韧性进行对比，结合表 6-5 和表 6-6 可以看出：所选取的高等收入国家公共医疗卫生安全韧性的平均综合得分较高；随着收入等级的降低，国家公共医疗卫生安全韧性的平均综合得分依次递减；高等收入国家中美国、法国、德国和瑞典的公共医疗卫生安全韧性最强，中高等收入及以下国家以中国的公共医疗卫生安全韧性最为突出，菲律宾、尼日尔韧性最差。

表 6-5　高等收入国家公共医疗卫生安全韧性的综合得分排名

排名	综合排名	国家	得分	排名	综合排名	国家	得分
1	1	美国	2.290 2	16	18	匈牙利	0.546 9
2	3	法国	1.494 8	17	19	卢森堡	0.509 3
3	4	德国	1.385 4	18	20	爱尔兰	0.497 3
4	5	瑞典	1.230 0	19	21	希腊	0.486 5
5	6	意大利	1.210 3	20	22	智利	0.337 6
6	7	英国	1.156 0	21	23	波兰	0.316 6

续表

排名	综合排名	国家	得分	排名	综合排名	国家	得分
7	8	西班牙	1.107 6	22	25	芬兰	0.251 3
8	9	比利时	1.053 1	23	27	新西兰	0.205 7
9	10	挪威	1.041 6	24	30	奥地利	0.034 1
10	11	瑞士	1.002 8	25	31	拉脱维亚	0.065 7
11	13	丹麦	0.922 9	26	32	克罗地亚	−0.081 8
12	14	加拿大	0.879 7	27	34	罗马尼亚	−0.244 4
13	15	以色列	0.770 8	28	39	立陶宛	−0.472 3
14	16	葡萄牙	0.741 6	29	41	爱沙尼亚	−0.785 1
15	17	捷克	0.632 8				

表 6-6　中高等收入及以下国家公共医疗卫生安全韧性排名

中高等收入				中低等收入及以下			
排名	综合排名	国家	得分	排名	综合排名	国家	得分
1	2	中国	1.816 3	1	26	印度	0.208 1
2	12	俄罗斯	0.958 2	2	29	摩洛哥	0.048 0
3	24	哥伦比亚	0.303 8	3	35	孟加拉国	−0.284 9
4	28	白俄罗斯	0.162 6	4	40	阿尔及利亚	−0.681 8
5	33	哥斯达黎加	−0.192 7	5	42	蒙古	−0.810 8
6	36	塞尔维亚	−0.344 0	6	44	加纳	−0.866 2
7	37	保加利亚	−0.364 2	7	46	吉尔吉斯斯坦	−1.102 7
8	38	巴西	−0.457 3	8	48	尼泊尔	−1.190 3
9	43	格鲁吉亚	−0.831 7	9	51	塞内加尔	−1.721 5
10	45	墨西哥	−1.020 2	10	52	菲律宾	−2.026 6
11	47	厄瓜多尔	−1.186 5	11	53	尼日尔	−2.966 0
12	49	约旦	−1.321 3				
13	50	亚美尼亚	−1.425 8				
14	54	黑山	−3.158 3				

第三节　代表性国家公共医疗卫生安全韧性的得分分析

本研究对世界 54 个国家进行了详细的公共医疗卫生安全韧性的得分分析，本节将选取其中最具代表性的 10 个国家（见表 6-7）对其公共医疗卫生安全韧性得分进行简要展示。对 10 个国家的筛选，是经过综合考虑了国家区域分布（洲际分布）情况和国家收入水平（高等收入、中高等收入、中低等收入及低等收入）来完成的。

表 6-7　代表性国家收入情况以及所属大洲

序号	国家	收入水平	所属洲
1	德国	高等收入国家	欧洲
2	俄罗斯	中高等收入国家	
3	法国	高等收入国家	
4	瑞典	高等收入国家	
5	英国	高等收入国家	
6	中国	中高等收入国家	亚洲
7	阿尔及利亚	中低等收入国家	非洲
8	美国	高等收入国家	北美洲
9	智利	高等收入国家	南美洲
10	新西兰	高等收入国家	大洋洲

注：洲际内部国家按拼音字母顺序排序。

一、德国公共医疗卫生安全韧性得分分析

（一）国家概况

德国，全称德意志联邦共和国（Federal Republic of Germany），属于联邦议会共和制国家，位于欧洲中部，陆地面积约 35 万平方公里，2022

年人口超8000万，地理上与波兰接壤，首都是柏林。德国是传统的工业强国，是欧盟的中坚力量，经济总量雄踞欧洲第一，同时也是世界第四大经济强国，公共卫生服务水平处于世界前列。

（二）得分分析

德国公共医疗卫生安全韧性综合评分为1.385，图6-2显示了德国公共医疗卫生安全韧性主成分的分项得分。可以发现：

（1）国民经济水平和使用卫生服务主成分：该部分得分为3.369，各国排名中位居第三，反映了德国经济水平高以及国民享有较高水平的公共医疗卫生服务，这意味着国家可较快调动社会资源应对公共卫生事件。

（2）公共医疗卫生安全教育主成分：该部分得分为－0.344，各国排名中位居第三十五，说明德国在公共医疗卫生安全教育方面处于中等偏下水平，对国民卫生健康与疫情防控的教育宣传力度有待进一步提高。增强国民医疗卫生知识储备，既可提高国家应对公共卫生事件的抵抗力，还可提高处理公共卫生事件的适应力。

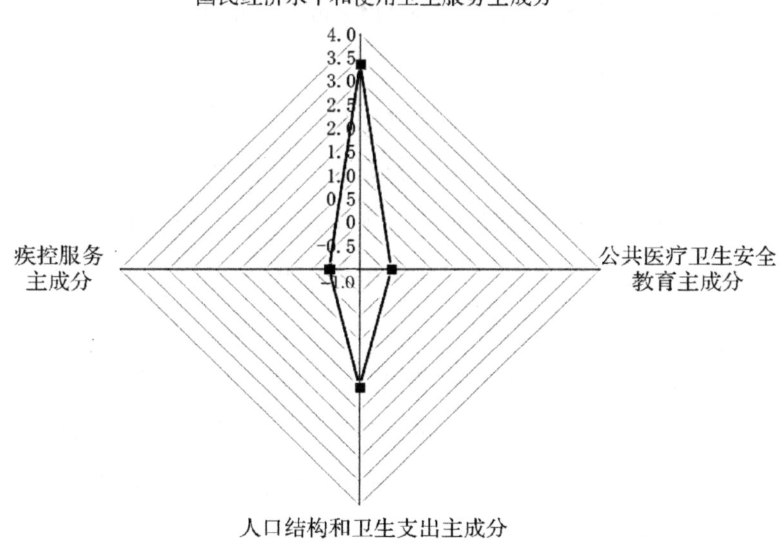

图6-2　德国公共医疗卫生安全韧性的主成分得分图

（3）疾控服务主成分：该部分得分为－0.358，各国排名中位居第三十二，反映了德国在疾控服务方面处于中等偏下水平，即多种重大传染病疫苗接种水平中等偏下。这意味着当突发重大传染病疫情时，容易受到的疫情影响，受到的影响程度也较大。

（4）人口结构和卫生支出主成分：该部分得分为1.505，各国排名中位居第六，反映了德国人口结构和卫生支出水平较高，当面临公共卫生事件的冲击时，具有较高的抵抗力。

二、俄罗斯公共医疗卫生安全韧性得分分析

（一）国家概况

俄罗斯，全称俄罗斯联邦（Russian Federation），位于欧亚大陆北部，是地跨欧、亚两大洲的联邦共和立宪制国家。首都为莫斯科，国土面积超1700万平方公里，是面积最大的国家，但其人口相对较少，大部分人口居住在东欧。俄罗斯拥有着丰富的矿产资源，重工业发达，轻工业较为薄弱。俄罗斯军工实力强大，在世界范围内有着强大影响力。

（二）俄罗斯公共医疗卫生安全韧性的得分结果分析

俄罗斯公共医疗卫生安全韧性综合评分为0.958，图6-3显示了俄罗斯公共医疗卫生安全韧性主成分的分项得分。可以发现：

（1）国民经济水平和使用卫生服务主成分：该部分得分为2.29，各国排名中位居第九，反映了俄罗斯经济水平高以及国民享有较高水平的公共医疗卫生服务，意味着面对公共卫生事件时国家可较快调动社会资源保障国民的生命健康安全、恢复社会秩序。

（2）公共医疗卫生安全教育主成分：该部分得分为－0.806，各国排名中位居第四十一，说明俄罗斯在公共医疗卫生安全教育方面处于中等偏下水平。提高公共医疗卫生安全教育宣传力度，将会进一步提高俄罗斯公共医疗卫生安全韧性。

（3）疾控服务主成分：该部分得分为1.441，各国排名中位居第八，

说明俄罗斯疾控服务水平较高，即多种重大传染病疫苗接种水平较高，在面对重大传染病疫情时具有较好的抵抗力、恢复力和适应力。

（4）人口结构和卫生支出主成分：该部分得分为－0.619，各国排名中位居第四十一，说明俄罗斯人口结构和卫生支出水平中等偏下，即人口老龄化较为严重，卫生支出水平有待提高，面对公共卫生事件的冲击时抵抗力较差。

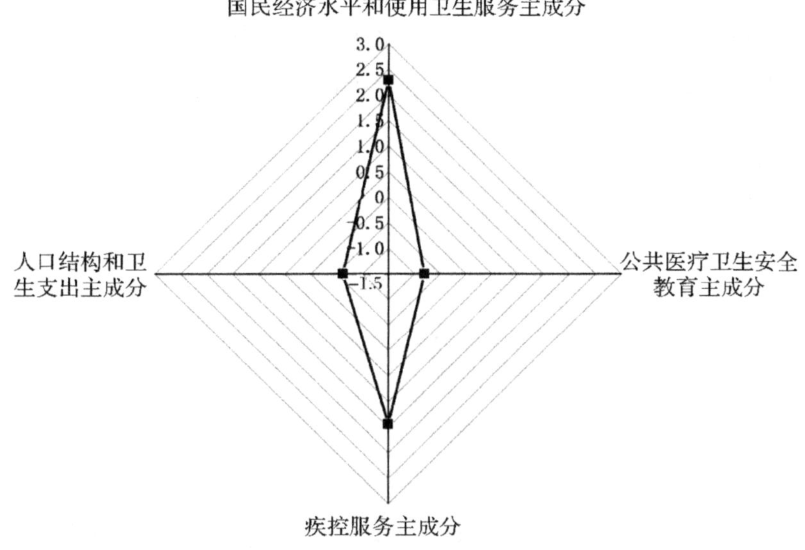

图 6-3　俄罗斯公共医疗卫生安全韧性的主成分得分图

三、法国公共医疗卫生安全韧性得分分析

（一）国家概况

法国，全称法兰西共和国（The French Republic），属于总统共和制国家，2022 年总人口约 6500 万，是欧洲第四人口大国，首都为巴黎。法国是欧洲重要的经济、艺术以及文化中心，与德国并称为“欧盟双子星”，

在大型制造业、精密制造以及相关轻工业等方面处于世界前列。法国是传统的高福利国家，社会保障体系完善，公共医疗卫生服务水平较高，但也因此给财政形成了巨大负担，近些年来法国进行了一系列的医疗保险制度与社会保障制度的改革。

（二）法国公共医疗卫生安全韧性的得分结果分析

法国公共医疗卫生安全韧性综合评分为 1.495，图 6-4 显示了法国公共医疗卫生安全韧性主成分的分项得分。可以发现：

（1）国民经济水平和使用卫生服务主成分：该部分得分为 3.040，各国排名中位居第四，反映了法国经济水平高以及国民享有较高水平的公共医疗卫生服务，意味着面对公共卫生事件时国家可较快调动社会资源保障国民的生命健康安全、恢复社会秩序。

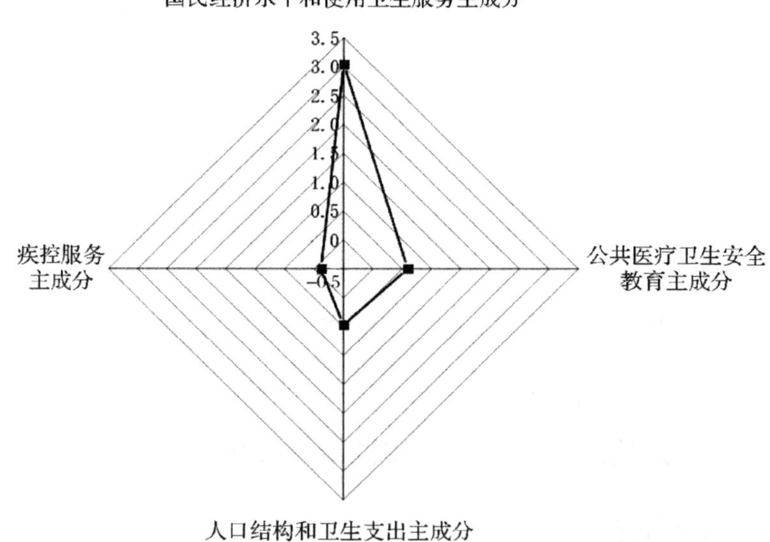

图 6-4　法国公共医疗卫生安全韧性的主成分得分图

（2）公共医疗卫生安全教育主成分：该部分得分为 0.589，各国排名中位居第二十三，说明法国在公共医疗卫生安全教育方面处于中等偏上水平。需提高公共医疗卫生安全教育宣传力度，进一步提高公共医疗卫生安全韧性。

（3）疾控服务主成分：该部分得分为－0.120，各国排名中位居第二十八，说明法国疾控服务水平中等，即多种重大传染病疫苗接种水平中等。可进一步提高多种重大传染病疫苗覆盖率，以提高面对重大传染病疫情时的抵抗力、恢复力和适应力。

（4）人口结构和卫生支出主成分：该部分得分为0.468，各国排名中位居第十五，说明法国人口结构和卫生支出水平中等偏上，即人口结构较为合理，卫生支出水平较高，面对公共卫生事件的冲击时抵抗力较好。

四、瑞典公共医疗卫生安全韧性得分分析

（一）国家概况

瑞典（Sweden），是位于欧洲北部的议会制君主立宪制国家，首都为斯德哥尔摩。国土总面积约45万平方公里，在欧洲北部所有国家中位居第一。瑞典作为欧盟成员国之一，是一个经济十分发达的资本主义国家。瑞典的国民具有十分强烈的社会自由主义倾向并且极力追求平等。瑞典面向本国国民设立许多社会福利制度，在联合国开发计划署的人类发展指数评价中成绩十分优异。

（二）瑞典公共医疗卫生安全韧性的得分结果分析

瑞典公共医疗卫生安全韧性综合评分为1.230，图6-5显示了瑞典公共医疗卫生安全韧性主成分的分项得分。可以发现：

（1）国民经济水平和使用卫生服务主成分：该部分得分为1.339，各国排名中位居第十三，反映了瑞典经济水平以及国民享有的公共医疗卫生服务水平较高，意味着面对公共卫生事件时国家可较快调动社会资源保障国民的生命健康安全、恢复社会秩序。

（2）公共医疗卫生安全教育主成分：该部分得分为2.326，各国排名

中位居第三，说明瑞典的公共医疗卫生安全教育水平较高，公共医疗卫生安全教育宣传力度较高，国民基础医疗卫生意识较强，在面对公共卫生事件时可以更好地开展一系列的应对措施。

（3）疾控服务主成分：该部分得分为－0.262，各国排名中位居第三十一，说明瑞典疾控服务水平中等，即多种重大传染病疫苗接种水平中等。可进一步提高多种重大传染病疫苗覆盖率，以提高面对重大传染病疫情时的抵抗力、恢复力和适应力。

（4）人口结构和卫生支出主成分：该部分得分为－0.059，各国排名中位居第二十六，说明瑞典人口结构和卫生支出水平中等，即人口结构较为合理，卫生支出水平中等，面对公共卫生事件的冲击时抵抗力有待提高。

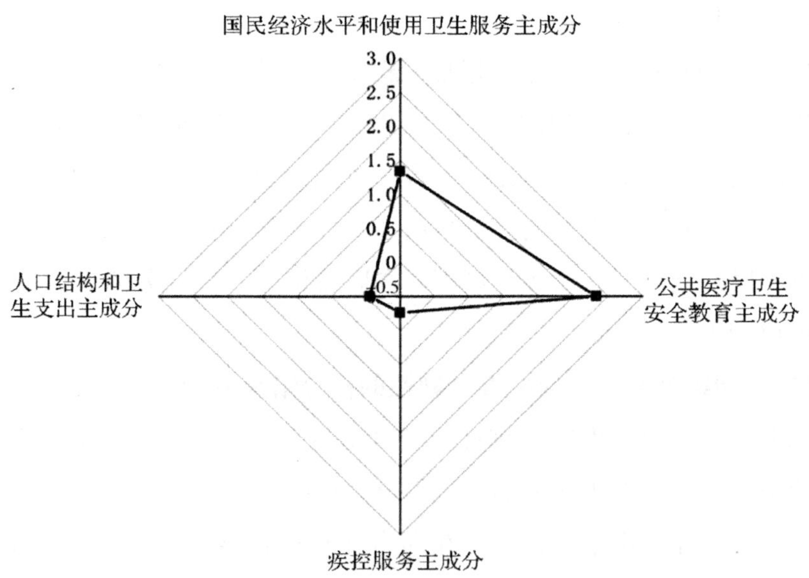

图 6-5　瑞典公共医疗卫生安全韧性的主成分得分图

五、英国公共医疗卫生安全韧性得分分析

（一）国家概况

英国，全称大不列颠及北爱尔兰联合王国（The United Kingdom of Great Britain and Northern Ireland）。英国是一个位于欧洲西部的君主立宪制国家，首都伦敦，国土面积约为 24 万平方公里。

（二）英国公共医疗卫生安全韧性的得分结果分析

英国公共医疗卫生安全韧性综合评分为 1.156，图 6-6 显示了英国公共医疗卫生安全韧性主成分的分项得分。可以发现：

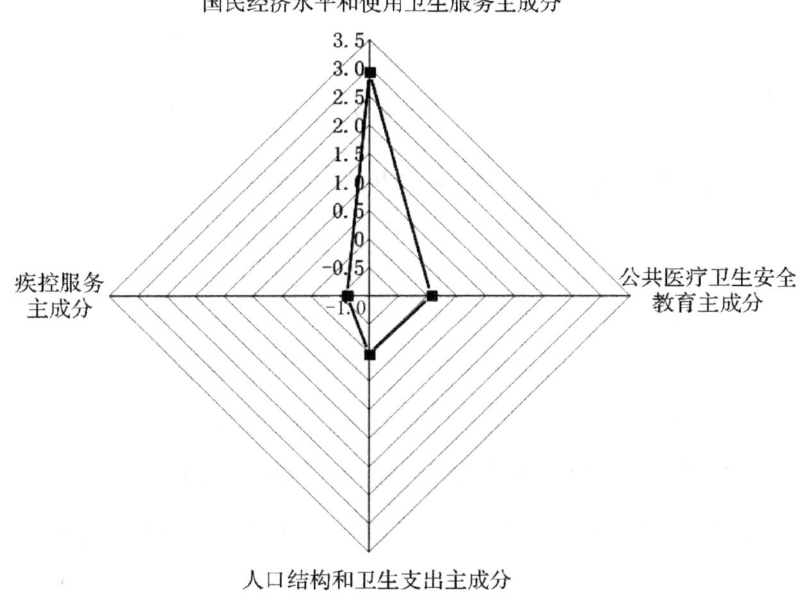

图 6-6　英国公共医疗卫生安全韧性的主成分得分图

（1）国民经济水平和使用卫生服务主成分：该部分得分为 2.924，各国排名中位居第五，反映了英国经济水平较高以及国民享有较高水平的公

共医疗卫生服务，意味着面对公共卫生事件时国家可较快调动社会资源保障国民的生命健康安全、恢复社会秩序。

（2）公共医疗卫生安全教育主成分：该部分得分为0.066，各国排名中位居第三十一，说明英国的公共医疗卫生安全教育水平中等。需进一步提高公共医疗卫生安全教育宣传力度，增强国民卫生意识，在面对公共卫生事件时，才能更好地开展一系列的应对措施。

（3）疾控服务主成分：该部分得分为−0.623，各国排名中位居第三十七，说明英国疾控服务水平中等偏下，即多种重大传染病疫苗接种水平中等偏下。可进一步提高多种重大传染病疫苗覆盖率，以提高面对重大传染病疫情时的抵抗力、恢复力和适应力。

（4）人口结构和卫生支出主成分：该部分得分为0.027，各国排名中位居第二十二，说明英国人口结构和卫生支出水平中等，即人口结构较为合理，卫生支出水平中等，面对公共卫生事件的冲击时抵抗力有待提高。

六、中国公共医疗卫生安全韧性得分分析

（一）国家概况

中国，全称中华人民共和国（The People's Republic of China），是位于亚洲东部的社会主义制度国家，首都北京，陆地面积约960万平方公里，是四大文明古国之一、世界国土面积第三大的国家。

（二）中国公共医疗卫生安全韧性的得分结果分析

中国公共医疗卫生安全韧性综合评分为1.816，图6-7显示了中国公共医疗卫生安全韧性主成分的分项得分。可以发现：

（1）国民经济水平和使用卫生服务主成分：该部分得分为4.746，各国排名中位居第二，反映了中国总体经济水平高，国民享有较高水平的公共医疗卫生服务，意味着国家可较快调动社会资源应对公共卫生事件，在事件冲击中可以更快恢复生产生活秩序。

（2）公共医疗卫生安全教育主成分：该部分得分为−1.908，各国排

名中位居第四十七，说明中国在公共医疗卫生安全教育方面处于中等偏下水平，对国民卫生健康与疫情防控的教育宣传力度有待进一步提高。增强国民医疗卫生知识储备，既可提高国家应对公共卫生事件的抵抗力，还能提高处理公共卫生事件的适应力。

（3）疾控服务主成分：该部分得分为 2.413，各国排名中位居第三，说明中国的疾控服务水平较高，即多种重大传染病疫苗接种水平较高。这意味着突发重大传染病疫情时，不容易受到疫情影响，受到影响时影响程度较小。

（4）人口结构和卫生支出主成分：该部分得分为－1.131，各国排名中位居第五十一，说明中国人口结构和卫生支出水平较差，也就是人口老龄化问题严重，卫生支出水平有待进一步提高。

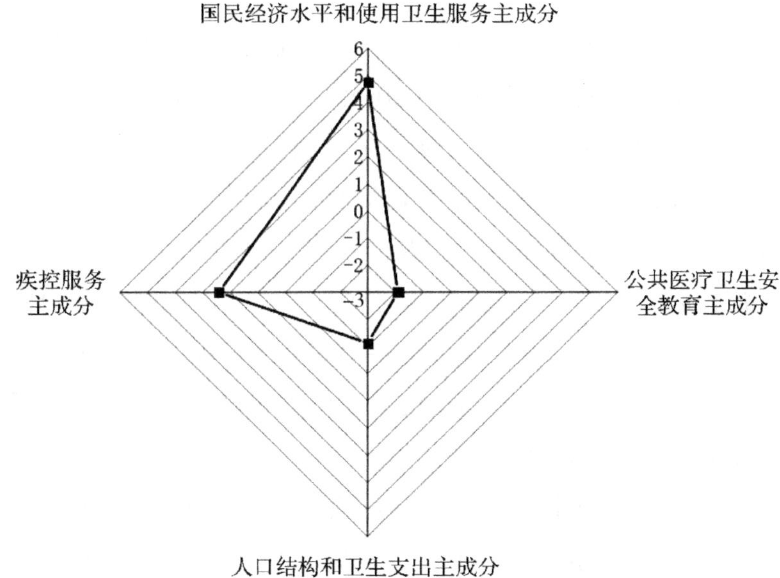

图 6-7　中国公共医疗卫生安全韧性的主成分得分图

七、阿尔及利亚公共医疗卫生安全韧性得分分析

（一）国家概况

阿尔及利亚，全称阿尔及利亚民主人民共和国（People's Democratic Republic of Algeria），位于非洲北部，首都阿尔及尔，国土面积约为238万平方公里，是非洲面积最大的国家。

（二）阿尔及利亚公共医疗卫生安全韧性的得分结果分析

阿尔及利亚公共医疗卫生安全韧性综合评分为－0.682，图6-8显示了阿尔及利亚公共医疗卫生安全韧性主成分的分项得分。可以发现：

（1）国民经济水平和使用卫生服务主成分：该部分得分为－0.229，各国排名中位居第三十二，反映了阿尔及利亚经济水平中等偏下，国民享有公共医疗卫生服务水平中等偏下，意味着国家难以较快调动社会资源应对公共卫生事件，在事件冲击中不能快速恢复生产生活秩序。

（2）公共医疗卫生安全教育主成分：该部分得分为－1.020，各国排名中位居第四十二，说明阿尔及利亚在公共医疗卫生安全教育方面处于中等偏下水平，对国民卫生健康与疫情防控的教育宣传力度有待进一步提高。需增强国民医疗卫生知识储备，提高国家应对公共卫生事件的抵抗力，提高处理公共卫生事件的适应力。

（3）疾控服务主成分：该部分得分为－0.868，各国排名中位居第四十二，说明阿尔及利亚的疾控服务水平中等偏下，即多种重大传染病疫苗接种水平中等偏下。这意味着当突发重大传染病疫情时，较容易受到的疫情影响，受到的影响程度也较大。

（4）人口结构和卫生支出主成分：该部分得分为－1.395，各国排名中位居第五十三，说明阿尔及利亚人口结构和卫生支出水平较差，也就是人口老龄化问题严重，卫生支出水平有待进一步提高，当突发重大传染病疫情时，极容易受到的疫情影响，受到影响时影响程度也较大。

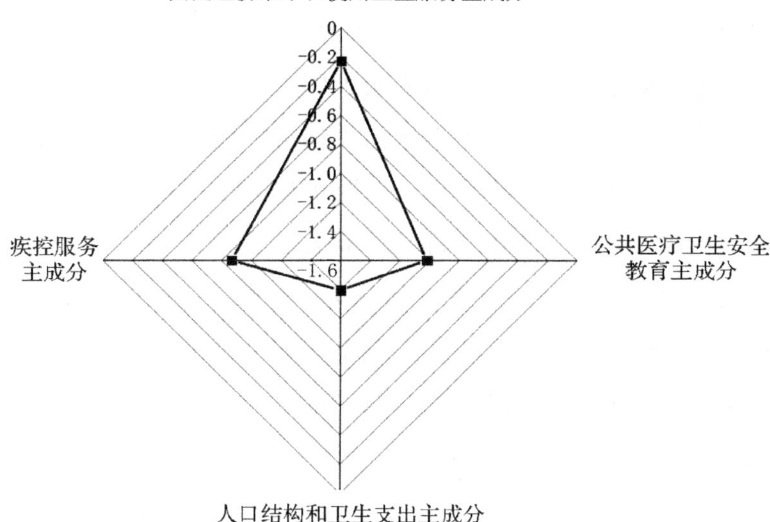

图 6-8　阿尔及利亚公共医疗卫生安全韧性的主成分得分图

八、美国公共医疗卫生安全韧性得分分析

（一）国家概况

美国，全称美利坚合众国（The United States of America），位于北美洲，国土面积 937 万平方公里，截至 2021 年 8 月人口约为 3.33 亿。美国作为一个移民国家，发展十分迅猛，短短几十年就发展成为世界第一大经济体。

（二）美国公共医疗卫生安全韧性的得分结果分析

美国公共医疗卫生安全韧性综合评分为 2.290，图 6-9 显示了美国公共医疗卫生安全韧性主成分的分项得分。可以发现：

（1）国民经济水平和使用卫生服务主成分：该部分得分为 5.514，各国排名中位居第一，表明美国经济水平和公共医疗卫生服务水平具有绝对优势，在面对突发公共卫生事件时可以迅速调动社会资源，保障医疗体系和社会发展的平稳运行，公共医疗卫生体系具有较强的抵抗力韧性。

（2）公共医疗卫生安全教育主成分：该部分得分为 0.072，各国排名中位居第三十，处于中等水平，这表明美国在公共医疗卫生安全教育方面仍有较大提升空间，对国民卫生健康与疫情防控的教育宣传力度有待进一步加强。增强国民医疗卫生知识储备，既可提高国家对公共卫生事件的抵抗力，还能提高处理公共卫生事件的适应力。

（3）疾控服务主成分：该部分得分为－0.929，各国排名中位居第四十三，说明美国的疾控服务水平中等偏下，即多种重大传染病疫苗接种水平中等偏下。这意味着当突发重大传染病疫情时，较容易受到的疫情影响，受到的影响程度也较大。

（4）人口结构和卫生支出主成分：该部分得分为 1.085，各国排名中位居第八，说明美国人口结构和卫生支出水平较高，也就是人口结构较为合理，卫生支出水平较高，当突发重大传染病疫情时，不容易受到疫情影响，受到影响时影响程度也较小。

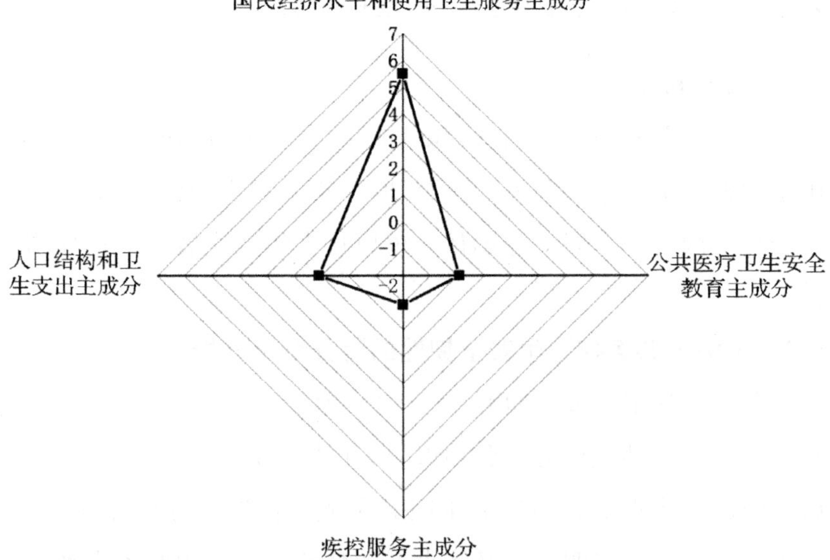

图 6-9 美国公共医疗卫生安全韧性的主成分得分图

九、智利公共医疗卫生安全韧性得分分析

（一）国家概况

智利，全称智利共和国（Republic of Chile），是位于南美洲西南部的一个总统制共和制国家，首都圣地亚哥，是世界上地形最狭长的国家，国土面积约为75万平方公里。为南美洲国家联盟的成员国，在南美洲与阿根廷及巴西并列为ABC强国。智利国民生活幸福指数非常高，智利的经济环境十分自由，政治环境也很稳定，具有相对较低的贫困率。2010年，智利成为南美洲第一个OECD（经济合作与发展组织）成员国。

（二）智利公共医疗卫生安全韧性的得分结果分析

智利公共医疗卫生安全韧性综合评分为0.338，图6-10显示了智利公共医疗卫生安全韧性主成分的分项得分。可以发现：

（1）国民经济水平和使用卫生服务主成分：该部分得分为0.287，各国排名中位居第二十五，反映了智利经济水平以及国民享有的公共医疗卫生服务处于中等水平，在面对突发公共卫生事件时国家有较强的能力调动社会资源以保障国民正常生活。

（2）公共医疗卫生安全教育主成分：该部分得分为0.275，各国排名中位居第二十六，说明智利在公共医疗卫生安全教育方面处于中等水平，可提高公共医疗卫生安全教育宣传力度，进一步提高公共医疗卫生安全韧性。

（3）疾控服务主成分：该部分得分为0.733，各国排名中位居第十八，说明智利疾控服务处于中上水平，即多种重大传染病疫苗接种率较高，面对重大传染病疫情时有较强的抵抗力、恢复力和适应力。

（4）人口结构和卫生支出主成分：该部分得分为－0.101，各国排名中位居第二十八，说明智利人口结构和卫生支出水平中等，即人口结构和卫生支出水平较为合理。可适当提高卫生支出水平，以提高面对突发公共卫生事件的冲击时公共医疗卫生系统的抵抗力。

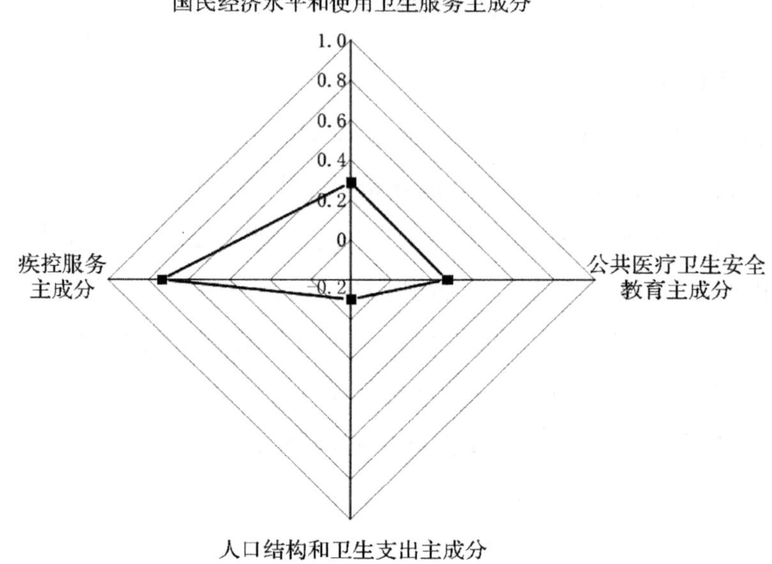

图 6-10 智利公共医疗卫生安全韧性的主成分得分图

十、新西兰公共医疗卫生安全韧性得分分析

（一）国家概况

新西兰（New Zealand），是一个坐落于大洋洲的政治体制实行君主立宪制混合英国式议会民主制的国家。新西兰是英联邦成员国之一，首都为惠灵顿，国土面积约为 27 万平方公里。新西兰的经济高度发达，世界银行将新西兰列为世界上最方便营商的国家之一。

（二）新西兰公共医疗卫生安全韧性的得分结果分析

新西兰公共医疗卫生安全韧性综合评分为 0.206，图 6-11 显示了新西兰公共医疗卫生安全韧性主成分的分项得分。可以发现：

（1）国民经济水平和使用卫生服务主成分：该部分得分为 0.006，各国排名中位居第二十九，处于中等水平，反映了新西兰经济水平和公共医疗卫生服务水平不高，意味着面对公共卫生事件时国家可能会受到较大冲

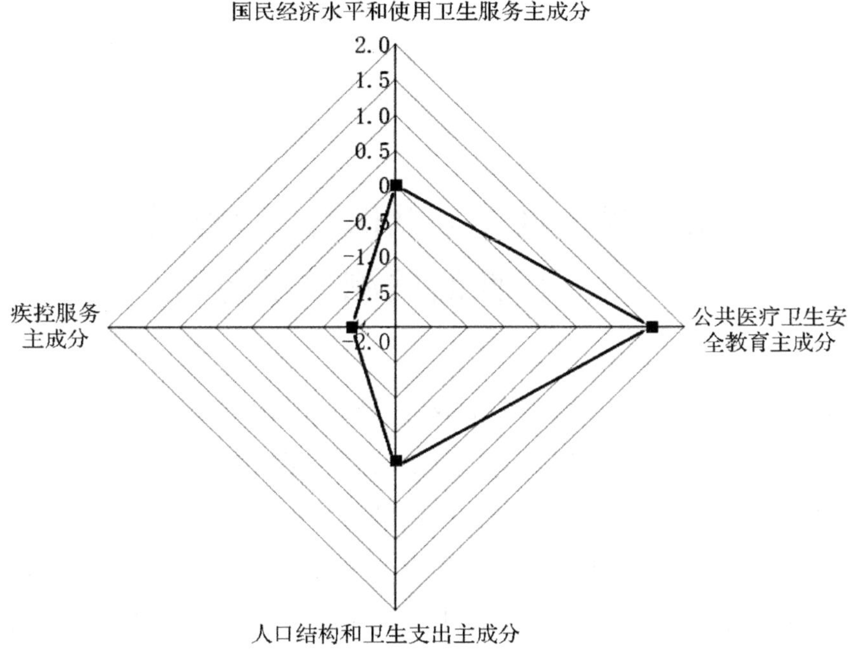

图 6-11　新西兰公共医疗卫生安全韧性的主成分得分图

击，国民生命健康安全和社会秩序难以得到有效保障。

（2）公共医疗卫生安全教育主成分：该部分得分为 1.533，各国排名中位居第九，说明新西兰在公共医疗卫生安全教育方面处于中等偏上水平。可提高公共医疗卫生安全教育宣传力度，进一步提高公共医疗卫生安全韧性。

（3）疾控服务主成分：该部分得分为－1.400，各国排名中位居第四十七，说明新西兰在疾控服务方面处于中等偏下水平，即多种重大传染病疫苗接种水平中等偏下。这意味着突发重大传染病疫情时，容易受到疫情影响，受到影响时影响程度也较大。

（4）人口结构和卫生支出主成分：该部分得分为－0.015，各国排名中位居第二十三，说明新西兰人口结构和卫生支出水平中等偏上，即人口结构较为合理，卫生支出水平中等，面对公共卫生事件的冲击时抵抗力较好。

第七章　世界公共医疗卫生安全韧性的监测体系构建

公共医疗卫生安全韧性建设承载着各国维护国家安全的重任，事关国家发展和社会政治大局稳定，其高质量发展对于世界公共医疗卫生建设有着关键作用。新冠肺炎疫情肆虐全球，暴露出各国公共医疗卫生安全建设的短板。本章借鉴韧性视角下公共医疗卫生安全监测制度建设经验，在公共医疗卫生安全韧性建设现状基础上，通过设计公共医疗卫生系统的韧性监测体系来提升系统韧性，以公共医疗卫生安全韧性监测层级联动方式实现监测和预警系统的协同发展，从而提高公共医疗卫生系统的抵抗力、适应力和恢复力韧性，优化系统内部环境，使公共医疗卫生系统健康稳定发展。

第一节　韧性视角下公共医疗卫生安全的监测制度

韧性视角下，公共医疗卫生安全韧性监测体系可以最大限度地减少突发公共卫生事件带来的损失，维护医疗体系的稳定发展。公共医疗卫生安全韧性监测体系面对各类突发事件具备有效应对、快速恢复和适应学习的能力。抵抗性、恢复性和适应性是公共医疗卫生安全韧性监测体系应具备的核心特征。提前预警，有助在面对突发公共卫生事件时有序展开工作。建立完善的公共医疗卫生安全监测制度是提高公共医疗卫生安全抵抗力韧性的关键。

公共医疗卫生安全监测是维护各国公共医疗卫生系统安全韧性的重要前提和保障，通过公共医疗卫生安全监测能够了解发病人群现状和特征，及时准确地展开疾病预防控制工作，从而制定科学、有效的公共卫生策略和措施，抵御外部突发公共卫生事件的冲击和扰动。公共医疗卫生安全监测是公共医疗卫生系统良性演化的关键，以监测量化预防应急管理过程中的各种问题，为公共医疗卫生系统提供缓冲条件。因此，具有指导与预警作用的突发公共卫生事件监测成为韧性理论中的核心内容。本章从突发公共卫生事件和传染性疾病监测制度入手，探究公共医疗卫生安全监测体系建设条件和标准，进而可以了解韧性视角下监测体系建设对公共医疗卫生安全韧性的影响，有助建立韧性视角下监测流程和监测体系。

一、公共医疗卫生安全监测的法律体系建设

完善的监测制度建设是科学调整监测行为，制订监测规则和程序，保障监测有效开展的重要保障。动态监测体系建设是保障公共医疗卫生安全韧性的基础，动态监测能够及时准确识别突发公共卫生事件，保障预警时效，减少突发事件对社会的影响。[①] 世界各国不断探索突发公共卫生事件监测制度，我国高度重视突发公共卫生事件监测预警体系建设，以法律建设推动突发公共卫生事件监测制度的完善，具体相关文件如图 7-1 所示。

突发公共卫生事件不仅影响公共医疗卫生系统的稳定，而且危害个人健康权益。以法律体系建设保障公共医疗卫生安全监测，使得突发公共卫生事件防治工作有了法律保障和制度约束，有利于开发社会资源，团结各部门工作，保障公共医疗卫生安全韧性。[②] 以法律形式约束的“预防为主”的卫生工作方针，有利于防患于未然，减少突发公共卫生事件的发生。利用法律手段，可增强信息管理和处理时效，保证突发公共卫生事件预防控

---

① 邓卫文：《我国传染病监测预警制度的现状、问题及优化路径》，《岭南学刊》2021 年第 3 期。

② 张兆平、李丽坤、岳锐洁：《突发公共卫生事件应急管理机制的完善》，《法制与社会》2021 年第 24 期。

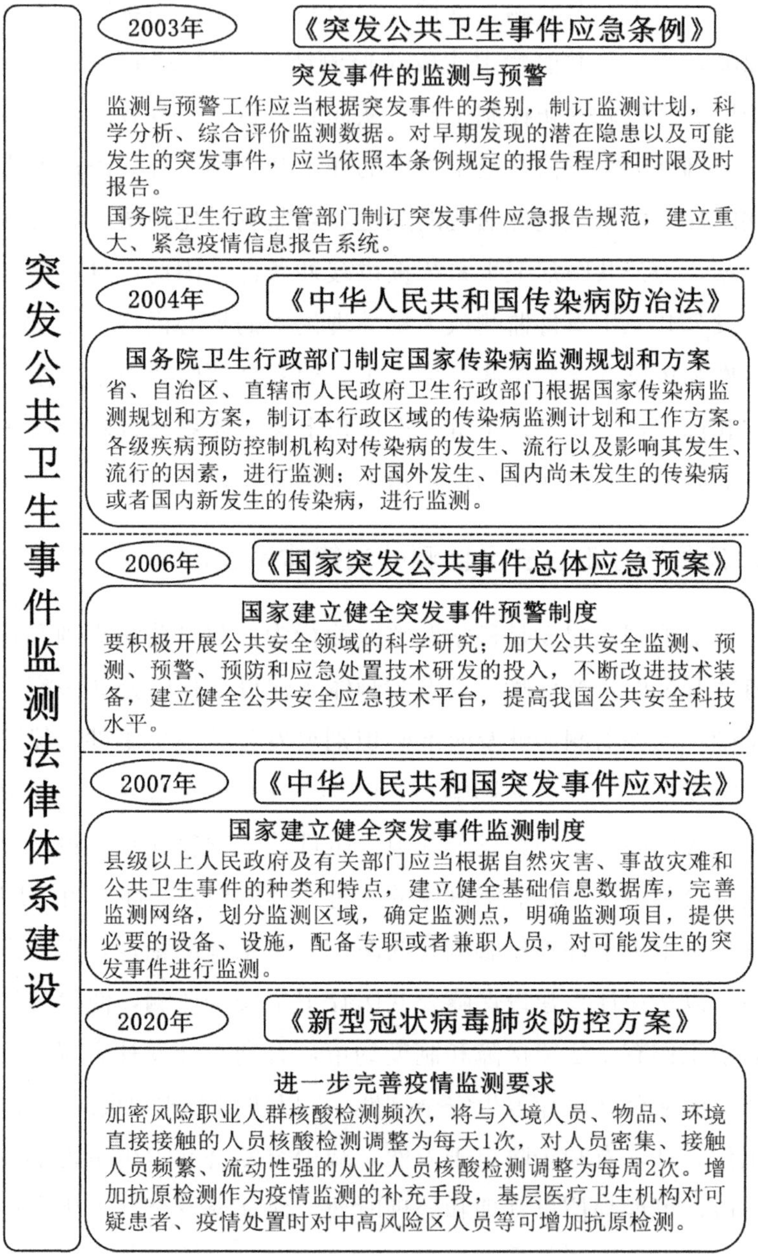

突发公共卫生事件监测法律体系建设

2003年 《突发公共卫生事件应急条例》

突发事件的监测与预警

监测与预警工作应当根据突发事件的类别，制订监测计划，科学分析、综合评价监测数据。对早期发现的潜在隐患以及可能发生的突发事件，应当依照本条例规定的报告程序和时限及时报告。

国务院卫生行政主管部门制订突发事件应急报告规范，建立重大、紧急疫情信息报告系统。

2004年 《中华人民共和国传染病防治法》

国务院卫生行政部门制定国家传染病监测规划和方案

省、自治区、直辖市人民政府卫生行政部门根据国家传染病监测规划和方案，制订本行政区域的传染病监测计划和工作方案。

各级疾病预防控制机构对传染病的发生、流行以及影响其发生、流行的因素，进行监测；对国外发生、国内尚未发生的传染病或者国内新发生的传染病，进行监测。

2006年 《国家突发公共事件总体应急预案》

国家建立健全突发事件预警制度

要积极开展公共安全领域的科学研究；加大公共安全监测、预测、预警、预防和应急处置技术研发的投入，不断改进技术装备，建立健全公共安全应急技术平台，提高我国公共安全科技水平。

2007年 《中华人民共和国突发事件应对法》

国家建立健全突发事件监测制度

县级以上人民政府及有关部门应当根据自然灾害、事故灾难和公共卫生事件的种类和特点，建立健全基础信息数据库，完善监测网络，划分监测区域，确定监测点，明确监测项目，提供必要的设备、设施，配备专职或者兼职人员，对可能发生的突发事件进行监测。

2020年 《新型冠状病毒肺炎防控方案》

进一步完善疫情监测要求

加密风险职业人群核酸检测频次，将与入境人员、物品、环境直接接触的人员核酸检测调整为每天1次，对人员密集、接触人员频繁、流动性强的从业人员核酸检测调整为每周2次。增加抗原检测作为疫情监测的补充手段，基层医疗卫生机构对可疑患者、疫情处置时对中高风险区人员等可增加抗原检测。

图 7-1　突发公共卫生事件监测法律体系建设

制措施的落实。公共医疗卫生安全监测的法律体系建设对于预防和减少突发公共卫生事件发生，最大程度减轻突发事件对社会的影响和危害程度，维护公共安全具有重要意义。

长期以来，卫生监督体系不完善、执法运行机制不健全、监督职能不明确、保障政策不落实，使得卫生监督不到位，突发公共卫生事件监测技术落后，无法为预警系统提供完备的数据支撑；不同区域和城乡之间公共卫生事件监测体系发展不平衡，卫生监测存在薄弱环节甚至真空地带。解决这些问题，需要全面加强和完善公共卫生法律法规体系建设，提高相关部门和单位责任意识，明确部门协调联动的关键制度，进而打造动态灵敏的公共医疗卫生安全监测预警系统，建立完备的公共卫生应急物资保障体系，增强公共医疗卫生系统抵抗力、恢复力和适应力韧性。

“韧性”在突发公共卫生事件监测中表现为保障平时和战时的医疗需求，能够及时判断风险来源与风险等级，对风险单位进行动态监测，调整自身监测精度和监测深度，不断反思总结建立更为完善的监测体系。为保障公共医疗卫生体系系统韧性，需完善突发公共卫生事件行政应急责任制度。突发公共卫生事件监测法律体系建设有助于提高行政责任在公共医疗卫生系统建设中的规范程度，完善的问责原则、程序和考核制度有助于监测范围的全覆盖和监测责任的规范化，切实落实各级单位职责，以顶层设计完善监测制度建设。

二、突发公共卫生事件的监测范围和报告标准

为加强保障公共医疗卫生系统安全韧性，对突发公共卫生事件进行监测。监测范围是整个监测活动有效展开的前提，报告标准设定是为统一高效管理突发公共卫生事件，保障公共医疗卫生安全韧性。下面，我们总结归纳突发公共卫生事件监测范围和报告标准。

突发公共卫生事件监测范围包括：

（1）由各级机构和基层工作人员通过网络直报系统报告的突发公共卫

生病例，以及不明原因死亡病例。

（2）各国重点监测的传染性疾病，如在我国重点关注甲类传染病和按照甲类管理的部分乙类传染病；乙类和丙类传染病暴发或多例死亡情况；新发或境外输入性传染病及疑似病例。

（3）医疗卫生机构临床异常症状、聚集性病例相关症候监测。

（4）流动人口监测，职业中毒患者等人群的主动监测。

（5）公共场所的卫生综合监测点突发事件，有毒或有害化学物品、生物毒素引起的集体性急性中毒事件。

（6）卫生舆情信息。

（7）世界卫生组织和国外疾病疫情控制中心疾病信息通报。

（8）上级部门转来的举报信息、媒体监督报道信息、向本单位举报的信息等多种渠道信息。

（9）自然灾害所致人生命、健康的影响或伤害事件。

突发公共卫生事件多源自成因多样、传播广泛、差异分布的群体性疾病，因此监测体系建设的重要环节是确定各疾病的报告标准，避免因监测信息报告不及时或漏报等原因造成预警系统“失灵”的现象。

我国现行公共医疗卫生安全监测报告标准如图 7-2 所示。监测报告内容不仅涵盖了传染性疾病，还涉及了食源性疾病、食物中毒、职业中毒、其他中毒、环境因素事件和意外辐射照射事件。详细严格的报告标准设定成为监测系统长期、系统、持续收集重点疾病和突发疾病相关数据，并及时反馈给相关组织和机构的前提。通过设定公共医疗卫生安全监测报告与响应标准，能够明确各级疾病预防控制部门责任，确定各地区在突发公共卫生事件的响应等级，识别公共卫生问题和疾病趋势，全面了解各地区各层级疾病预防控制部门的工作效率，完善我国监测体系建设。①

① 何懿、陆殷昊、何永超、黄晓燕：《上海市突发公共卫生苗子事件监测系统的构建与思考》，《中国卫生资源》2020 年第 2 期。

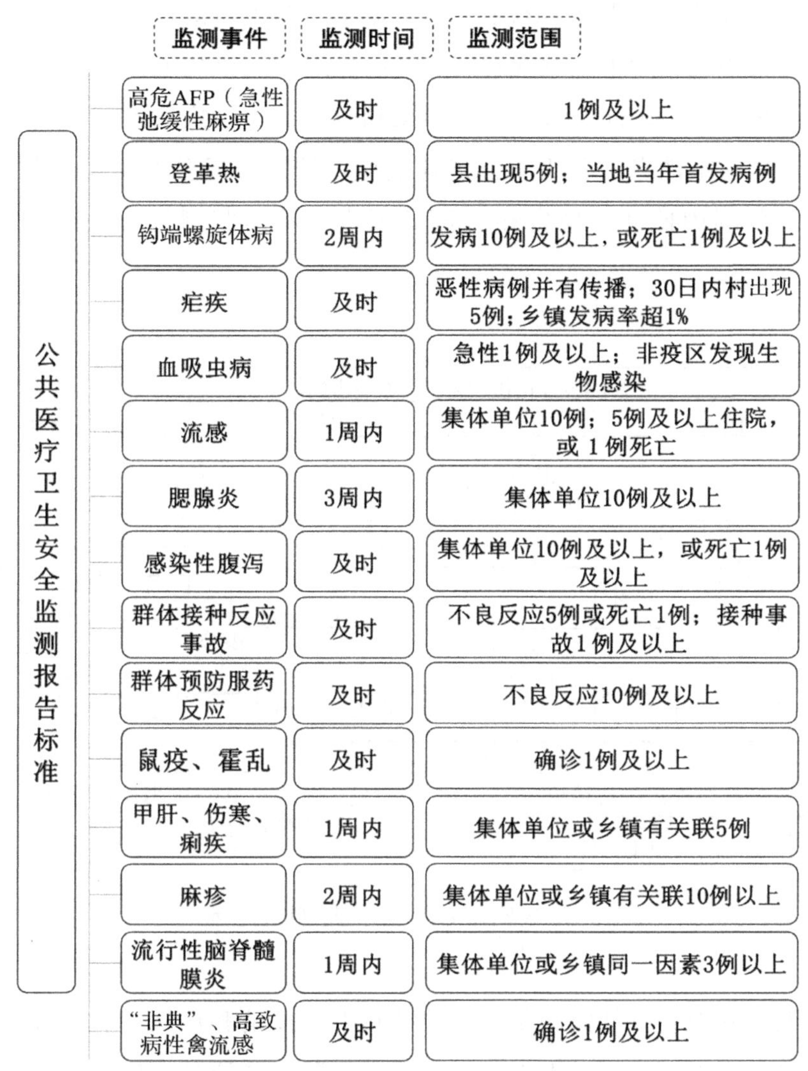
公共医疗卫生安全监测报告标准

监测事件	监测时间	监测范围
高危AFP（急性弛缓性麻痹）	及时	1例及以上
登革热	及时	县出现5例；当地当年首发病例
钩端螺旋体病	2周内	发病10例及以上，或死亡1例及以上
疟疾	及时	恶性病例并有传播；30日内村出现5例；乡镇发病率超1%
血吸虫病	及时	急性1例及以上；非疫区发现生物感染
流感	1周内	集体单位10例；5例及以上住院，或1例死亡
腮腺炎	3周内	集体单位10例及以上
感染性腹泻	及时	集体单位10例及以上，或死亡1例及以上
群体接种反应事故	及时	不良反应5例或死亡1例；接种事故1例及以上
群体预防服药反应	及时	不良反应10例及以上
鼠疫、霍乱	及时	确诊1例及以上
甲肝、伤寒、痢疾	1周内	集体单位或乡镇有关联5例
麻疹	2周内	集体单位或乡镇有关联10例以上
流行性脑脊髓膜炎	1周内	集体单位或乡镇同一因素3例以上
“非典”、高致病性禽流感	及时	确诊1例及以上

图 7-2 公共医疗卫生安全监测报告标准

三、公共医疗卫生安全的监测信息报告流程

除法律体系建设外，为完善公共医疗卫生安全监测制度，提高监测系统信息化水平，我国突发公共卫生事件网络直报系统于 2004 年建成，其

后我国突发公共卫生事件监测制度更加健全，监测时效得到大幅提升。基层工作者和相关医疗单位发现病例，将信息通过传染病疫情和突发公共卫生事件网络直报系统向上级汇报，国家和省级、市级疾病预防控制部门同时收到疫情通报消息。各级单位迅速响应，按照突发公共卫生事件预案，承担职责范围内监测、报告和管理等工作，具体监测报告流程如图 7-3 所示。

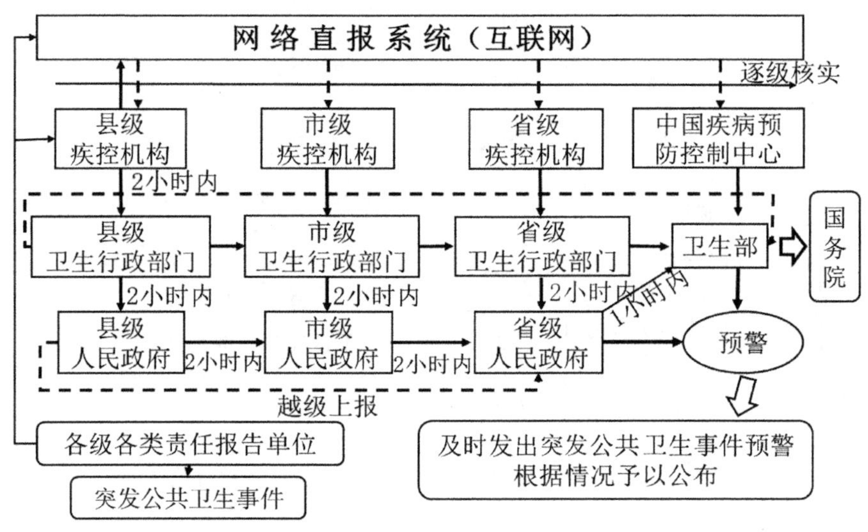

图 7-3　突发公共卫生事件监测报告流程

突发公共卫生事件监测制度设计针对不同疫情和疾病，监测报告形式多样。就常规疫情而言，报告对象为传染病防治法所规定的甲、乙、丙类法定传染病，报告对象不同报告形式有所不同。要在发现后两小时内通过系统进行报告，无网络条件的应该采用其他快速通信方式进行报告，并进出报告卡。对其他乙类、丙类疑似病例在诊断后，相关单位应于 24 小时内报告，无网络报告条件的 24 小时内以通信方式报告。

对于特殊疫情报告，其报告对象主要为《突发公共卫生事件应急条例》《国家突发公共卫生事件相关信息报告管理工作规范（试行）》及相关规范性文件所规定的突发公共卫生事件。具体包括：①正在发生或可能发生的传染病。②不明原因的群体性疾病。③有菌群感染或丢失导致的突发公共卫生事件。④严重的食物或职业中毒事件。⑤其他可能引起社会恐慌，有巨大影响的突发公共卫生事件。以上情况均需要责任报告人在 2 小时内选择直报系统或其他通信方式向相关部门进行报告。

突发公共卫生事件直报内容具体包含：事件发生、发展过程以及相关单位处置结果，发病原因是否明晰，已采取何种措施。收到信息报告的卫生行政部门应当尽快组织专家进行调研；相关单位进行风险评估；相关系统密切追踪事件发展动态，报告事件变化，监测突发公共卫生风险。①

第二节　公共医疗卫生安全韧性的监测流程

在冲击干扰与适应变化的情境下，公共医疗卫生安全韧性对于一个国家乃至全球的持续健康稳定发展尤为重要，科学的公共医疗卫生安全韧性监测体系是降低不确定性因素引致风险的必然选择。实现传统公共卫生评价体系的韧性调整与转变，需正确把握公共医疗卫生安全韧性监测的内涵及界定范围。公共医疗卫生安全韧性监测是衡量公共医疗卫生安全演化水平的新量化途径。构建世界公共医疗卫生安全韧性监测体系既需要科学的理论指导，又需要整体系统的原则规范，以准确反映公共医疗卫生安全韧性的特征和趋势。

一、公共医疗卫生安全韧性的风险管理流程

当前，公共卫生领域监测系统建设经验多集中在突发公共卫生事件和新发、突发传染性疾病监测。在突发公共卫生事件应对的常态下，要有计划、有组织、系统全面地分析整理相关数据和信息，及时跟进突发事件进

① 王树坤、赵世文、伏晓庆、孟银平、张勇、罗春蕊、周永明、宋志忠：《传染病暴发或流行的探测、监测和预警》，《中华流行病学杂志》2021 年第 5 期。

度，监测风险疾病发生，合理评估风险程度，及时发出预警以便相关责任部门及事件影响人群做出反应，预防或减少风险的危害。基于韧性特征的公共医疗卫生安全韧性监测是衡量公共医疗卫生安全演进水平的新量化途径。韧性理论提出的韧性特征是刻画公共医疗卫生系统抵抗力、恢复力和适应力韧性水平的重要方式，安全韧性值监测成为联通公共卫生领域与韧性科学的桥梁，为识别公共卫生领域韧性特征提供了新方法。

对于公共医疗卫生安全韧性进行风险管理，实际上是要及时把握各国、各地区公共医疗卫生系统政策变化和突发公共卫生事件影响，监测公共卫生事件的发生，合理地评估事件对系统的影响，根据结果对抵抗力、恢复力以及适应力韧性进行适当的干预或处理。具体流程如图 7-4 所示。

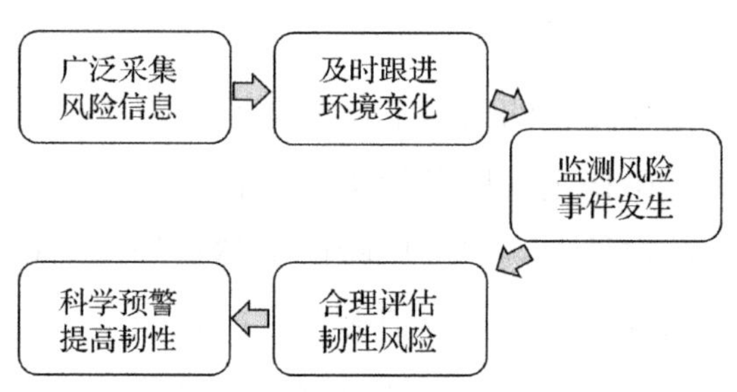

图 7-4　公共医疗卫生安全韧性风险管理一般流程

二、公共医疗卫生安全韧性的动态监测流程

按照公共医疗卫生系统风险管理的思路，结合世界公共医疗卫生安全韧性特点，考虑到动态监测的可操作性，可搭建公共医疗卫生安全韧性监测体系。一是通过对公共医疗卫生系统的抵抗力、恢复力和适应力各层级设计风险发生事件，识别风险来源。二是基于国际环境、政策变化、技术发展、医疗水平以及管理经验等公共医疗卫生建设的共性要素抓取监控信息。三是通过监控重要信息及时有效地了解公共医疗卫生体系的变化情况，进行安全韧性风险识别。四是构建公共医疗卫生安全韧性监测体系，

真实准确地评估韧性风险。五是对风险等级进行划分，分别预警，进行政策干预，防范卫生安全韧性风险。公共医疗卫生安全韧性的动态监测具体流程如图 7-5 所示。

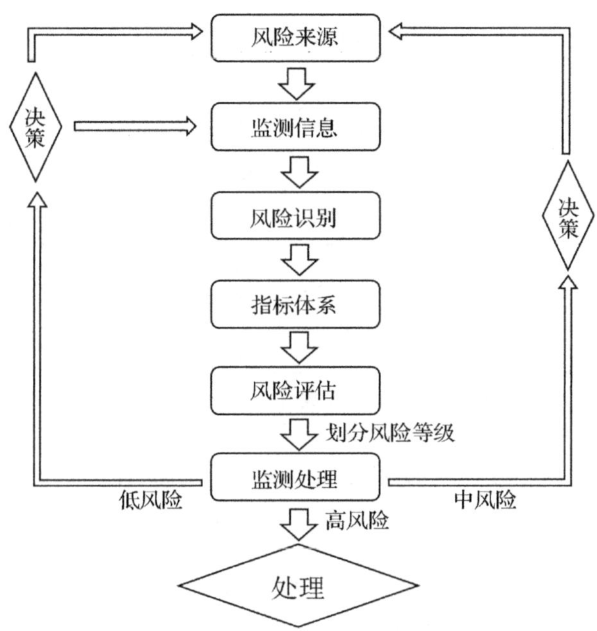

图 7-5　公共医疗卫生安全韧性动态监测流程

监测体系是预警和应对的基础，为预警卫生风险、妥善处理突发公共卫生事件提供科学依据，为有效控制突发疾病的蔓延赢得宝贵时间。当前，公共医疗卫生安全韧性监测体系设计并未出现标准范式，我们总结相关医疗卫生领域监测体系建设经验，结合公共医疗卫生安全韧性发展特征，设计了韧性监测体系框架。

当前，疾病监测系统主要包括传染病网络报告信息系统和突发公共卫生事件报告与管理信息系统。我们构建的用于公共医疗卫生安全韧性监测的监测体系如图 7-6 所示。

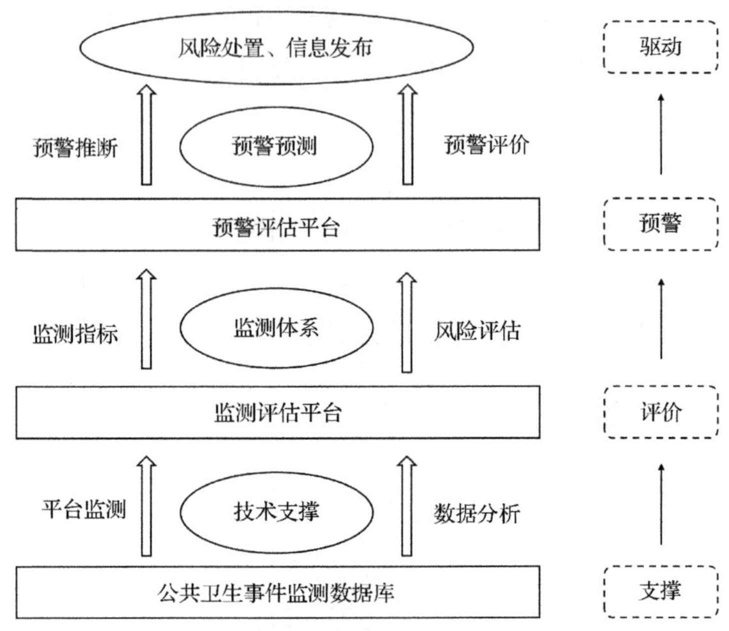

图 7-6 公共医疗卫生安全韧性监测体系

突发公共卫生事件是公共卫生管理的重点和难点。建立监测体系，首先要建立起有技术支撑的数据综合平台，以平台监测和数据分析方式掌握公共医疗卫生系统运行现状，及时发现数据变化。其次要构建监测指标体系、风险信息体系、阈值控制体系和监测反馈体系，这些体系分别承担着监测平台信息获取、信息输入、信息质控和信息输出四个方面的重要作用。① 监测体系建设是为突发公共卫生事件及时准确预警做准备，以保证政府及相关部门有充足的时间和资源处理突发公共卫生事件。预警评估平台主要对监测数据进行汇总，开展模型分析，进行数据统计，以提供卫生监督决策依据。最后，相关机构做出预警处置，公开相关信息，保障社会平稳运行。

① 王绍鑫、周艳琴、李凌雁:《突发公共卫生事件卫生监督监测预警体系框架初步设想》,《公共卫生与预防医学》2014 年第 3 期。

第三节　公共医疗卫生安全韧性的监测体系构建

公共医疗卫生安全韧性监测旨在通过监测体系，及时掌握公共医疗卫生安全韧性动态变化特征，分析公共医疗卫生安全韧性发展的关键节点和影响路径，监控公共医疗卫生安全韧性发展，从而提高面对突发公共卫生事件时公共医疗卫生系统的抵抗力、恢复力和适应力，优化系统内部环境，保障公共医疗卫生系统健康平稳运行。

一、公共医疗卫生安全韧性的监测体系建设原则

根据公共医疗卫生安全韧性监测步骤，韧性监测体系指标建设是整个监测流程中的重要部分。公共医疗卫生安全韧性监测指标选取是监测体系建设的重要环节。公共医疗卫生安全韧性监测体系要求全面、真实、准确地反映公共医疗卫生系统抵抗力韧性、恢复力韧性和适应力韧性。依据公共医疗卫生安全各层级韧性特征选取合适的指标，按照相关原则将系统运行机理和运行特征完整呈现，便于分析、比较、判别和评价公共医疗卫生安全韧性水平。

公共医疗卫生安全韧性监测体系建设指标选取有以下原则和要求：

一是系统性原则。公共医疗卫生安全韧性监测体系各指标之间要有一定的逻辑关系，按照一定的秩序和要求组合而成，能够全面、客观地反映出公共医疗卫生建设的状态和发展的趋势。① 此外，监测体系还要从不同方面反映出公共医疗卫生系统抵抗力、恢复力和适应力韧性的主要特征和状态，各层级韧性监测指标侧重点不同，各指标之间要相互独立但又彼此联系，互为条件。指标体系建设要全方位、多视角考虑各层级韧性之间的区别与联系，自上至下层层递进，具备足够的涵盖面和信息量，以保障公

① 洪志恒、倪大新、曹洋、孟玲、涂文校、李雷雷、李群、金连梅：《中国突发公共卫生事件监测系统评价指标体系初探》，《中华流行病学杂志》2015 年第 6 期。

共医疗卫生安全韧性监测模型的构建。

二是规范性原则。指标体系设置要遵循学科规范，以科学客观作为评价指标的选取原则，使指标能准确反映公共医疗卫生安全韧性的内涵。规范性还表现在各指标选取在计算要求、统计口径以及模型建构方面的合理规范。各国公共医疗卫生安全韧性监测数据指标的设计、标准与格式要符合数据的一般规范，数据分析计算以及函数和模型建构要依据现有科学理论合理设定，符合学术规范。

三是可操作性原则。世界公共医疗卫生安全韧性监测体系的评价目的在于，通过评价发现公共医疗卫生安全韧性最重要的问题。指标具备有效的操作性，可以使公共医疗卫生安全韧性评价达到最优化。世界公共医疗卫生安全韧性监测体系是通过对监测指标进行定量为主和定性为辅的统计分析，在评估公共医疗卫生安全韧性发展现状的基础上，预测各国家公共医疗卫生安全韧性的发展，提供增强医疗安全韧性水平的建设路径建议。监测体系建设要能够使监测指标变为可操作、能评价的实际数据。监测指标体系建设要求有良好的平衡性、重复性和再现性，因此指标选择要贴近实际，指标获取渠道要稳定，指标要与公共医疗卫生安全韧性有良好的融合度和契合性，才能使得监测结果准确可靠，与现实情况高度匹配。公共医疗卫生安全韧性监测指标选取要体现对安全韧性监测的适用性和应用性，保障公共医疗卫生安全韧性监测的预测性和前瞻性。①

四是动态性原则。世界公共医疗卫生安全韧性监测的目的是及时掌握公共医疗卫生系统安全韧性现状及变化情况，及时掌握公共医疗卫生系统抵抗力、恢复力和适应力变化的实际情况，加强安全韧性的动态管理，为相关部门决策提供依据。公共医疗卫生安全韧性既是一个监测目标，又是一个发展过程，在一定时期内指标体系相对稳定，但在较长周期内韧性评价需求不断变化，指标体系指标选取也要不断迭代更新。以监测系统指标

① 张未寒、王子军：《中国传染病监测系统综合评价指标体系构建》，《中国公共卫生》2014 年第 6 期。

的动态更新，解决监测过程中因指标滞后难以反映现实情况的问题。[①] 公共医疗卫生系统是一种受政策性影响很强的系统，由于不同国家和地区的政策以及国际卫生环境的作用，医疗卫生体系在不断地发生着变化。公共医疗卫生安全韧性是一个动态发展的变量，由于影响国家公共医疗卫生系统的因素始终随着时间及周围条件的变化而呈现无规则的变动，因此公共医疗卫生安全韧性监测的指标体系必须要依据政策和世界卫生环境变化反映公共医疗卫生安全韧性规律。

根据公共医疗卫生安全韧性相关特点可将韧性监测体系构建分为韧性风险监测、韧性风险评估以及韧性风险处置三个阶段，以及监测信息系统构建、韧性评估指标体系构建和韧性风险预处理机制构建三个重点过程。监测体系建设共涉及六个步骤和四个指标提取原则，具体如表 7-1 所示。

表 7-1 公共医疗卫生安全韧性动态监测体系构建的重要步骤和原则

<table>
<tr><th>三阶段</th><th>六步骤</th><th>三重点</th><th>四原则</th></tr>
<tr><td rowspan="3">韧性风险监测阶段</td><td>（1）风险事件确定</td><td rowspan="3">监测信息系统构建</td><td rowspan="3"></td></tr>
<tr><td>（2）突发事件信息监测</td></tr>
<tr><td>（3）风险事件发生认定</td></tr>
<tr><td rowspan="4">韧性风险评估阶段</td><td rowspan="2">（4）风险分析与评估</td><td rowspan="4">韧性评估指标体系构建</td><td>系统性</td></tr>
<tr><td>规范性</td></tr>
<tr><td rowspan="2">（5）风险预警等级确定</td><td>动态性</td></tr>
<tr><td>可操作性</td></tr>
<tr><td>韧性风险处置阶段</td><td>（6）韧性风险分类处理</td><td>韧性风险预处理机制构建</td><td></td></tr>
</table>

二、公共医疗卫生安全韧性的监测体系框架

公共医疗卫生安全韧性监测是韧性视角下医疗卫生体系发展的新思

① 谈力、李栋亮：《广东省科技计划项目动态监测体系构建》，《科技管理研究》2016 年第 11 期。

考，监测体系建设作为应对突发公共卫生事件的前提，不同理论下公共医疗卫生安全韧性侧重点各有不同。[1] 公共医疗卫生安全韧性的“目标”理论，强调公共医疗卫生体系对突发公共卫生事件有较强应对能力，韧性为系统发展目标。公共医疗卫生安全韧性的“过程”理论，强调公共医疗卫生系统是一个动态变化的系统，韧性反映出在面对突发公共卫生事件时系统不断学习改进并最终适应新环境的过程。公共医疗卫生安全韧性的“能力”理论，强调韧性是系统或对象在受到干扰时表现出的抵抗、恢复和适应性转变等能力。

公共医疗卫生安全韧性监测的指标体系，分为总体层、系统层、状态层和要素层四个等级。总体层表达公共医疗卫生系统安全韧性发展的总体能力，它表明系统整体状态，是进行风险评估的关键标准。系统层依照公共医疗卫生体系安全韧性内部逻辑，将监测过程分为三个层级，分别表达为抵抗力韧性监测、恢复力韧性监测和适应力韧性监测。状态层代表各特征发展状态的变量。状态层指标反映总体监测指标的动态特征。要素层采用可测的、可比的、操作性强的、易获取的指标或指标群，对状态层的数量特征、强度特征、反应速度特征给予直观的量化。

根据复杂适应系统[2]、耗散结构理论[3]和社会生态韧性理论[4]，公共医疗卫生系统建设反映的是国家对于突发公共卫生事件处理的能力。公共医疗卫生安全韧性监测是为保障公共医疗卫生各系统在遭遇外部公共卫生安全冲击、干扰之后迅速恢复自身体系功能所需的自组织能力、学习和适应能力以及对干扰的抵御能力。因此，监测体系建设也分别从抵抗力韧性、

---

① 孟海星：《社会—生态系统视角下的社区韧性提升》，《上海文化》2022 年第 8 期。

② Blanchet K and Nam S L and Ramalingam B, et al, "Governance and Capacity to Manage Resilience of Health Systems: Towards a New Conceptual Framework," *International Journal of Health Policy and Management* 6, no. 8(2017): 431-435.

③ 郭杨、宁宁、王璐、孙宏、崔宇：《灾难性医疗需求激增情境下的卫生系统韧性理论与耗散结构理论关联探析》，《中国农村卫生事业管理》2020 年第 12 期。

④ 刘志敏、叶超：《社会—生态韧性视角下城乡治理的逻辑框架》，《地理科学进展》2021 年第 1 期。

恢复力韧性和适应力韧性三个维度出发，将这三个维度作为二级指标构建“公共医疗卫生安全韧性监测指标体系框架”。

抵抗力韧性监测包括医疗资源水平、创新投入水平和应用创新产出三个方面，恢复力韧性监测包括经济发展水平、基层治理水平、资源供给能力三个方面，适应力韧性监测包括数字化建设水平、应急管理能力、风险信息沟通三个方面，由此形成公共医疗卫生安全韧性监测指标体系框架，如图 7-7 所示。

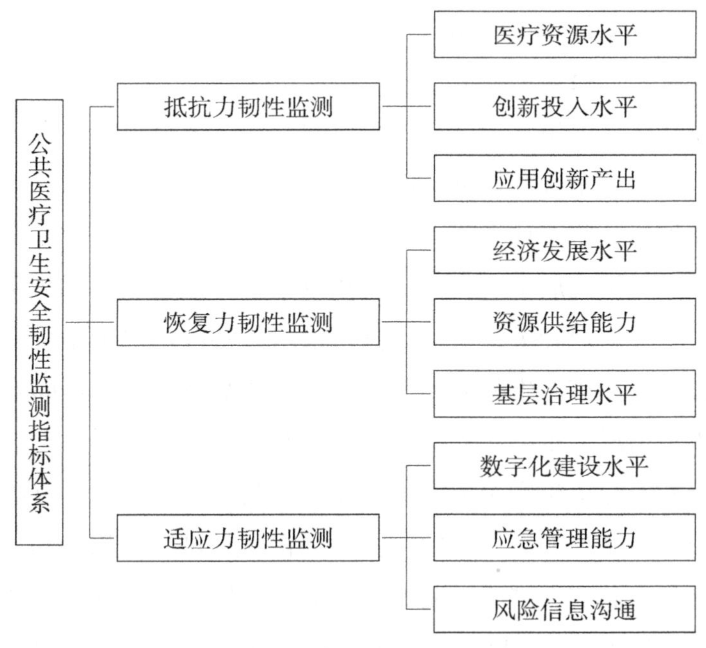

图 7-7　公共医疗卫生安全韧性监测指标体系框架

应用公共医疗卫生安全韧性监测指标体系框架开展评估时，需要根据公共医疗卫生安全韧性的特点，针对各三级指标制订相应的四级要素指标，形成完整的指标体系，并对四级指标设置评分原则和权重，使指标体系具备可操作性和科学性。对于四级要素指标的选取，应注意抵抗力、恢复力和适应力等安全韧性公共医疗卫生体系的内在属性。

完善公共医疗卫生安全抵抗力韧性的监测。抵抗力韧性反映出系统受到冲击之后，仍然维持原有稳定状态的能力。[①] 在逆变环境中，公共医疗卫生体系仍然能维持一定医疗水平，保证居民正常医疗需求。在突发传染疾病期间，医疗资源紧张，居民就医保障难以得到满足，系统抵抗力较低。良好的公共医疗卫生系统抵抗力韧性一般具备医疗资源、国家医疗创新投入以及医疗行业创新产出水平较高的特点。在日常公共医疗卫生服务中不断完善突发公共卫生事件应对标准，优化公共医疗卫生系统管理流程，强化应急制度设计一体化管理，完善公共医疗卫生系统日常管理，确保突发公共卫生事件发生时能做到资源及时投放与精确调用，提高系统公共医疗卫生安全抵抗力韧性。

完善公共医疗卫生安全恢复力韧性的监测。恢复力韧性反映在吸收了所有的冲击之后，系统开始进入恢复发展阶段，以自身能力将公共医疗卫生体系还原到稳定状态或者进入新的平衡状态。[②] 对于恢复力韧性的监测主要关注国家经济发展水平、突发公共卫生事件情况下资源供给能力、基层治理水平。在新冠肺炎疫情暴发时，各国公共医疗卫生系统受到严重冲击，之后各国采取措施恢复公共医疗卫生系统状态，疫情期间资源供给和基层治理水平情况严重影响着系统韧性的发展。

完善公共医疗卫生安全适应力韧性的监测。适应力韧性反映公共医疗卫生系统经历一系列的突发事件冲击后，在恢复自身结构和功能时，不断反思总结，积极制定新措施，完善相关法律法规，相关部门迅速学习进而适应新环境的能力。[③] 在数字化技术迅猛发展的背景下，数字医疗建设对于公共医疗卫生安全有促进作用，此外，应急管理能力的提升和风险信息

---

① 王松茂、牛金兰：《山东半岛城市群城市生态韧性的动态演化及障碍因子分析》，《经济地理》2022 年第 8 期。

② 李连刚、张平宇、谭俊涛、关皓明：《韧性概念演变与区域经济韧性研究进展》，《人文地理》2019 年第 2 期。

③ Koeva S and Rohova M, "Health System Resilience: Concept Development," *Journal of IMAB Annual Proceeding (Scientific Papers)* 26, no. 3(2020): 3251-3258.

预测沟通也会对系统适应力韧性产生影响。

依据各层级韧性特点选取多维要素指标进行监测，各指标间的权重、主次关系通过权重系数的分配要得到良好的展现，可以从公共医疗卫生安全韧性监测整体情况进行评价，也可以对各层级韧性之间进行横向和纵向的比较，指标建设要既有综合性又有全面性。指标体系框架设计兼顾对监测系统功能结果和特征的评价，可针对不同的监测系统和不同环境进行监测指标的动态调整。

三、公共医疗卫生安全韧性的监测模型构建

参考范维澄等（2009）提出的公共安全三角形，构建公共医疗卫生安全韧性监测分析模型①。以公共卫生事件、医疗卫生承载系统、公共医疗卫生安全管理作为三条边，同构抵抗、恢复、适应的响应联动，对系统公共医疗卫生安全韧性进行循环监测。具体如图 7-8 所示。

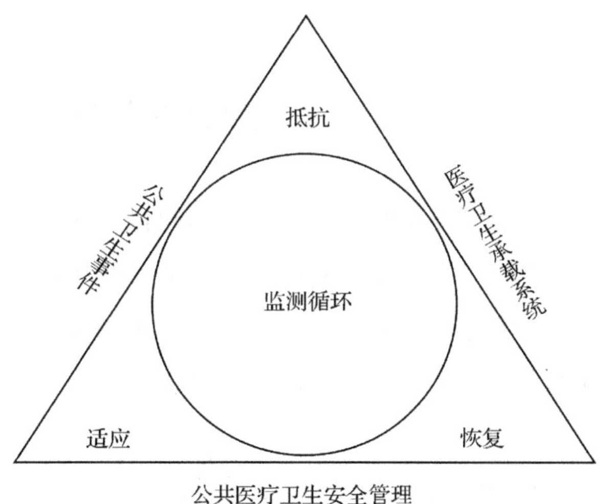

图 7-8　公共医疗卫生安全韧性监测三角形分析模型

① 范维澄、刘奕：《城市公共安全体系架构分析》，《城市管理与科技》2009 年第 5 期。

从公共医疗卫生安全韧性监测三角形分析模型出发，构建公共医疗卫生安全韧性监测流程可包括：

（1）理解公共医疗卫生安全韧性监测的含义和目的。辨识公共医疗卫生安全韧性的内部特征，针对不同层级韧性，结合突发公共卫生事件风险，以大数据、人工智能技术对公共医疗卫生系统安全韧性进行动态监测。

（2）关注公共医疗卫生承载系统的脆弱性。通过对公共医疗卫生承载系统的脆弱性进行分析和评价，识别风险因素对公共医疗卫生安全韧性的冲击和破坏强度，以及影响范围，重点监测该类风险因素，以监测预警系统保障公共医疗卫生安全韧性水平。

（3）依据各层级韧性监测优化公共医疗卫生安全韧性管理。通过实现对公共医疗卫生安全韧性的抵抗力、适应力和恢复力韧性循环监测，制定安全管理策略，实现各资源的高效配置和各部门的调度协作。以精细化监测为基础构建公共医疗卫生系统的韧性管理机制，不断提高系统韧性以保障系统高效运行。

第四节　公共医疗卫生安全韧性的监测层级联动

公共医疗卫生安全层级韧性协调联动机制建设，作为公共医疗卫生安全韧性监测体系构建的“后半篇”文章，对形成公共医疗卫生安全韧性监测与预警有效联动、快速响应工作合力，统筹解决国家公共医疗卫生安全问题，规范和加强公共医疗卫生系统抵抗力韧性、适应力韧性和恢复力韧性建设具有重要意义。

在突发公共卫生事件监测报告和后续管理方面，各部门应各司其职，基层医疗卫生机构在突发公共卫生事件初期，通过网络直报系统将情况报告到疾病预防控制部门；各级疾病预防控制部门核实信息，进行流行病学调查、分析，进行疫情资料分析，报告疫情趋势；卫生行政部门成立突发传染病疫情处置工作组，制订疫情处置方案，做好消毒器械、治疗药品的准备与调度；医疗机构主要负责采样和隔离治疗，建立隔离病房，对密切接触者进行管理。疾病预防控制部门密切关注突发公共卫生事件进展，做好实时监测，加强监测预警系统联动，保障公共医疗卫生系统安全韧性。

自 2003 年“非典”疫情暴发后，我国便建立了突发公共卫生事件网络直报等公共卫生信息系统，我国公共医疗卫生系统建设得到了显著发展。2006 年，我国基本建成中央、省、市、县四级疾病预防控制体系和卫生监督体系。之后国家深化医药卫生体系改革，全面提高公共卫生服务和突发公共卫生事件应急处置能力。① 然而，以传染病防控为主的公共医疗卫生监测体系在人员技术储备，信息收集、分析及发布，机构间分工管理，资源调配等方面存在着较大的差距。现有的信息系统难以完全实现对突发公共卫生事件的早期筛查、动态监测，对于新发疾病和未确诊疑似病例特征症状监测体系未充分完善。② 因此，对公共医疗卫生安全韧性的监测和预警仍存在系统有短板、流程割裂、响应缓慢的问题。总的来说，需要以顶层设计和技术创新改革公共医疗卫生安全韧性监测流程，实现公共医疗卫生安全韧性监测和预警的层级联动。

（一）科学制订公共医疗卫生安全韧性监测工作流程，明确韧性监测重点步骤

1. 专项分工，设立公共医疗卫生安全韧性监测小组

在新冠肺炎疫情的冲击干扰与适应变化的情境下，公共医疗卫生安全层级韧性对于一个国家乃至全球的持续健康稳定发展尤为重要。公共医疗卫生安全韧性监测是完善医疗卫生服务体系的重要前提。应建立“公共医疗卫生安全韧性工作领导小组”全面负责监测工作的协调与调度，建立起以政府部门主导，多部门协作，各级疾病预防控制部门为枢纽，社会各界

---

① 王坤、毛阿燕、孟月莉、杨玉洁、董佩、邱五七：《我国公共卫生体系建设发展历程、现状、问题与策略》，《中国公共卫生》2019 年第 7 期。

② 陈崇德、高星、王岩、胡红濮：《传染病监测系统症状监测模块构建设计研究》，《中国医药导报》2022 年第 15 期。

共同参与的公共卫生新格局。积极成立专家小组，针对公共医疗卫生系统建设提出专业意见，以机制协同、要素整合推进资源下沉，合理化公共医疗卫生安全韧性建设方向。以领导小组推动各层级疾病预防控制部门沟通协作，提升韧性监测工作效率，及时预警，提早做出准备，保障公共医疗卫生系统健康平稳运行，化解国家安全重大风险。

2. 标准化监测流程，明确监测重点

近年来，突发公共卫生事件对世界各国的公共医疗卫生安全韧性和社会经济秩序造成了严重冲击。突发公共卫生事件具有破坏性、不确定性和突发性等特点，因此，以“早发现、早报告、早隔离、早治疗”为方针的公共医疗卫生防控就显得尤为重要。① 标准化监测流程、明确监测重点是提高突发公共卫生事件监测水平和效率，保障公共医疗资源配置的有效性，稳定公共医疗卫生安全韧性，提高动态监测效率的核心步骤。应按照“风险事件确定—突发事件监测—风险评估—预警联动”的公共医疗卫生安全韧性动态监测流程，进行标准化流程管理，提高监测工作效率，降低监测成本和人力、物力消耗，缩短监测周期，加强团队之间的协作，明确责任分工，避免监测流程中出现推诿现象，降低公共医疗卫生安全韧性风险。应明确公共医疗卫生安全韧性监测重点，优化监测过程，克服部门边界的障碍，促进监测系统内部流程标杆化，对突发公共卫生事件及时监测并准确发出预警。

3. 制定科学规划，细化监测目标

监测的目的是预防突发公共卫生事件对公共医疗卫生安全韧性造成严重冲击，监督疾病预防控制部门和卫生行政管理部门快速有效处理突发公共卫生事件，为综合治理提供决策依据。应针对多元化环境特征，科学制订监测目标和监测重点，规划公共医疗卫生安全韧性发展步调，细化各环节监测目标。不断修订公共医疗卫生安全韧性监测目标标准，重点修订韧

① 梅涛：《新型传染病防控中政府决策管理标准化的问题及对策》，《中国公共安全（学术版）》2020 年第 1 期。

性监测指标，以动态发展视角审视公共医疗卫生系统建设情况。在监测指标设置时，应该摒弃大而全，力求精准，分别监测公共医疗卫生系统抵抗力韧性、恢复力韧性和适应力韧性，使得韧性建设有据可循，发挥监测的保障和指导作用。

（二）推动监测系统数字化转型，打造更加智能化的公共医疗卫生安全韧性监测流程

1. 加快推进监测平台数字化转型

保障公共医疗卫生安全韧性的前提是对突发事件现状和趋势有详细、全面、动态的了解和认识。这就需要建立完善的监测系统，系统要及时了解突发公共卫生事件的现状和预测未来发展趋势，根据监测和预警需求进行精细化分析，动态掌握资源分布情况，监测医疗耗材和潜在医疗产品需求等，结合防控预案制订具有针对性的、动态调整的监测目标。这一系统的建立和完善需要依托大数据、云平台和人工智能算法等的支持，用以实现多渠道监测、智能预警、智慧调节调度的三大功能。系统要基于案例事件进行数据抓取和清洗，以数据挖掘和数据集成方法进行智能预测和仿真决策建设，以数字技术为支撑建设公共医疗卫生安全韧性监测技术平台，全面提升公共卫生指挥决策的数据应用能力和智能化水平。①

2. 融入国家发展战略，找准韧性监测发力点

《突发事件应对法》规定，在突发公共卫生事件的应对上实行“预防为主、预防与应急相结合的原则”；《传染病防治法》规定，传染病的防治实行“预防为主、防治结合、分类管理”的方针。应依据国家发展战略，下大力度建设突发公共卫生事件和传染病疫情监测体系，抓住公共医疗卫生体系建设风口，培育和发展韧性监测体系，积极促进政策协同，优化韧性监测系统结构发展，重点建设基础监测体系，完善监测预警系统中间环节过程设置，以韧性监测预警提升公共医疗卫生体系效能。

---

① 田野、李厚望、吴慧芳：《公共卫生应急监测预警平台建设及应用》，《智能建筑》2021 年第 9 期。

（三）强化监测体系基础建设，加强监测预警响应系统联动

1. 优化监测体系结构，注重风险评估与韧性预警体系联动

应精准化和精细化监测，加强风险监测研判，加强突发公共卫生事件监测预警，及时调整疾控监测指挥体系，建立健全“纵向到底，横向到边”的应急预案体系，保障监测和预警之间的信息流畅程度，以高时效性实现预警目的，强化纵向联动、横向联动和环节联动三个方面协同效应，并在突发公共卫生事件和传染病疫情来临前，提前向相关疾控部分发出风险预警，部署防御工作。

2. 完善公共医疗卫生系统应急响应系统处理机制

突发公共卫生事件往往具有非常态性、不可预知性，容易造成公共医疗卫生系统职能部门在应急管理中难以发挥自身工作职能开展有效行动的情况。为改善这一情况，需要通过非制度化响应系统建设，使社会多元主体参与到高度协同的应急管理活动之中。① 在国家卫生部门的统筹下，疾病预防控制机构与公共医疗卫生韧性监测体系、医疗机构、监测预警体系要协调联动实现信息共享，实现突发公共卫生事件的防、控、治的有效结合。完善应急指挥系统和社会动员系统的协调联动，实现“监测预警—应急风险决策—公共医疗卫生安全韧性响应”的全链条发展。具体机制建设如图 7-9 所示。

在公共医疗卫生安全韧性监测层级联动方面，应成立公共医疗卫生监测管理部门，解决监测层级联动中存在的问题，支持突发公共卫生事件监测队伍建设，完善监测管理机制，结合公共医疗卫生环境建设指标制订卫生监测机构工作实施计划，开展联合行动；应健全完善响应联动机制，明确各级疾病预防控制部门责任，做好对接工作；应深化疫情监测和信息通报工作，以数字化技术赋能监测体系建设，建立“互联网＋”韧性监测信息共享机制，进一步推动韧性监测的常态化培训，注重人才培养，推动监

① 史卢少博、姚卫光、夏怡、刘梦灵、王冬：《基于 CAS 理论的城市新发传染病应急响应机制研究》，《中国卫生事业管理》2021 年第 10 期。

测流程人才队伍建设，推广突发公共卫生事件监测和报告知识，推广疾病预防控制部门工作经验，充实公共医疗卫生安全韧性监测力量。

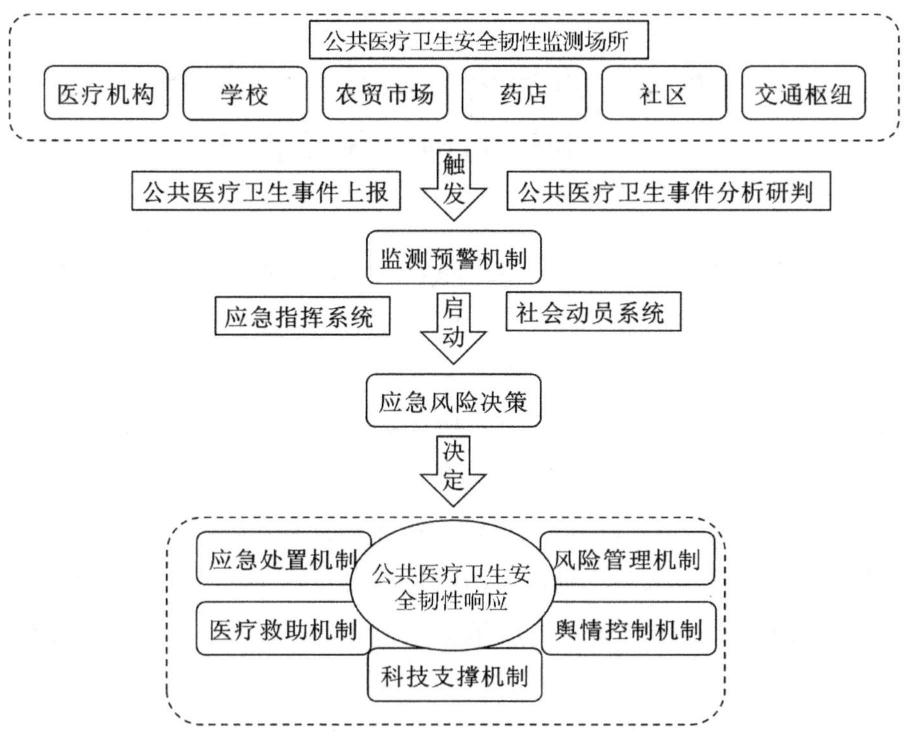

图 7-9　公共医疗卫生系统应急响应系统处理机制

第八章 世界公共医疗卫生安全韧性的预警体系构建

世界公共卫生事件频发，暴露出原有应急管理体系的预警体系存在失灵等问题。突破现有的公共医疗卫生体系弊端，加强公共医疗卫生安全预警体系建设，成为推动整个公共医疗卫生安全网络结构演化的基础。在公共医疗卫生安全韧性建设的框架下，构建基于韧性理论的公共医疗卫生安全预警体系能够有效降低突发性公共卫生事件的破坏范围及破坏程度，有效增强公共医疗卫生系统的整体韧性。基于韧性理论，“韧性”在公共卫生事件预警机制中又表现为抵抗力韧性与适应力韧性。本章重点介绍公共医疗卫生安全韧性的预警模型，在抵抗力韧性、适应力韧性视角下分析公共医疗卫生安全的预警机制。

第一节 公共医疗卫生安全韧性的预警模型介绍

我们从公共医疗卫生安全韧性角度，进行公共医疗卫生安全预警体系研究，在考虑抵抗力韧性、恢复力韧性和适应力韧性三个维度间的协调水平的同时，注重每个韧性维度独立的发展状态，发现整个公共医疗卫生安全韧性的动态变化趋势。目前，尚未形成统一的公共医疗卫生安全韧性预警模型，在此仅借助社会其他系统的预警模型，根据韧性值变化的失衡程度与两个三维向量夹角余弦值来建立公共医疗卫生安全韧性预警模型。①

公共医疗卫生安全韧性的预警模型建设主要由三个部分组成：一是确定两个三维向量的夹角；二是定义警戒度；三是划分预警区间。② 模型架构如图 8-1 所示。

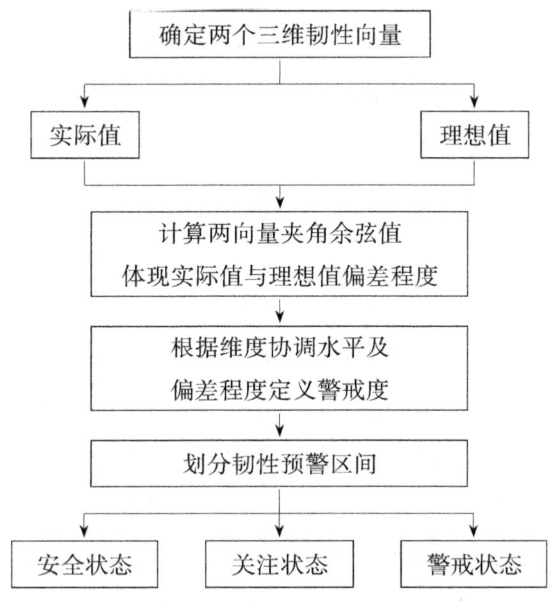

图 8-1 公共医疗卫生安全韧性预警模型架构

首先，在确定两个三维向量夹角时，记 t 年度公共医疗卫生系统抵抗力韧性、恢复力韧性和适应力韧性三个维度的理想值所构成的向量为 $\vec{R}(0)=[R_1(0), R_2(0), R_3(0)]$，理想值为此区域或地区公共医疗卫生系统该维度取值的最大值；将公共医疗卫生系统三个韧性维度的实际值记为 $\vec{R}(t)=[R_1(t), R_2(t), R_3(t)]$，则 $\vec{R}(t)$ 与 $\vec{R}(0)$

① 梁林、赵玉帛、刘兵：《国家级新区创新生态系统韧性监测与预警研究》，《中国软科学》2020 年第 7 期。

② 查成伟、陈万明、唐朝永、牛冲槐：《区域人才聚集预警模型研究——以江苏省为例》，《科技进步与对策》2014 年第 16 期。

的夹角能够反应理想值与实际值的空间接近程度，具体计算公式如式（8-1）所示。

$$D=\frac{\overrightarrow{R}(0)\cdot\overrightarrow{R}(t)}{|\overrightarrow{R}(0)|\cdot|\overrightarrow{R}(t)|}=\frac{\sum_{i=1}^{3}R_i(0)R_i(t)}{\sqrt{\left[\sum_{i=1}^{3}R_i^2(0)\right]}\times\sqrt{\left[\sum_{i=1}^{3}R_i^2(t)\right]}} \quad (8\text{-}1)$$

在式 8-1 中，D 代表 $\overrightarrow{R}$（t）与 $\overrightarrow{R}$（0）夹角的余弦值，D 越大则两向量之间夹角越小，韧性维度的实际值与理想值接近程度越高。

其次，将公共医疗卫生系统三个韧性维度间的协调水平考虑进去，定义公共医疗卫生安全韧性警戒度计算公式：

$$J_t=(1-C)\times(1-D) \quad (8\text{-}2)$$

式 8-2 中，J_t 为韧性警戒度，C 为三个韧性维度的失衡水平，D 和（$1-D$）分别为韧性三维度实际值与理想值之间的接近程度与偏离程度。

最后，进行公共医疗卫生系统安全韧性预警区间划分。结合地区公共医疗卫生安全韧性的实际状况，在参考相关预警研究的划分方法基础上，对区域或地区公共医疗卫生安全韧性警戒区间进行划分：当 $0\leqslant J_t\leqslant 5\%$ 时，代表公共医疗卫生安全韧性实际值与理想值非常接近，系统为安全状态；若系统一直为安全状态，则说明系统韧性强劲，有着良好的发展态势。当 $5\%\leqslant J_t\leqslant 10\%$ 时，代表公共医疗卫生安全韧性实际值与理想值存在较大差距，系统韧性为关注状态，此时大致分为两种情况：一是公共医疗卫生系统安全韧性处于逐步健全阶段，有自主恢复能力。二是公共医疗卫生系统安全韧性处于恶化阶段。对于处在关注状态的韧性警情，在保障对其进行动态追踪监测的同时，要结合区域或地区实际情况采取相应提高韧性的措施，避免韧性警情进一步恶化。当 $J_t>10\%$ 时，代表系统韧性实际值较理想值偏差较大，越过了合理范围，系统韧性为告警状态。说明公共医疗卫生系统存在失灵情形，若不进行措施干预则没有办法自主恢复到安全状态。对于公共医疗卫生安全韧性处在告警状态的情形，必须果断采取相应措施，提升抵抗力韧性、恢复力韧性和适应力韧性，采取针对性强硬措施，避免韧性警情失去控制。

通过对公共医疗卫生安全韧性的预警，可以及时发现整个公共医疗卫生系统受到冲击时是否具备合格的抵抗、恢复和吸收适应能力。根据韧性预警结果分析系统所处的状态，及时调整和弥补整个体系的不足，提高公共医疗卫生安全韧性，才能在应对突发公共卫生事件时将事件所造成的破坏降到最低。

第二节 基于韧性理论的公共医疗卫生安全预警体系

基于韧性理论的公共医疗卫生安全预警体系以一般预警系统为架构，对一般预警系统的内容和流程进行适应自身的明确。预警是应对突发公共卫生事件的开端，公共医疗卫生安全预警体系自身运行一般包括三个阶段。① 一是风险认知。当发现不明原因的疫情时，医院及医疗机构将相关疫情信息及专业信息向上级单位进行报告，生成能够体现疫情发病情况、症状的实时数据，再通过掌握到的疫情信息及数据进行流行病学调查，此阶段具有较强的专业性，需要结合监测技术手段捕获疫情传播的关键证据，以准确研判事件风险状况。二是风险研判。在掌握疫情事实信息之后，结合疫情的发展趋势对疫情的风险进行综合判断，分为直接危机、潜在危机及关联危机三种风险。针对突发传染病，进行风险研判时要基于整合性议事平台，减少误判情形的发生，对疫情和风险做出综合研判，为政府决策提出建议和方案。三是信息发布。当突发疫情没有得到有效控制时，会造成大范围传播，需要通过专家对疫情风险的判断，综合考虑多元目标诉求、疫情影响范围和风险强度，决定是否发布风险预警及预警等级信息。公共卫生事件预警过程与环节如图 8-2 所示。

---

① 杨宏山：《构建高效的突发公共卫生事件预警机制》，《人民论坛》2020 年第 S1 期。

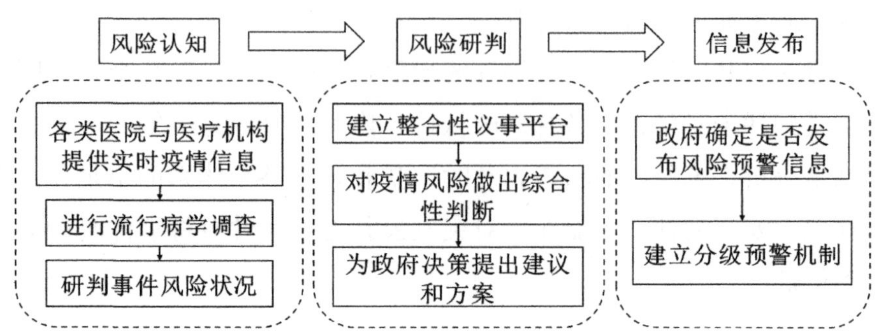

图 8-2　公共卫生事件预警过程与环节

公共医疗卫生安全预警体系的作用主要表现在提高系统抵抗力韧性与适应力韧性。① 具体来说，对于抵抗力韧性，公共医疗卫生安全预警体系的设计必须满足各种状态的预警功能需求，并且预警体系具有在面对突发或不确定风险因素时确保能够做出快速反应研判的能力；对于适应力韧性，公共医疗卫生安全预警体系具有面对突发或者严峻情况引发的舆论信息战时，相关部门能够主动调整自身被动状态的能力，确保主动回复舆论以及及时发布公共卫生事件信息的能力，同时在经历或应对一系列公共卫生事件时，不断进行反思与改进，进而促进完善相关的法律法规与举措方案的能力。在应对突发公共卫生事件时，基于韧性理论，抵抗力韧性和适应力韧性又分解为冗余能力、反应能力、适应能力与学习能力四个方面。因此，需要从提高这四个能力入手，系统完善突发公共卫生事件预警机制，进而增强预警体系的整体韧性。基于韧性理论的预警机制分析框架如图 8-3 所示。

在冗余能力方面，要加强冗余设计，建立好平时和战时结合机制。首先，加强监测系统的冗余设计。“非典”疫情、埃博拉病毒和新冠肺炎疫情使人类付出了惨痛代价，为了避免疫情的大范围暴发，最经济有效的方

① 徐媛媛、倪家乐：《基于韧性理论的突发公共卫生事件预警机制构建》，《江苏师范大学学报（哲学社会科学版）》2022 年第 4 期。

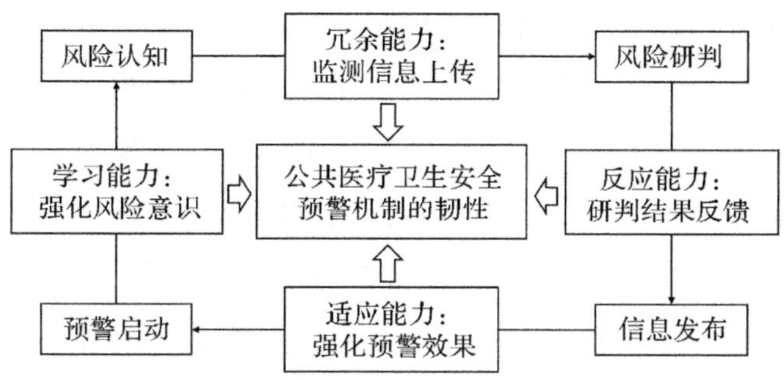

图 8-3　基于韧性理论的预警机制分析框架

式就是加强监测系统的冗余设计。一是通过建立基于多源数据的综合性的监测预警平台，保障信息的及时有效上报。二是加强平时对监测信息的综合甄别与分析，及时对未知病毒病例的上报增添“绿色通道”。其次，要实现监测与预警的有效衔接。通过简化网络直报系统程序，减少信息错报、漏报问题，同时培训医务人员掌握面对不明原因疾病时的上报处理方法；使用大数据挖掘技术与智能化算法对监测数据进行处理，建立多维度的预警指标，精细化监测预警系统。另外，监测系统与预警部门应积极协作，防止因层级制报告流程引发的信息失真、时间消耗等，做到有效衔接监测和预警，最大程度为应对突发公共卫生事件争取时间，减少损失。

在反应能力方面，要构建快速反应机制，加强人才队伍管理。在突发公共卫生事件中，相关领域专家能够对事件发展产生很大的影响，专家的风险认知度会影响对事件等级的判断，专家在应对突发公共卫生事件过程中发挥着重要作用。因此，要在法律层面确定专家在突发公共卫生事件研判阶段的地位，建立专家问责机制，提升专家组对事件研判的反应力与感知力。专家咨询委员会应由医学、法学、经济学、信息技术、社会学等多个领域的专家共同组建，丰富专家组的知识储备，解决构成单一问题，为整个事件的全周期提供咨询、评估等保障。另外，在新冠肺炎疫情的持续影响下，各国也意识到面对各种不确定因素，必须要强化人才培养，不断充实人才队伍，加强新兴技术应用，努力攻克技术难关，提高自身实力。

在适应能力方面，要构建适应机制，发挥信息公开效能。应确保疾病预防控制部门在突发公共卫生事件中发布风险信息的地位，在一定程度上缓解信息不对称等负向影响，同时减轻各部门面对突发公共卫生事件承担的信息、舆论风险及压力。疾病预防控制部门应担负起相应的职责，对风险信息的发布必须保障内容和来源的准确性，避免因发布不实信息或者来源不明信息造成的社会秩序混乱、群众恐慌等现象。另外，应推进公共卫生数据的整合共享，构建能够对接各级数据和平台的应急管理信息化平台，增强信息公开效能和交互功能。结合大数据技术打破信息壁垒，实现信息的整合共享、互联互通，消除部门间的“信息孤岛”及“数据鸿沟”。政府与企业之间也应协同合作，确保信息的及时、准确发布，对谣言和不良舆论进行有效管制，防止舆情危机的发生。在疫情期间，各地政府通过媒体平台对疫情发展状况如每日新增确诊人数、治愈人数及死亡人数进行及时公布，以信息透明化助力疫情防控，减弱舆情的滋生与发酵。企业也可凭借可视化技术、大数据技术等推出检测地点查询、疫情实时地图等服务，满足公众的信息需求。

在学习能力方面，应健全预警启动机制，提升预警决策水平。在公共卫生事件突发的情况下，政府的执政难度变得更大，政府等决策部门要避免行为失范现象，建立约束机制来督促应对突发事件的行为与决策，强化导向型政府建设。除此之外，政府等决策部门需不断提高预警意识，事先形成完备的应急预案体系，保障在处理突发公共卫生事件时的程序正当。还应加强社会公众对预警决策的监督力度，进而提高政府预警决策效率。

第三节 抵抗力韧性视角下的预警机制及方法

具体来说，抵抗力韧性在公共医疗卫生安全预警体系中主要表现为风险认知的冗余能力以及风险研判的反应能力。其中，通过风险认知可以实现公共医疗卫生风险的初步识别。这个时期的公共卫生事件的风险常处在微小的状态，很难被发觉。而在公共卫生事件中，风险认知主体主要为医院、疾病预防控制部门及公众，因此对风险的认知和把控是监测预警机构的首要目标。监测预警系统需要具备对风险认知的冗余能力，实现对风险的全周期监测，极力遏制风险转变成威胁，通过对源头的预警减小危机发生的可能性及影响程度。对于风险研判的反应能力，指预警系统收到来自监测机构的风险信息之后，对风险因子的危害程度及事态发展趋势进行快速反应，确定精准的风险来源及病原传播途径，进行迅速且专业的研判，缩小危机规模，从而提高公共医疗卫生系统的抵抗力韧性的能力。本节将从风险认知与风险研判入手，介绍能够有效提高公共医疗卫生系统抵抗力韧性的预警机制与方法。

一、基于区块链的风险预警机制

公共医疗卫生安全预警依赖精准和及时的信息上报，包括病例数、死亡数、实验室病原检测结构、风险来源及类型、所需的帮助等信息。利用区块链技术提高信息传递的严密性，使得信息更加精确透明，能够提高公共医疗卫生安全风险预警能力，进而提高系统抵抗力韧性。

从各国公共医疗卫生安全风险预警机制现状来看，美国使用“联邦—州—地方”三级管理机制，日本构建了以全面预防为核心的综合性公共卫生应急体系，使用“中央—都道府县—市町村”三级管理机制，中国采用“国家—省—市—县”四级管理机制。这些机制以分层管理、逐级审阅、属地化归口等方式稳步推动风险预警工作的落实，但当发生突发性的公共卫生事件时，监测与预警系统需要与众多部门进行相应协调，这对及时预警产生了阻力。另外，近年来在基于指标的预警系统上增加了基于事件与舆情的预警系统作为补充，同时带来了因异构性与孤立性导致的信息无法共享等问题。区块链技术等新兴技术，能够实现医疗机构间共享传报病例信息，优化公共医疗卫生安全预警管理机制，使系统能够满足平时和战时的预警功能需求。[①] 这里介绍区块链技术在信息管理及动态预警智能化辅助两方面的作用。公共医疗卫生管理区块链的信息架构如图 8-4 所示。

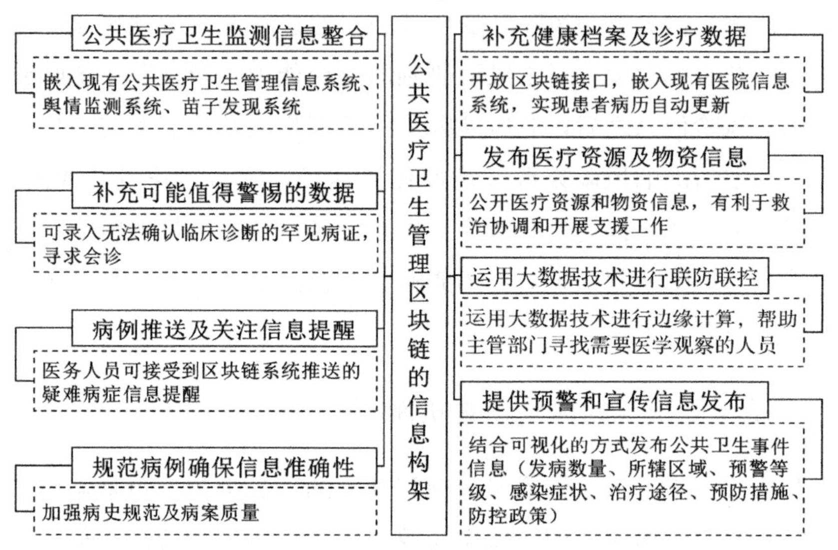

图 8-4　公共医疗卫生管理区块链的信息架构

在信息管理方面，区块链借助去中心化存储的信息记录方式，依赖密码学与共识算法，使网络中任意节点都能够参与事务转发与验证，共享数据供所有节点成员查阅。区块链信息的变化需要基于多数节点的验证与确认，产生的记录不能篡改、不能删除，具有内在一致性。基于区块链的特性，构建公共医疗卫生管理区块链信息框架，如图 8-5 所示。

在动态预警智能化辅助方面，智能合约代表预定的规则和条款的代码，并且可以进行自动执行，这样可以减小因人为因素导致的错误执行风险。智能合约促进区块链的共识算法运行。智能合约能够对上报病历发病史是否完整、诊断是否合理、治疗是否规范等进行自动评估，减小诊疗过

① 陈昌杰、季新华、陈磊、蔡越：《基于区块链技术的公共卫生风险预警模式创新研究》，《中国数字医学》2020 年第 12 期。

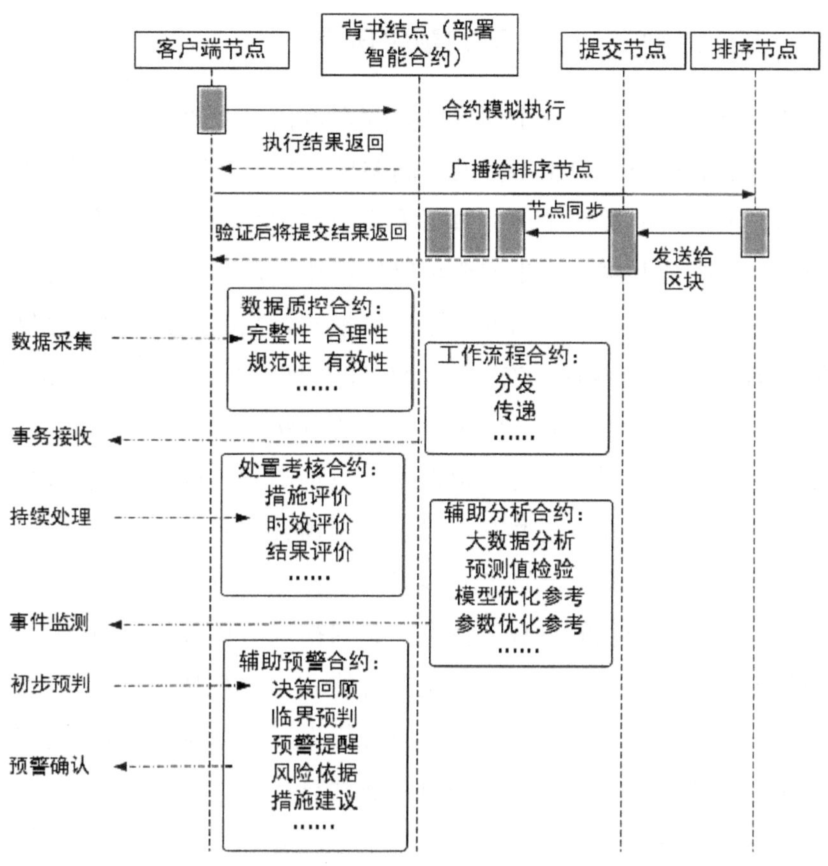

图 8-5　公共医疗卫生管理区块链信息框架

程中存在纰漏的可能性，保证了信息时效性、可靠性。因存在地区差异、病种、群体数量等影响因素，预测值相应的也会有所差异，将多种模型封装在智能合约中进行同步分析，并且对预测趋势和实际趋势进行实时匹配，能够为决策确定预警平衡点。另外，当预测到达预警的阈值时，可通过智能合约向相关部门提供详细的风险依据和预警提醒，再由相关部门进行决策。

二、基于大数据的快速研判预警研究

传统的公共医疗卫生安全预警体系存在着信息上报效率低、数据不规范、不能重复展现公共卫生事件的空间差异、缺乏多维数据支持等问题。[①]而大数据技术包含的数据生成、数据采集及数据存储技术能够有效解决上述问题。与传统公共医疗卫生安全预警体系相比，基于大数据的公共医疗卫生安全预警体系开创了全新的数据采集模式，数据由传统的随机样本变为全体数据，尽可能做到具有全面性与完整性，帮助预警系统达到即时性；数据采集方式由传统的政府机构主导的点状局部数据采集转化为全网络、开放式与自动化形式，使得预警体系更加高效。因此，通过研究与开发更加高效、准确的即时公共医疗卫生安全预警体系，构建基于大数据的公共医疗卫生安全体系，能够进一步提高系统抵抗力韧性。

纵观公共卫生领域的大数据技术，数据挖掘与传统统计方法处于相互补充的状态，以机器学习为代表的人工智能和云计算技术逐渐用于公共卫生领域的数据处理与分析，数据挖掘以分析大量的数据为前提来发现有意义的关系、趋势及模式，数据挖掘由描述性算法及预测性算法构成。描述性算法能够揭示数据间的关系，如聚集、关联等；预测性算法通常用于分类及预测。关联分析、可视化分析、分类及预测、聚类分析都是在公共卫生领域常用的数据分析手段，能够对海量的医疗数据进行深度挖掘，并采用可视化手段呈现多维数据来发现隐藏在监测数据中的信息，以便及时提供预警信号。Buczak 等利用数据挖掘技术在多源数据中发现关联规则，能够在传染病暴发的前几周精准预测发病率的高低，为疫情预警提供保障。机器学习指对已有的大规模数据进行分析，推算出模型，再达到进一步预测的目的。机器学习分为无监督学习与有监督学习。在公共卫生领域，通过机器学习提取有效信息，能够对实时数据和历史数据进行拟合，解决了

---

① 吴洁、刘丽红、邹惠英、王齐：《流感监测网络现况及展望》，《现代预防医学》2016 年第 10 期。

传统模型不能将动态时间变化作为研究变量等问题，提升了公共卫生事件的预警效果。[①] Lim 等[②]通过对社交媒体信息中和疾病相关的关键词进行分析，使用机器学习方法对可能的新发传染病进行识别。云计算能够对信息、服务和计算等资源进行最优配置利用，通过大量分布式计算机集群能在几秒钟内对数以万计的数据进行处理。赵嘉等使用云计算技术实现了能够呈现病原谱时空分布的传染病与病原学监测网络信息云平台，以辅助中国疾病预防信息系统对病原体的流行传播规律进行系统性解释，提升了公共医疗卫生安全监测体系的灵敏度。

预测是大数据技术的核心内容。基于大数据的公共卫生事件预测主要基于互联网数据、影响因素、时空趋势、风险评估四个角度进行预测。谷歌在 2009 年首次使用搜索引擎查询数据分析流感趋势，建立了流感预测预警系统，此系统的流感预警信息发布比美国疾病控制与预防中心早 7 至 14 天。但后来有研究表示，在非季节性流感活动方面，传统流感样例（ILI）的哨点监测数据比谷歌流感趋势系统更加准确，为提高预测的精准性，谷歌也在不断调试基于网络的预测算法。Yang 等在 2015 年提出 ARGO 模型，该模型为使用谷歌搜索查询作为外生变量的自回归模型，其理论框架为使用隐马尔可夫模型将因果关系论证进行结合，能够即时将美国疾病控制与预防中心报告的新信息进行整合，对公众的网络搜索随时间变化的行为进行捕捉。后来在 ARGO 模型基础上，Yang 等将谷歌搜索频率、电子健康记录数据与流感活动的时空趋势结合，改进得到了 ARGO Net 模型，该模型所进行的预测更加具有相关性与更小的偏移。

从影响因素角度出发，可发现公共卫生事件的发生与多种因素密切相关，找出与之相关的所有影响因素及关系，将相关信息纳入突发公共卫生

---

① 付之鸥、鲍昌俊、李中杰、王丽萍、李苑、冷寒冰、彭志行：《基于“大数据”的流感预警研究进展》，《中华流行病学杂志》2020 年第 6 期。

② Lim S and Tucker C S and Kumara S, "An Ynsupervised Machine Learning Model for Discovering Latent Infectious Diseases Using Social Media Data," *J Biomed Inform* 66(2017): 82-94.

事件监测预警模型，可使得模型的预警分析功能更具有全面性及科学性。气象变量等通常是疾病传播的影响因素，对于气象与疾病之间的影响效应研究，通常使用分布滞后非线性模型，此模型在时间尺度上兼顾暴露-反应的非线性关系和暴露因素的滞后效应。数据挖掘也常作为研究此类问题的方法，越南的研究者使用回归树引入 500 多个潜在解释变量对气候与流感季节性强度之间的关系进行研究，得出热带环境中流感样例发生的主要驱动因素为最低绝对适度。有研究者使用增强回归树法、动力学模型、SEIRS 模型、随机 SLIAR 模型证实了人群的文化特征也是影响某些传染病传播的因素，同时病毒类型的特异性与气候类型的信赖性对疾病活动有着共同影响。Chattopadhyay 等①通过研究美国人疾病史与疾病暴发因素的大数据集发现一系列疾病暴发的重要原因，为实施新的干预与预警政策提供有效依据。

从时空趋势的角度出发可以发现，大部分疫情都有一个时空传播的动态过程，通过建立综合时间与空间维度的疫情时空风险模型，可以更有效地为突发公共卫生事件提供决策依据。在模型的具体使用中，结合空间分析及可视化表达方法的空间信息技术能够直观表现疾病的时空分布及变化特征，为大数据的时空分析提供数据支持。Kulldorff 提出的前瞻性时空扫描统计量和时空重排扫描统计量方法能够重复挖掘数据信息，找出疾病的异常时空聚集节点。

从风险评估角度出发，世界各国的疾病监测系统多使用阈值法进行预警，通常是以历史经验或统计的方式确定阈值。如使用指数平滑法与依据疾病流行曲线数值导数特性确定阈值，WHO 利用移动流行区间法（moving epidemic method，MEM）对欧洲流感监测的基线与阈值进行确定，还有研究者开发移动 logistic 回归算法判断中国多省份的季节性流感流行阈值。此外，一些非阈值方法也应用在风险评估中，如分段回归模型

① Chattopadhyay I and Kiciman E and Elliott J W, et al, "Conjunction of Factors Triggering Waves of Seasonal Influenza," *eLife* 7(2018): 30756.

(stagewise regression model，SRM)、最大曲率法等。

在构建基于大数据的公共医疗卫生安全预警体系方面，有研究者提出建立包括突发公共卫生事件应急体系、应急指挥决策系统规划、健康大数据驱动决策共享机制的预警体系。① 在突发公共卫生事件应急体系方面，以传统的应急流程为前提，通过基于大数据的预警机制可以在应对突发公共卫生事件时，及时发现并采取相应的方案，实现对难以预测的突发公共卫生事件的风险评估。有利于疾病预防控制部门、供血机构与卫生监督机构、医疗机构等卫生应急机构发挥自身职能，及时加强对紧急事件处理方案的制订，提供突发公共卫生事件的全面记录以增强相关工作人员对事件发生情况的认知，促进各级相关部门的突发事件信息联动，推动评估工作的全面实施。在突发公共卫生事件处理的过程中，对事件的实际发展趋势做出跟踪记录，便于后期开展评估分析工作与推动决策实施。在应急指挥决策系统规划方面，基于大数据技术能够使得应对效率得到全面提升，使得应急指挥决策系统能够在短时间内提出最佳应对方案。在系统架构上，可将应急指挥决策系统分为运行管理体系、安全保障体系及标准规范体系。在健康大数据驱动决策共享机制方面，通过选拔专业能力强及综合素质高的人才团队来协助公共卫生部门组建预警指挥中心，以数据为基础对突发公共卫生事件进行合理预测及分析，能够使公共卫生预警决策机制更加科学高效。在预警工作过程中，各部门之间要做好信息数据共享与交换，加强协作与规范化操作，保证大数据能够在各部门中充分发挥作用，提升系统对突发公共卫生事件预警的效率。另外，在各部门协作基础上，应使用大数据融合突发公共卫生事件相关的信息数据，通过数据信息分析进行风险研判，进而及时预警。

在现有的公共医疗卫生安全预警体系中引入大数据预警手段，能够弥补线性预警体系的缺憾，但同时需要突破数据质控、多渠道数据共享等技

① 高桥锋、张永雄：《基于大数据的突发公共卫生事件预警体系建设探究》，《科技与创新》2020年第23期。

术问题。利用大数据技术收集到的突发公共卫生事件相关信息具有数据代表性差及数据参差不齐等问题，这些问题在研判预警时会带来巨大的无效工作量及预警偏差等问题，因此要采取干预手段减小数据“噪声”带来的影响，做到跨系统和部门能够对数据进行自动抓取，将漏报、瞒报及迟报等人为因素造成的数据误差降到最低，提升数据的质量和时效性，更加高质量地实现预警。在公共医疗卫生安全预警体系中，将大数据技术与区块链、智能合约等技术进行融合，能够在保障数据隐私安全的同时加强多源预警数据联通共享，能够更大限度地加强公共医疗卫生系统的预警机制建设及提高系统的抵抗力韧性，能够保障在发生突发性公共卫生事件时人们的健康安全和社会的稳定。

第四节　适应力韧性视角下预警机制建设的方法分析

在公共医疗卫生安全预警体系中，适应力韧性表现为信息发布的适应能力及预警启动的学习能力。信息发布的适应能力表现为构建突发公共卫生事件舆论网格化预警模型，及时判定网络谣言或不良舆论整体的社会影响力预警级别，为事件的处理提供助力。对于预警启动的学习能力，表现为根据已发生的公共卫生事件，不断反思学习以应对突如其来的公共卫生事件。而完善相关的法律法规及方案等能够使得系统主体充分有效地履行自身职责和行使权力。本节将介绍突发公共卫生事件的舆论网格化预警模型以及一些国家公共医疗卫生系统的法律法规支撑体系。

一、突发公共卫生事件的舆论网格化预警模型

突发公共卫生事件与人们的生命健康权直接相关联，因此一直是大众重点关注的对象，与这些事件同时产生的还有大量的舆论信息。当前，网络平台成为舆论传播的主要载体，公众通过网络平台能够在第一时间接收到来自四面八方的信息，并在网络平台上对舆论话题进行讨论与传播。这

就使得一部分主体为了自身利益或某些因素捏造不实信息，造成严重社会影响。而网民在表达主观感受时有随意性与多元化的特征，加之突发公共卫生事件与大众切身利益息息相关，容易使得人们的焦虑、悲观、愤懑等情绪被放大，因此容易导致事态扩大，进而造成恶劣影响，对人们的生命财产安全和心理造成危害，也不利于相关部门对突发公共卫生事件的管理。据英国广播公司（BBC）报道，在2020年1月至3月，全球范围内因新冠肺炎相关的假信息死亡的人数超过800人，其中多数人是因听信了喝下甲醇或含酒精清洁剂能够治疗新冠这一虚假消息。除此之外，约有5800人因受社交媒体上疫情的不实消息影响导致被送医治疗。2020年，联合国秘书长古特雷斯指出，国际层面的新冠肺炎疫情防控工作也深受虚假、错误信息及谣言的影响。世界卫生组织总干事谭德塞也表示，在新冠肺炎疫情期间，大量的谣言及错误舆论信息使得应对行动受到阻碍，不实的舆论信息比疫情扩散得更加容易、迅速，且与疫情相比同样危险。

当前，对舆论预警的研究仍处在起步阶段，舆论预警路径主要包括"识别—预警"以及"传播—预警"。"识别—预警"以舆论识别、监测视角对网络舆论的特性强度进行测度来判断网络舆论预警等级，主要借助算法及模型进行判断，如复杂网络理论、动能测量谣言吸引力等。[①] "传播—预警"从舆论传播影响力因素的角度出发，构建舆论预警指标体系对舆论传播效能进行评估，通常使用BP神经网络、遗传算法等建立模型，操作性指标大多为定性指标。另外，有研究者对以上两个路径进行融合，以双视角对突发公共卫生事件舆论预警模型进行构建，预警对象设为舆论社会影响力，以舆论流传广度及舆论对个体迷惑性的深度分别作为横向和纵向维度，兼顾对事态严重性的判断及对舆论事件信息模糊程度的计算，借助大数据技术、仿真分析、统计学方法，进而对舆论的总体社会影响力预警级别进行综合判定，使得舆论预警能够帮助相关部门对不同类型、不同程

① Wang L and Liu F M and Yang R R,"Researchon Rumor Early Warning Mechanismbased on Kinetic Energy,"*Electronics and Computer Engineering*(2015):382-388.

度的舆论进行回应和处理，提高区域公共医疗卫生安全适应力韧性。突发公共卫生事件舆论网格化预警模型框架如图 8-6 所示。

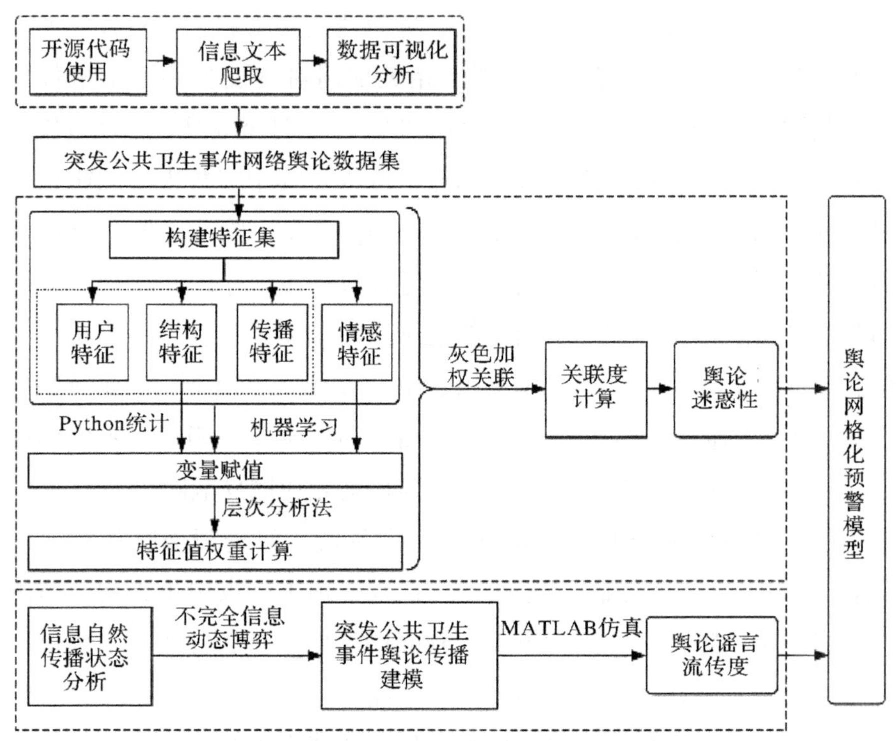

图 8-6　突发公共卫生事件舆论网格化预警模型框架

值得指出的是，图 8-6 显示了突发公共卫生事件舆论网格化预警模型框架中舆论迷惑性程度量化分级阶段，选用了灰色关联分析方法。灰色关联分析方法是属于弱关联规则分析中的一种多因素分析方法，研究对象大多为不确定性系统。在构建突发公共卫生事件网络舆论预警模型时，爬取到的数据多为文本数据，数据拥有繁杂、冗余度较高的特征，使得数据之间的关联性受到很大影响。因此，灰色关联分析在突发公共卫生事件舆论预警模型中具有较强的适用性，是对舆论程度预警量化分级的基础，该方法也成为此类系统常用的分析方法之一。灰色关联分析方法在突发公共卫生事件舆论预警模型中的具体计算步骤为：首先，明确体现突发公共卫生事件舆论危机行为特征的参考与比较数列，如式（8-3）所示，其中 C_0 为参考数列，C_i（$i=1, 2, \cdots, m$）为比较数列；并使用最小值-最大值标准法对两类数列的全部数据初始化处理。

$$\left.\begin{array}{c} C_0=[C_0(1), C_0(2), \cdots, C_0(n)] \\ C_1=[C_1(1), C_1(2), \cdots, C_1(n)] \\ \vdots \\ C_m=[C_m(1), C_m(2), \cdots, C_m(n)] \end{array}\right\} \tag{8-3}$$

其次，对突发公共卫生事件舆论预警模型的 C_0 与 C_i（$i=1, 2, \cdots, m$）进行关联因子计算，则两者间的关联因子定义式如式（8-4）所示。

$$\eta_i(k)=\frac{\min\limits_i\min\limits_k|C_0(k)-C_i(k)|+\rho\max\limits_i\max\limits_k|C_0(k)-C_i(k)|}{|C_0(k)-C_i(k)|+\rho\max\limits_i\max\limits_k|C_0(k)-C_i(k)|} \tag{8-4}$$

其中，$\rho\in(0, +\infty)$ 代表分辨率，ρ 越小表示分辨率越大。

最后，根据关联度计算公式 $\gamma_i=\frac{1}{n}\sum\limits_{k=1}^{n}\eta_i(k)$ 计算突发公共卫生事件舆论危机参考数列与比较数列关联度。

在突发公共卫生事件舆论预警模型指标体系构建之前，需要根据媒介传播机制掌握突发公共卫生事件舆论发展的周期规律，将周期分为五个阶段：舆论发生期、舆论发展期、舆论暴发期、舆论减弱期及舆论衰退期。突发公共卫生事件网络舆论生命周期图如图 8-7 所示。①

① 龚艳：《面向公共卫生安全网络舆情预警的弱关联挖掘方法研究》，《情报科学》2022 年第 6 期。

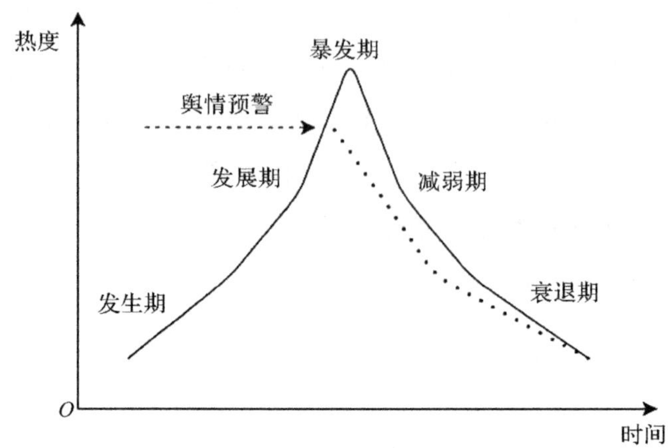

图 8-7 突发公共卫生事件网络舆论生命周期

在舆情发生期，突发公共卫生事件已经发生并逐渐开始扩大影响。原始端口包括媒体、影响力强的个体、官方机构等，而不同端口代表着不同的可靠性，对舆论有着不同影响。此阶段会有较多的公众参与话题的讨论，会有多方媒体对话题持续关注。在舆情发展期，舆论持续扩散，参与讨论的公众数量及活跃度也在迅速增长，同时在原有事件上会衍生出相关的舆论话题，舆论影响也扩大到现实社会，进而引起舆论暴发。而此阶段也是突发公共卫生事件舆论预警机制发挥作用的时期，预警机制通过针对性的预警手段避免暴发期的出现。倘若舆论事件在这一时期未得到合理处置，公众没有获得正确回应，舆情就会进入暴发期。在暴发期，舆论的影响范围将指数式扩大，公众的负面情绪开始涌入网络平台，引发慌张、悲观、焦虑等情绪话题。特别是对于突发公共卫生事件来说，处于舆论暴发期时，公众会更加担心自身处境，严重的时候会对自身、他人身体或生命造成伤害。舆论暴发期过后，进入舆论减弱期，这一阶段在官方或领域专家进行辟谣或事件处理机构采取被公众所接受的方案后，公众的负面情绪得到释放或消除，话题情绪也会随之变得积极，事件影响范围也在逐渐缩小。在舆论衰退期，突发公共卫生事件热度会大幅度降低，公众的关注点转向了事件的处理结果，包括责任认定及法律法规的完善等。

根据上述突发公共卫生事件舆论特征与舆论生命周期发展规律及相关研究的指标体系构建方法，基于实操性、科学性等原则，可构建如图 8-8 所示的公共医疗卫生安全网络舆论预警指标体系。

一级指标
二级指标
指标解释
公共医疗卫生安全网络舆论预警指标体系
舆情黏合性
舆情聚焦度
主要指当前话题的流量情况
舆情吸引度
主要指当前话题对公众的吸引力
舆情关注度
主要指当前话题受公众关注的情况
舆情热力性
舆情影响度
主要指话题源头对其他公众的影响程度
舆情参与度
主要指话题参与人的数量
舆情暴发度
主要指公众对当前话题的态度
舆情趋势性
舆情倾向趋势
主要指公众对当前话题关注度的变化趋势
舆情拐点趋势
主要指话题在特定时刻发生趋势转变的情况
舆情活跃趋势
主要指公众对话题热议时讨论的激烈程度

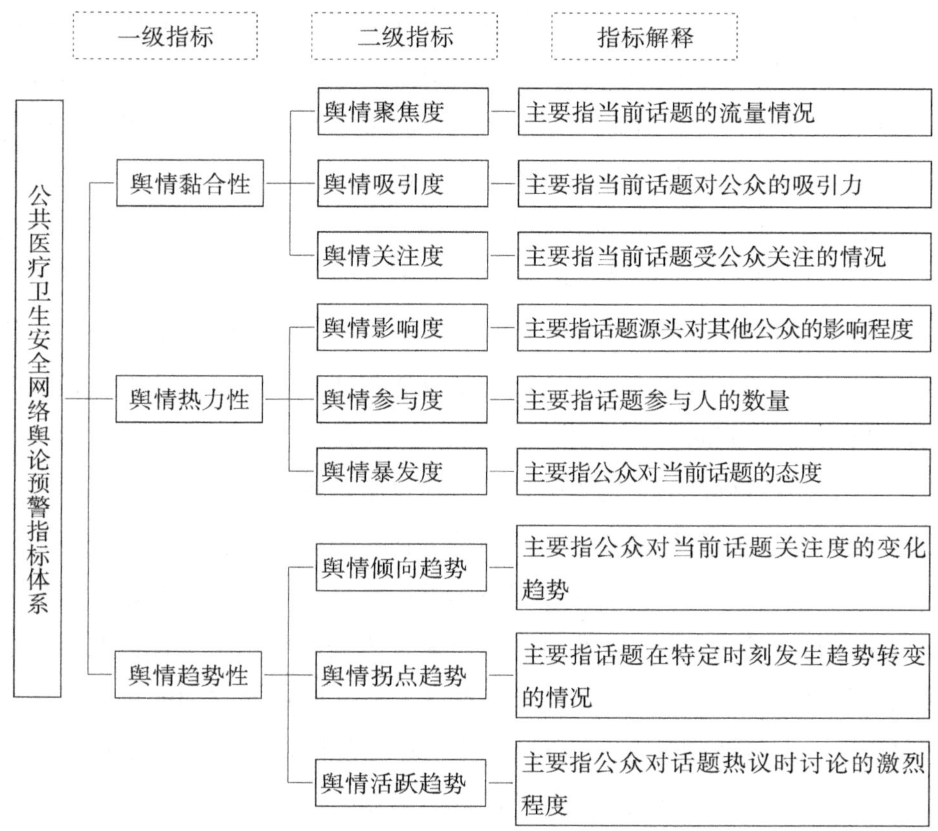

图 8-8　公共医疗卫生安全网络舆论预警指标体系框架

二、公共医疗卫生安全预警体系的法律法规支撑

世界上各个国家的预警体系大多依据法律法规进行建设，即“依法预警”。发达国家如美国、英国、加拿大、澳大利亚等对突发公共卫生事件

有效管理的前提都是制定统一的紧急状态法，对公众和其他利益相关者在突发公共卫生事件中的权力和职责进行统一的规定。一方面，通过制定相关的法律法规保障政府能够更加及时、有效与有力地执行措施，保障顺利启动预警防控。另一方面，对政府处理突发公共卫生事件的权力进行限制，以保障公民的基本权利不会受到损害。而从提高公共医疗卫生系统适应力韧性的角度出发，对突发公共卫生事件法律法规的制定需要考虑适用性及有效性。尤其是经历一些突发公共卫生事件之后，现有的法律法规暴露出问题与不足时，法律制定部门必须不断反思和进行改进，确保法律法规和方案能够最大化地保障预警体系良好运行。

在国际方面，2005 年世界卫生大会修订的《国际卫生条例》是应对突发性公共卫生事件的国际公约，《国际卫生条例》遵循生命至上、预防为主的原则①，强调保障人权及公共卫生风险规制。在《国际卫生条例》传播的理念影响下，行业内使用流行病学方法与建模技术对公共卫生领域的威胁进行分析，判断可能导致全球传播的疾病流行的可能性及风险系数，进而提出具有可行性的预防方案，最后通过跟踪评估来对疾病的发展趋势进行判断，实施预防性规划，做好预警工作，采取有效的防控措施。世界卫生组织提出，会员国应定期通报各国健康信息，建立健全全球性的疾病预防控制和突发性公共卫生事件预警机制。为提升全球突发性公共卫生事件应急预警能力，2021 年第 74 届世界卫生大会通过的“加强世界卫生组织对突发卫生事件的防范和应对决议”，呼吁各国逐步建立突发性公共卫生事件应急机制与区域公共卫生联防联控机制。

我国作为《国际卫生条例》的缔约国与公约的倡导者、实践者，出台了一系列突发性公共卫生应急法律，建立了由宪法、法律、行政法规、部门规章、地方性法规和规范性文件共同组成的内在协调的相关法律体系。②

---

① 朱森：《全球突发公共卫生事件相关法律制度的完善》，《开封大学学报》2021 年第 4 期。

② 王志鑫、吴大华：《我国突发公共卫生事件应急法律体系的检视与完善》，《中国卫生事业管理》2022 年第 8 期。

我国应对突发公共卫生事件法律法规名称、条目如表 8-1 所示。

表 8-1 我国应对突发公共卫生事件法律法规条目表

来源	法律法规条目
宪法	《中华人民共和国宪法》第 67 条、第 80 条及第 89 条涉及紧急状态宣布的层级、权限及程序等信息；第 21 条强调国家发展医疗卫生事业及保障公众健康义务；第 13 条明确突发性公共卫生事件期间财产征收及补偿制度
法律	纲领性法律：《中华人民共和国突发事件应对法》
	《中华人民共和国疫苗管理法》《中华人民共和国传染病防治法》《中华人民共和国进出境动植物检疫法》《中华人民共和国动物防疫法》《中华人民共和国职业病防治法》
	《中华人民共和国基本医疗卫生与健康促进法》第 19、20 条明确国家建立健全突发性公共卫生应急体系和传染病防治体系的职责
	《中华人民共和国精神卫生法》第 14 条规定各级政府在应急预案中体现心理援助内容及事件发生后展开心理援助工作
行政法规	《突发公共卫生事件应急条例》《中华人民共和国国境卫生检疫法实施细则》《中华人民共和国进出境动植物检疫法实施条例》
	《重大动物疫情应急条例》《国内交通卫生检疫条例》《使用有毒物品作业场所劳动保护条例》
部门规章	《突发公共卫生事件与传染病疫情监测信息报告管理办法》《传染性非典型肺炎防治管理办法》《医疗机构传染病预检分诊管理办法》
	交通部、海关总署、财政部、公安部、农业农村部等出台的突发性公共卫生事件应急事物部门规章
地方性法规	广东省、北京市、天津市制定的地方性法规及省级政府规章（落实《突发公共卫生事件应急条例》）
规范性文件	《国家突发公共事件总体应急预案》《国家突发公共事件医疗卫生救援应急预案》《国家重大食品安全事故应急预案》《国家突发重大动物疫情应急预案》

宪法内容涵盖了发生突发公共卫生事件时的应急处置规范、行政职权及其范围，是整个突发性公共卫生事件法律体系的基石。《突发事件应对法》是我国应对突发事件的纲领性法律，对突发事件的内涵和调整界限进

行了规定，形成了突发事件的预防、处置及恢复制度体系。在不同领域中，国家分别颁布了应急工作的指导性法律。行政法规的出台是为了更好地细化突发公共卫生事件的应急处理程序。应对突发公共卫生事件的相关部门规章大多数由主管全国公共卫生健康工作的国家卫生健康委员会制定，目的是明确各级医疗机构的职责，如在传染病预防控制方面、对疾病的监测及报告方式等方面。自 2003 年“非典”疫情暴发后，我国大多数省份都出台了一系列地方性法规来细化《突发事件应对法》，以便更有效地施行。应对突发事件的相关规范性文件主要包括国务院制定的 5 部国家应急预案，对突发事件的定义、分级标准、总体框架、应急职能、预案制作、应急保障等做出了明确规定及内容更新。

美国先后制定了上百部法律法规以应对各种突发公共卫生事件，形成了以《国土安全法》《全国紧急状态法》及《灾难救助和紧急援助法》为核心，以联邦—各州—总统指令—政策指南为主体的法律体系。[①] 这些法律法案相互补充，成为美国政府构建完备的法制化公共医疗卫生安全预警体系的重要基础。美国应对突发性事件的法律法规条目表如表 8-2 所示。

表 8-2　美国应对突发性事件的法律法规条目表

来源	法律法规条目
联邦法律	《灾难救助和紧急援助法》《灾害救助法》《联邦灾害紧急救援法》《全国紧急状态法》《（流感）大流行与全灾害应变法案》《美国检疫法》《公共卫生威胁与突发事件法案》《卫生执业人员的应急志愿者统一法案》《公共卫生安全以及生物恐怖主义的警戒与应对法》
各州法律	《州卫生应急授权示范法》《州公共卫生示范法》
总统指令	《关键基础设施安全与恢复能力》《国内突发事件管理》《国家准备》
政策指南	《国家灾难医疗反应》（系统纲领）《联邦反应计划》《突发事件后的公共卫生服务指南》《公共卫生服务突发事件反应指南》《城市医疗应对系统》

① 石长华、马敬东：《世界主要发达国家突发公共卫生事件预警管理系统研究》，《口岸卫生控制》2011 年第 5 期。

在灾害救助方面，美国第一部应对灾害救助事件的法律是 1974 年制定的《灾害救助法》，该法案给大部分的联邦救灾机构赋予了法定权力，对社会组织及个人在灾害紧急救援方面的义务和责任进行了明确规定。目前，美国施行的为此法案的修订本——《灾害救助和紧急援助法》。为指导公共医疗卫生安全预警相应工作，2006 年美国总统签署了《流行病及所有灾害预警法》。在紧急状态方面，美国国会于 1976 年通过了《全国紧急状态法》，此法案是美国影响最大的应对突发事件的法律，明确规定了一旦发生紧急事件，美国对紧急状态的颁布程序、方式、中止方案及各主体在紧急状态期间的权力。为提升不同部门之间在发生突发性公共卫生事件时的协作能力，2005 年 1 月美国发布《国家应急反应计划》。美国在经历“911”恐怖袭击事件和炭疽急性传染病事件后，有意识地加强了对极端突发事件的应对法案改革力度，制定了《国土安全法》《生物恐怖主义法》等。

日本作为发生自然灾害较多的国家，颁布了一系列种类齐全的突发公共卫生事件应急法律，建立了多维、完备的应急法律体系。日本以《灾害对策基本法》为该领域的基本法，对组织和公民在突发公共卫生事件中的职责和义务进行了明确，对防灾组织体系及责任、灾害预防、应急对策及紧急公共卫生事态处理等进行了详细的规定。经历一系列突发公共卫生事件后，日本厚生劳动省及时出台了一系列专项法律来构建突发公共卫生事件应急管理体系法律框架，如《地域健康危机管理基本指针》《健康危机管理调整会议设置章程》及《健康危机管理基本指南》。自 20 世纪 90 年代始，日本逐步完成对食物中毒、传染病预防、饮用水安全等突发公共卫生事件的法律修订工作。除此之外，日本根据世界公共卫生发展实际，对自身相关法律的规制范围及力度进行不断调整。在美国炭疽急性传染病事件后，日本立即将炭疽传染病防治列进《传染病防控法》，并制定了应对炭疽病相关的法律制度。

此外，英国、加拿大、澳大利亚也都构建了较为完备的应对突发公共卫生事件的法律体系。例如，在 20 世纪 80 年代，英国公共卫生事件频发，英国地方政府首先制定了许多应对突发公共卫生事件的地方性法规，随后国家层面也广泛关注相关事件，逐渐开始建设有关突发公共卫生事件的法律体系。英国形成了以《国内紧急状态法》为总纲，以《应急处置和恢复》及《应急准备》为具体指导的部门规章与地方法规相结合的法律体系。加拿大国家层面在应对突发事件方面主要制定了《加拿大危机法》及《加拿大危机准备法》，联邦层面制定了《加拿大公共卫生机构法》，各级政府也由实际情况出发制定了各自相关的管理法规。澳大利亚为应对突发事件，在所颁布的相关法律法规中明确了相关管理部门的职责和州、领地政府的预警义务以及公民的自身安全教育等内容。

参考文献

[1] BARASA E W, CLOETE K, GILSON L. From bouncing back, to nurturing emergence: reframing the concept of resilience in health systems strengthening[J]. Health Policy and Planning, 2017, 32(sup3): iii 91- iii 94.

[2] BERRY B J L. Cities assystems within systems of cities[J]. Papers in Regional Science, 1964, 13(01): 147-163.

[3] BLANCHET K, NAM S L, RAMALINGAM B, et al. Governance and capacity to manage resilience of health systems: towards a new conceptual framework[J]. International Journal of Health Policy and Management, 2017, 6(08): 431.

[4] BODIN P, WIMAN B. Resilience and other stability concepts in ecology: notes on their origin, validity and usefulness[J]. ESS Bulletin, 2004, 2(02): 33-43.

[5] BRADLEY D, GRAINGER A. Social resilience as a controlling influence on desertification in senegal[J]. Land Degradation & Development, 2004, 15(05): 451-470.

[6] BRUNEAU M, CHANG S E, EGUCHI R T, et al. A framework to quantitatively assess and enhance the seismic resilience of communities [J]. Earthquake Spectra, 2003, 19(04): 733-752.

[7] BUCZAK A L, BAUGHER B, GUVEN E, et al. Fuzzy association rule mining and classification for the prediction of malaria in South Korea

[J]. BMC Med Inform Decis Mak,2015,15:47.

[8] HOLLING C S. Resilience and tability of cological ystems[J]. Annual Review of Ecology and Systematics,1973,4.

[9] CARPENTER S,WALKER B,ANDERIES J M,et al. From metaphor to measurement:resilience of what to what? [J]. Ecosystems,2001,4(08):765-781.

[10] CHATTOPADHYAY I,KICIMAN E,ELLIOTT J W,et al. Conjunction of factors triggering waves of seasonal influenza[J]. eLife ,2018,7:30756.

[11] CHELLERI L. From the resilient city to urban resilience: a review essay on understanding and integrating the resilience perspective for urban systems[J]. Documents d'Anàlisi Geogràfica, 2012, 58(02): 287.

[12] COUTU D L. How resilience works[J]. Harvard Business Review, 2002,80(05):46-56.

[13] PATON D,SMITH L,VIOLANTI J. Disaster response:risk,vulnerability and resilience[J]. Disaster Prevention and Management,2000,9(03):173-180.

[14] FOLKE C,CARPENTER S,ELMQVIST T,et al. Resilience and sustainable development:building adaptive capacity in a world of transformations[J]. AMBIO:A Journal of the Human Environment,2002,31(05):437-440.

[15] HAMEL G,VALIKANGAS L. The quest for resilience[J]. Icade. Revista de la Facultad de Derecho,2004(62):355-358.

[16] HANDMER J W,DOVERS S R. A typology of resilience:rethinking institutions for sustainable development[J]. Industrial & Environmental Crisis Quarterly,1996,9(04):482-511.

[17] HOLLING C S. Engineering resilience versus ecological resilience[J]. Engineering within Ecological Constraints,1996:31-44.

[18] HOLLING C S. Resilience and stability of ecological systems[J]. Annual Review of Ecology and Systematics,1973,4(01):1-23.

[19] HOME Ⅲ J F,ORR J E. Assessing behaviors that create resilient organizations[J]. Employment Relations Today,1997,24(04):29-39.

[20] JAMES M K,TRICIA W. Elements of resilience after the world trade center disaster:reconstituting New York City's Emergency Operations Centre[J]. Disasters,2003,27(01):37-53.

[21] DYER J G,MCGUINNESS T M. Resilience:analysis of the concept [J]. Archives of Psychiatric Nursing,1996,10(05):276-282.

[22] KIENY M P,EVANS D B,SCHMETS G,et al. Health-system resilience:reflections on the Ebola crisis in western Africa. [J]. Bulletin of the World Health Organization,2014,92(12):850.

[23] KLEIN R J T,SMIT M J,GOOSEN H,et al. Resilience and vulnerability:coastal dynamics or Dutch dikes? [J]. Geographical Journal, 1998:259-268.

[24] KOEVA S,ROHOVA M. Health system resilience:concept development[J]. Journal of IMAB Annual Proceeding(Scientific Papers), 2020,26(03):3251-3258.

[25] KRUK M E,MYERS M,VARPILAH S T,et al. Building resilient health systems:a proposal for a resilience index. [J]. BMJ (Clinical research ed.),2017,357(may23):2323.

[26] KULLDORFF M,HEFFERNAN R,HARTMAN J,et al. A space-time permutation scan statistic for disease outbreak detection[J]. PLoS Med,2005,2(03):59.

[27] LIM S,TUCKER C S,KUMARA S. An unsupervised machine learn-

ing model for discovering latent infectious diseases using social media data[J]. J Biomed Inform, 2017, 66: 82-94.

[28] LUTHANS F, VOGELGESANG G R, LESTER P B. Developing the psychological capital of resiliency[J]. Human Resource Development Review, 2006, 5(01): 25-44.

[29] MANYENA S B. The concept of resilience revisited[J]. Disasters, 2006, 30(04): 434-450.

[30] KRUK M E, MYERS M, VARPILAH S T, et al. What is a resilient health system? Lessons from Ebola[J]. The Lancet, 2015, 385(9980): 1910-1912.

[31] KIENY M P, DOVLO D. Beyond Ebola: a new agenda for resilient health systems[J]. The Lancet, 2015, 385(9963): 91-92.

[32] BHAMRA R, DANI S, BURNARD K. Resilience: the concept, a literature review and future directions[J]. International Journal of Production Research, 2011, 49(18): 5375-5393.

[33] ANDERSON R A. Case study research: the view from complexity science[J]. Qualitative Health Research, 2005, 15(05): 669-685.

[34] TILMAN D, DOWNING J A. Biodiversity and stability in grasslands [J]. Nature, 1994, 367(6461): 363-365.

[35] TOBIN G A. Sustainability and community resilience: the holy grail of hazards planning? [J]. Global Environmental Change Part B: Environmental Hazards, 1999, 1(01): 13-25.

[36] WALKER B, HOLLING C S, CARPENTER S R, et al. Resilience, adaptability and transformability in social-ecological systems[J]. Ecology and Society, 2004, 9(02).

[37] WALKER B, HOLLING C S, CARPENTER S R, et al. Resilience, adaptability and transformability in social-ecological systems[J]. Ecol-

ogy and Society,2004,9(02).

[38] YANG S H,SANTILLANA M,KOU S C. Accurate estimation of influenza epidemics using Google search data via ARGO[J]. Proc Natl Acad Sci USA,2015,112(47):14473-14478.

[39] GUNDERSON L H,HOLLING C S. Panarchy:understanding transformations in human and natural systems[M]. Washington D C:Island Press,2002.

[40] HOLLING C S,GUNDER S L,PETER S. Sustainability and panarchies [A]. 63-102 // Panarchy: Understanding Transformations in Human and Natural Systems[M]. Washington D C:Gunder Sonl and Holling S Island Press,2002.

[41] JOLLIFFE I T. Principal component analysis,2nd ed[M]. New York: Springer-Verlag New York Inc. ,2002.

[42] KIRMANAP. Complexeconomics: individual and collectiverationality [M]. New York:Routledge,2011.

[43] DONALD M N. Organisational resilience and industrial risk[M]//Resilience Engineering. Boca Raton:CRC Press,2017:155-180.

[44] PELLING M. The vulnerability of cities:natural disasters and social resilience[M]. London:Earthscan Publications Ltd,2003.

[45] REES W E. Thinking "Resilience"[M]//HEINBERG R,LERCH D. The Post Carbon Reader:Managing the 21st Century's Sustainability Crise. California:Watershed Media in Collaboration with Post Carbon Institute,2010.

[46] TIMMERMAN P. Vulnerability,resilience and the collapse of society: a review of models and possible climatic applications[D]. Toronto: University of Toronto,1981.

[47] WANG L,LIU F M,YANG R R. Researchon rumor early warning

mechanismbased on kinetic energy[C]//Proceedings of the 2015 4th National Conference on Electrical, Electronics and Computer Engineering, Atlantis Press, 2015: 382-388.

[48] 查成伟，陈万明，唐朝永，等. 区域人才聚集预警模型研究：以江苏省为例 [J]. 科技进步与对策，2014，31 (16)：152-156.

[49] 陈昌杰，季新华，陈磊，等. 基于区块链技术的公共卫生风险预警模式创新研究 [J]. 中国数字医学，2020，15 (12)：64-67.

[50] 陈崇德，高星，王岩，等. 传染病监测系统症状监测模块构建设计研究 [J]. 中国医药导报，2022，19 (15)：179-182，196.

[51] 邓卫文. 我国传染病监测预警制度的现状、问题及优化路径 [J]. 岭南学刊，2021，(03)：62-68，81.

[52] 丁忠毅，谭雅丹. 中国医疗卫生政策转型新趋势与政府的角色担当 [J]. 晋阳学刊，2019 (05)：84-91.

[53] 范维澄，刘奕. 城市公共安全体系架构分析 [J]. 城市管理与科技，2009，11 (05)：38-41.

[54] 付之鸥，鲍昌俊，李中杰，等. 基于"大数据"的流感预警研究进展 [J]. 中华流行病学杂志，2020，41 (06)：975-980.

[55] 高桥锋，张永雄. 基于大数据的突发公共卫生事件预警体系建设探究 [J]. 科技与创新，2020 (23)：123-124.

[56] 龚艳. 面向公共卫生安全网络舆情预警的弱关联挖掘方法研究 [J]. 情报科学，2022，40 (06)：19-24.

[57] 郭杨，宁宁，王璐，等. 灾难性医疗需求激增情境下的卫生系统韧性理论与耗散结构理论关联探析 [J]. 中国农村卫生事业管理，2020，40 (12)：908-912.

[58] 何懿，陆殷昊，何永超，等. 上海市突发公共卫生苗子事件监测系统的构建与思考 [J]. 中国卫生资源，2020，23 (02)：94-98.

[59] 洪志恒，倪大新，曹洋，等. 中国突发公共卫生事件监测系统评价

指标体系初探 [J]. 中华流行病学杂志，2015，36 (06)：547-551.
[60] 黄华平. 党在不同时期领导的群众卫生运动 [J]. 文史天地，2020 (07)：4-8.
[61] 李连刚，张平宇，谭俊涛，等. 韧性概念演变与区域经济韧性研究进展 [J]. 人文地理，2019，34 (02)：1-7，151.
[62] 李彤玥. 韧性城市研究新进展 [J]. 国际城市规划，2017，32 (05)：15-25.
[63] 梁林，赵玉帛，刘兵. 国家级新区创新生态系统韧性监测与预警研究 [J]. 中国软科学，2020 (07)：92-111.
[64] 刘志敏，叶超. 社会—生态韧性视角下城乡治理的逻辑框架 [J]. 地理科学进展，2021，40 (01)：95-103.
[65] 梅涛. 新型传染病防控中政府决策管理标准化的问题及对策 [J]. 中国公共安全（学术版），2020，(01)：44-47.
[66] 孟海星. 社会—生态系统视角下的社区韧性提升 [J]. 上海文化，2022 (08)：26-31.
[67] 宁宁，吴群红，孙宏，等. 卫生系统韧性研究概况及其展望 [J]. 中国预防医学杂志，2018，19 (11)：869-870.
[68] 石长华，马敬东. 世界主要发达国家突发公共卫生事件预警管理系统研究 [J]. 口岸卫生控制，2011，16 (05)：43-49.
[69] 史卢少博，姚卫光，夏怡，等. 基于 CAS 理论的城市新发传染病应急响应机制研究 [J]. 中国卫生事业管理，2021，38 (10)：748-752.
[70] 谈力，李栋亮. 广东省科技计划项目动态监测体系构建 [J]. 科技管理研究，2016，36 (11)：189-193，201.
[71] 田野，李厚望，吴慧芳. 公共卫生应急监测预警平台建设及应用 [J]. 智能建筑，2021，(09)：59-63.
[72] 王坤，毛阿燕，孟月莉，等. 我国公共卫生体系建设发展历程、现

状、问题与策略［J］. 中国公共卫生，2019，35（07）：801-805.

［73］王绍鑫，周艳琴，李凌雁. 突发公共卫生事件卫生监督监测预警体系框架初步设想［J］. 公共卫生与预防医学，2014，25（03）：111-113.

［74］王树坤，赵世文，伏晓庆，等. 传染病暴发或流行的探测、监测和预警［J］. 中华流行病学杂志，2021，42（05）：941-947.

［75］王松茂，牛金兰. 山东半岛城市群城市生态韧性的动态演化及障碍因子分析［J］. 经济地理，2022，42（08）：51-61.

［76］王志鑫，吴大华. 我国突发公共卫生事件应急法律体系的检视与完善［J］. 中国卫生事业管理，2022，39（08）：590-594，605.

［77］吴洁，刘丽红，邹惠英，等. 流感监测网络现况及展望［J］. 现代预防医学，2016，43（10）：1880-1883.

［78］徐媛媛，倪家乐. 基于韧性理论的突发公共卫生事件预警机制构建［J］. 江苏师范大学学报（哲学社会科学版），2022，48（04）.

［79］杨宏山. 构建高效的突发公共卫生事件预警机制［J］. 人民论坛，2020（S1）：110-112.

［80］姚力. 从卫生与健康事业发展看新中国 70 年的成就与经验［J］. 毛泽东邓小平理论研究，2019（11）：52-57，107.

［81］张进，陈宏，刘国栋，等. 公立医院的组织韧性：一个概念框架［J］. 中国医院管理，2019，39（09）：1-3.

［82］张未寒，王子军. 中国传染病监测系统综合评价指标体系构建［J］. 中国公共卫生，2014，30（06）：786-789.

［83］张兆平，李丽坤，岳锐洁. 突发公共卫生事件应急管理机制的完善［J］. 法制与社会，2021（24）：95-97.

［84］周利敏. 从社会脆弱性到社会生态韧性：灾害社会科学研究的范式转型［J］. 思想战线，2015，41（06）：50-57.

［85］朱淼. 全球突发公共卫生事件相关法律制度的完善［J］. 开封大学

学报，2021，35（04）：24-29.
[86] 伊·普里戈金，伊·斯唐热. 从混沌到有序［M］. 曾庆宏，沈小峰，译. 上海：上海译文出版社，1987.
[87] 约翰·霍兰. 隐秩序：适应性造就复杂性［M］. 周晓牧，韩晖，译. 上海：上海科技教育出版社，2000.
[88] 中央档案馆国家档案局. 红旗飘飘：中国共产党历史上的今天（1921—2001）［M］. 南京：江苏文艺出版社，2001：313.